本书由教育部教育教学改革专项（JYJG202002）、中国劳动关系学院教改项目（JG2317）资助出版

食品营养与卫生

主　编：甄少波
副主编：刘奕忍　邹　磊　张雨澄

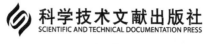

科学技术文献出版社
SCIENTIFIC AND TECHNICAL DOCUMENTATION PRESS

·北京·

图书在版编目（CIP）数据

食品营养与卫生 / 甄少波主编. —北京：科学技术文献出版社，2023.6（2025.5重印）
ISBN 978-7-5235-0247-1

Ⅰ.①食… Ⅱ.①甄… Ⅲ.① 食品营养—高等学校—教材 ②食品卫生—高等
学校—教材 Ⅳ.① R15

中国国家版本馆 CIP 数据核字（2023）第 079763 号

食品营养与卫生

策划编辑：孙江莉　　　责任编辑：孙江莉　　　责任校对：张永霞　　　责任出版：张志平

出　版　者	科学技术文献出版社
地　　　址	北京市复兴路15号　　邮编 100038
编　务　部	(010) 58882938，58882087（传真）
发　行　部	(010) 58882868，58882870（传真）
邮　购　部	(010) 58882873
官 方 网 址	www.stdp.com.cn
发　行　者	科学技术文献出版社发行　全国各地新华书店经销
印　刷　者	北京虎彩文化传播有限公司
版　　　次	2023 年 6 月第 1 版　2025 年 5 月第 2 次印刷
开　　　本	710×1000　1/16
字　　　数	295千
印　　　张	18
书　　　号	ISBN 978-7-5235-0247-1
定　　　价	58.00元

前　言

食品营养与卫生是研究食物、营养与人体健康关系的一门学科。本学科具有很强的科学性、社会性和应用性，与国计民生的关系密切，它对增进我国人民体质、预防疾病、保护和提高健康水平等方面起着重要作用。食品营养与卫生是食品专业、旅游酒店类专业以及其他相关专业学生和科研人员的必备知识结构。

本书编写采用项目＋模块＋任务的模式，将内容按逻辑层次共分为七个项目，每个项目设置若干个模块，再在模块下分配对应任务。本书力求以能力提升为目标，并在每个项目下概括项目主要内容及目标，同时在细分模块中突出能力培养目标，使读者能够在阅读书本前就能明确各项目的学习目标和任务。

本书由中国劳动关系学院甄少波主编，北京市科学技术研究院分析测试研究所（北京市理化分析测试中心）刘奕忍、河北环境工程学院邹磊、中国劳动关系学院张雨澄为副主编。中国劳动关系学院甄少波确定框架体系和大纲，负责全书统稿和校对，并编写了项目三、项目四和项目六的内容，项目一和项目二由河北环境工程学院邹磊编写，项目五由中国劳动关系学院张雨澄编写，项目七由北京市科学技术研究院分析测试研究所（北京市理化分析测试中心）刘奕忍编写。在此，对所有参编人员深表感谢！另外，还有其他对本书编写提过宝贵意见的同行、学生和企业管理人员，编者均在此诚挚感谢！同时，本教材参考了大量国内外经典文献，在此，对这些文献的作者表示谢意。

由于作者水平有限、经验不足，加之时间仓促，不妥之处在所难免，敬请广大读者批评指正。

编者

2022 年 12 月

目　录

项目四　酒店食品安全管理

项目五　酒店食品烹饪加工安全管理

项目六　餐饮从业人员及服务安全管理

项目七　食品安全管理体系

项目一 / 营养素基础认知

【主要内容】

六大营养素及其他生物活性成分的功能作用、缺乏症及食物来源。

【学习目标】

1. 掌握六大营养素对人体的作用及其食物来源；

2. 了解其他生物活性成分的功能及其食物来源。

模块一　蛋白质

【能力培养】

1. 了解氨基酸分类、氨基酸模式及应用；

2. 掌握食物蛋白质分类、蛋白质互补作用、氮平衡等基本概念；

3. 熟知蛋白质人体日常需要量、食物来源及食品蛋白质营养质量评价。

任务一　认知蛋白质构成及生理功能

从分子水平讲，蛋白质是由多种氨基酸按不同比例、不同顺序，互相之间以肽键相连并具有一定空间结构的高分子化合物，是人体的必需营养素。蛋白质一词来源于希腊文的 proteios，是头等重要的意思，表明蛋白质是生命活动中非常重要的物质。蛋白质是生命的物质基础，生命是蛋白质的存在方式。可以说，没有蛋白质就没有生命。它是一切生物体的重要组成部分，是生命活动中起关键作用的物质。人体内的各种酶、抗体、血红蛋白、肌肉蛋白、生物膜蛋白及某些激素等，其本质均为蛋白质。而且蛋白质在遗传信息的控制、高等动物的记忆及识别等方面有十分重要的作用。

一、蛋白质的构成

蛋白质是由碳、氢、氧、氮等元素组成的结构复杂的天然有机高分子化合物，有的蛋白质还含有磷、硒或其他金属元素。其中氮元素含量较为稳定，多种蛋白质的平均含氮量约为 16%，其倒数即为 6.25，由氮计算蛋白质的换算系数即为 6.25，这个系数又称为"蛋白质系数"。因此，可以通过测定生物样品中氮元素含量的方法间接求得蛋白质的大致含量（表 1 - 1）。蛋白质含量（%）＝含氮量（%）×蛋白质系数。

表 1 - 1 不同食物蛋白质含氮量折算成蛋白质量的折算系数

食品名称	蛋白质折算系数	食品名称	蛋白质折算系数
全小麦	5.83	玉米	6.25
小麦胚芽	6.31	小米	6.31
大米	5.95	花生	5.46
燕麦	5.83	大豆	5.71
鸡蛋（全）	6.25	肉类和鱼类	6.25
乳及乳制品	6.38	平均	6.25

二、氨基酸

蛋白质的基本结构单位是 α - 氨基酸，存在于自然界的氨基酸有 300 余种，但构成天然蛋白质的氨基酸仅有 20 种。除甘氨酸外，蛋白质经酸或酶水解所得的氨基酸均属 L - 型 α - 氨基酸。构成人体蛋白质的氨基酸只有 20 种。这 20 种氨基酸以不同种类和排列顺序组成不同的蛋白质，生物界存在的蛋白质有百亿种以上，人体至少含有 10 万种蛋白质。人体内不能合成或合成速度不能满足机体需要，必须从食物中的蛋白质中获得的氨基酸称为"必需氨基酸"。人体共有 9 种必需氨基酸，包括亮氨酸、异亮氨酸、缬氨酸、赖氨酸、苏氨酸、蛋氨酸、苯丙氨酸、色氨酸、组氨酸，其中组氨酸为婴幼儿必需的氨基酸。半胱氨酸和酪氨酸在体内分别由蛋氨酸和苯丙氨酸转变而来，因此，它们被称为半必需氨基酸。其他 9 种氨基酸在人体可以自身合成满足需要，故称为"非必需氨基酸"，包括丙氨酸、精氨酸、天冬氨酸、天冬酰胺、谷氨酸、谷氨酰胺、甘氨酸、脯氨酸、丝氨酸。

氨基酸模式是指某种蛋白质中各种必需氨基酸的构成比例。计算方法如下：以该种蛋白质中的色氨酸含量为1，分别计算出其他必需氨基酸的相应比值。食物蛋白质的氨基酸模式越接近人体蛋白质的氨基酸模式，必需氨基酸被人体利用的程度也越高，则食物蛋白质的营养价值越高。这样的蛋白质有鸡蛋、奶、肉、鱼等动物性蛋白质和大豆蛋白质，它们被称为"优质蛋白质"。其中氨基酸模式与人体蛋白质氨基酸模式最接近的某种蛋白质常被作为参考蛋白，通常为鸡蛋蛋白质。

食物蛋白质中有一种或几种必需氨基酸含量相对较低，导致其他必需氨基酸在体内不能被充分利用，造成食物蛋白质营养价值降低，这些含量较低的必需氨基酸被称为"限制氨基酸"，其中含量最低的称"第一限制氨基酸"。

植物性蛋白质中的限制性氨基酸多为赖氨酸、蛋氨酸、苏氨酸、色氨酸。不同食物蛋白质和人体蛋白质氨基酸模式见表1-2。

表1-2 不同食物蛋白质和人体蛋白质氨基酸模式（%）

氨基酸	人体	全鸡蛋	牛奶	牛肉	大豆	面粉	大米
异亮氨酸	4.0	3.2	3.4	4.4	4.3	3.8	4.0
亮氨酸	7.0	5.1	6.8	6.8	5.7	6.4	6.3
赖氨酸	5.5	4.1	5.6	7.2	4.9	1.8	2.3
蛋氨酸+半胱氨酸	3.5	3.4	2.4	3.2	1.2	2.8	2.3
苯丙氨酸+酪氨酸	6.0	5.5	7.3	6.2	3.2	7.2	3.8
苏氨酸	4.5	2.8	3.1	3.6	2.8	2.5	2.9
缬氨酸	5.0	3.9	4.6	4.6	3.2	3.8	4.8
色氨酸	1.0	1.0	1.0	1.0	1.0	1.0	1.0

三、蛋白质的分类

根据食物蛋白质中氨基酸的种类、数量及比值将蛋白质分为完全蛋白质、部分完全蛋白质和不完全蛋白质。完全蛋白质是一种优良蛋白质，含有人体所需的必需氨基酸，并且种类齐全、数量充足、比例适合，不仅能维持人体的生命和健康，还能促进儿童的生长和发育。完全蛋白质有奶类中的酪蛋白、乳白蛋白，小麦中的谷蛋白，蛋类中的卵白蛋白和卵黄蛋白，肉中的白蛋白，大豆中的大豆球蛋白及玉米中的谷蛋白等。部分完全蛋白质是指含有各种氨基酸，但含量多少不均，比例不适合的蛋白质，若作为膳食中唯一的蛋白质来源，只可维持生命，不能促进儿童的生长发育，例如小麦、大麦中的麦胶蛋白等。不完全蛋白质是指含有的必需氨基酸种类不全的蛋白质，若作为膳食蛋白质的唯一来源，既不能维持生命，又不能促进儿童生长发育，例如玉米中的玉米胶蛋白等。

四、蛋白质的互补作用

为了提高食物蛋白质的营养价值，往往将两种或两种以上的食物混合食用，以相互补充各自必需氨基酸的不足，达到以多补少、提高膳食蛋白质营养价值的目的，这称为蛋白质互补作用。例如将大豆制品和米、面按一定比例同时或相隔 4 h 以内食用，大豆蛋白可弥补米、面蛋白质中赖氨酸的不足，同时米、面也可在一定程度上补充大豆蛋白中蛋氨酸的不足，使混合蛋白的氨基酸比例更接近人体需要，从而提高膳食蛋白质的营养价值。

五、蛋白质的生理功能

蛋白质发挥着非常重要的生理作用，主要包括以下四点。

1. 构成人体组织细胞

蛋白质是人体组织细胞的重要组成部分，是人体组织更新和修补的主要原料。人体的每个组织，如毛发、皮肤、肌肉、骨骼、内脏、大脑、血液、神经等，都由蛋白质组成，所以说蛋白质组成人体本身。蛋白质也修复人体组织。一个人如果蛋白质的摄入、吸收、利用都很好，那么皮肤就是光泽而又有弹性的；反之，则会处于亚健康状态。组织受损后，包括外伤在内，如果不能得到及时和高质量的修复，机体便会加速衰退。人体蛋白质始终处于合成与分解的动态平衡过程中，每天约有3%的蛋白质参与更新，例如年轻人的表皮28天更新一次，胃黏膜两三天就会全部更新。所以如果缺乏蛋白质，组织器官就会逐渐损耗，不能维持健康。

2. 构成承担人体重要功能的生理活性物质

人体大多数重要的功能都是由以蛋白质为主要构成成分的生理活性物质承担的。这些生理活性物质所具备的功能如下。

（1）催化功能。有催化功能的蛋白质称为酶，生物体新陈代谢的全部化学反应都是由酶的催化来完成的。

（2）运动功能。从最低等的细菌鞭毛运动到高等动物的肌肉收缩都是通过蛋白质实现的。肌肉的松弛与收缩主要是由以肌球蛋白为主要成分的粗肌丝以及以肌动蛋白为主要成分的细肌丝相互滑动来完成的。

（3）运输功能。在生命活动过程中，许多小分子及离子的运输是由各种专门的蛋白质来完成的。例如，在血液中血浆蛋白运送小分子，红细胞中的血红蛋白运输氧气和二氧化碳等。

（4）机械支持和保护功能。高等动物具有机械支持功能的组织，如骨、结缔组织以及具有覆盖保护功能的毛发、皮肤、指甲等组织。这些组织主要是由胶原蛋白、角蛋白、弹性蛋白等组成的。

（5）免疫和防御功能。生物体为了维持自身的生存，拥有多种类型的防御手段，其中很多是靠蛋白质来执行的。例如，抗体是一种叫作免疫球蛋白的防御性蛋白质，它们由独特的结构和功能域组成。它能识别和结合外来物质，如可通过与病毒或毒素的特异性结合，直接发挥中和病毒或毒素的作用等。

（6）调节功能。在维持生物体正常的生命活动中，在代谢机能的调节、生长发育和分化的控制、生殖机能的调节以及物种的延续等各种过程中，蛋白质都起着极为重要的作用。此外，还有接受和传递调节信息的蛋白质，如各种激素的受体蛋白等。

3. 合成其他氮物质

蛋白质是合成嘧啶、嘌呤、肌酸，构成神经递质乙酸胆碱、5 - 羟色氨酸等的原料。

4. 提供生命活动的能量

每克蛋白质可提供 16.74 kJ 的能量，但这并不是蛋白质的主要功能。

任务二 蛋白质营养不良及营养学评价

一、蛋白质代谢及氮平衡

氮平衡，反映的是机体摄入氮和排出氮的关系。其关系式如下：

$$B = I - (U + F + S)$$

B：氮平衡；I：摄入氮；U：尿氮；F：粪代谢氮；S：皮肤等氮损失。

当摄入氮和排出氮相等时，B = 0，为零氮平衡。健康的成人应维持零氮平衡下富裕5%。如摄入氮多于排出氮，B > 0，则为正氮平衡。婴幼儿、儿童和青少年处于生长发育阶段，妇女怀孕时，病人疾病恢复时以及运动和劳动以达到增加肌肉时，应保证适当的正氮平衡，满足机体对蛋白质的额外需要。而摄入氮少于排出氮时，B < 0，为负氮平衡。人在饥饿、疾病及老年时期的一些阶段，一般处于这种状况下，应注意尽可能减轻或改变这种情况。影响机体氮平衡的因素很多，主要有膳食蛋白质的摄入量及质量，能量供给和消耗情况，其他营养素如糖类、维生素 B_6、叶酸的供给情况等。如果蛋白质供给达到了参考摄入量标准，但能量供给少或能量消耗增大，特别是缺乏糖类物质时，蛋白质也将分解产热，导致负氮平衡的出现。

二、蛋白质营养不良

蛋白质的缺乏，往往与能量的缺乏共同存在，故此也叫蛋白质－热能营养不良，它在临床上一般分两类。一类是热能摄入基本满足而蛋白质严重不足的营养性疾病，称加西卡病，也可以称为水肿型营养不良。这类蛋白质－热能营养不良以蛋白质缺乏为主，但能量供给基本能够满足机体需要，以水肿为主要特征。水肿常见于腹部、腿部，也可能遍及全身，包括面部，最明显的是下肢水肿。水肿型营养不良的儿童主要表现为水肿、腹泻，常伴有感染、头发稀少易脱落、表情冷漠、情绪不好，生长会处于停滞状态。另一类蛋白质－热能营养不良是消瘦型营养不良，是一种蛋白质和热能摄入均严重不足的营养性疾病。它通常以能量不足为主，主要表现为皮下脂肪和骨骼肌显著消耗及内在器官萎缩，四肢瘦得"皮包骨"，腹部因脂肪流失呈舟状腹或因胀气呈蛙状腹，病人体重常低于标准体重的60%。

三、食物蛋白质营养价值评价

各种食物，其蛋白质的质量分数、氨基酸模式等不一样，人体对不同蛋白质的消化、吸收和利用程度也存在差异，所以营养学上主要从食物蛋白质含量、被消化吸收的程度和被人体利用程度三个方面对食物蛋白质营养价值进行全面评价。

1. **蛋白质含量**

一般食物中含蛋白质越多，相对地其在蛋白质补充方面营养价值也就越高。在这一方面，蛋类、奶类、鱼类、瘦肉类和大豆类蛋白质的营养价值较高，而一般植物性食物的营养价值较低。通常情况下，动物性食物蛋白质含量高于植物性食物，而在植物性的食物中，粮谷类要高于果蔬类。

2. 蛋白质消化率

食物蛋白质消化率反映食物蛋白质在消化道内被消化酶分解的程度及消化后的氨基酸和肽被吸收的程度。根据是否考虑粪代谢氮（无蛋白膳食时粪便中的氮含量，以下简称粪氮）可将其分为表观消化率和真消化率。由于粪氮的测定十分烦琐，难以准确测定，故在生产实际中往往不考虑粪氮，而是计算表观消化率。

$$蛋白质表观消化率 = \frac{摄入氮 - 粪氮}{摄入氮} \times 100\%$$

$$蛋白质真消化率 = \frac{摄入氮 - （粪氮 - 粪代谢氮）}{摄入氮} \times 100\%$$

蛋白质消化率越高，机体吸收利用蛋白质的程度越高，食物蛋白质的营养价值也越高。但蛋白质在食物中的存在形式和结构差异、食物中存在的抗营养因子、烹调加工方法等因素都会影响蛋白质的吸收。一般来说，动物性食物中的蛋白质消化率高于植物性食物。

3. 蛋白质吸收率

蛋白质吸收率是指食物蛋白质在人体内被利用的程度。衡量蛋白质吸收率的指标很多，以下介绍三种常用的指标。

（1）生物价

生物价是反映食物蛋白质被机体消化、吸收、利用的程度的一项指标。生物价越高，说明蛋白质被机体利用的程度越高，蛋白质的营养价值也越高，最高值为100。

$$生物价 = \frac{储留氮}{吸收氮} \times 100$$

该指标是评价食物蛋白质营养价值较为常用的方法。常见食物蛋白质的生物价见表1-3。

表1-3 常见食物蛋白质的生物价

蛋白质	生物价	蛋白质	生物价
鸡蛋	94	生大豆	57
鸡蛋白	83	熟大豆	64
鸡蛋黄	96	扁豆	72
脱脂牛奶	85	小米	57

续表

蛋白质	生物价	蛋白质	生物价
鱼	83	玉米	60
牛肉	76	白菜	76
猪肉	74	红薯	72
大米	77	马铃薯	67
小麦	67	花生	59

（2）蛋白质净利用率

蛋白质净利用率反映食物中蛋白质实际被利用的程度，以人体内储留氮量与摄入氮量的比值来表示。蛋白质净利用率包含蛋白质的生物价和消化率两个方面，评价得更全面。

$$蛋白质净利用率 = 生物价 \times 消化率 = \frac{氮储留量}{食物氮}$$

（3）蛋白质功效比值

蛋白质功效比值是以体重增加为基础的计算方法，是指在实验期内，动物平均每摄入 1 g 蛋白质时增加的体重克数。例如，常作为参考蛋白质的酪蛋白的功效比值为 2.8，即每摄入 1 g 酪蛋白可使动物体重增加 2.8 g。

$$蛋白质功效比值 = \frac{试验期内动物增加体重（g）}{试验期内蛋白质摄入量（g）}$$

4. 氨基酸评分

氨基酸评分是目前广为应用的一种蛋白质营养价值评价方法，不仅适用于单一食物蛋白质的评价，还适用于混合食物蛋白质的评价。该法的基本步骤是将被测食物蛋白质的必需氨基酸组成与推荐的理想蛋白质或参考蛋白质氨基酸模式进行比较，并按下式计算氨基酸评分。

$$氨基酸评分 = \frac{每克被测食物蛋白质（或每克氮）中必需氨基酸含量（mg）}{每克参考蛋白质（或每克氮）中必需氨基酸含量（mg）} \times 100$$

任务三　蛋白质参考摄入量及食物来源

一、蛋白质参考摄入量

蛋白质是生命活动的物质基础，具有多种生理作用。食物蛋白质长期摄入不足会引发蛋白质 – 热能营养不良，导致机体出现贫血、抵抗力下降等症状，但蛋白质也并非多多益善。过多摄入蛋白质一方面会增加机体，尤其是肾脏的代谢负担；另一方面可能会使肠道内蛋白质的有毒代谢产物（如胺类）增加。由于瘦畜肉中含有 5% ~ 30% 的脂肪和一定量的胆固醇，因此在过多摄入高蛋白质（主要指动物性食物蛋白质）的同时，也摄入了大量的脂肪和胆固醇，会增加患肥胖症、高脂血症、冠心病，甚至癌症的危险性。而且过量摄入蛋白质也不经济，因为摄入的过多蛋白质只能作为能量提供被消耗掉。

为了保证身体健康，蛋白质应有适宜的摄入量，以保证机体蛋白质"够用而不过多"。一般来说，蛋白质供给量以占总能量的 10% ~ 15% 为宜。成年人的蛋白质供给量占总能量的 10% ~ 12% 时就可以确保正常生理活动的进行；儿童、青少年应为 13% ~ 15%，以保证有足够的蛋白质用于生长发育。

成人的蛋白质推荐摄入量为每千克体重每天 0.8 g 蛋白质。部分人由于以植物性食物为主，蛋白质质量较差，所以推荐摄入量按 1.0 ~ 1.2 g/kg 体重计算。

一般来说，膳食蛋白质供给应该根据不同人群及其健康、劳动状况，按推荐摄入量足量提供的同时，还需要进行热能计算，蛋白质摄入占膳食总热能的 10% ~ 12%，儿童青少年为 12% ~ 15%。最后，要保证膳食蛋白质的质量，优质蛋白质包括动物性蛋白质和大豆蛋白质，它们应占成人膳食蛋白质参考摄入量的 1/3 以上，儿童这个比例应更高，以防止必需氨基酸的缺乏。《中国居民膳食营养素参考摄入量（2013 版）》更是根据年龄、性别、孕期等情况给出了具体的蛋白质推荐摄入量见表 1 – 4。

表 1 –4 中国居民膳食蛋白质参考摄入量

年龄（岁）	RNI（g）**		年龄（岁）	RNI（g）**	
	男	女		男	女
0 ~	9（AI）	9（AI）	6 ~	35	35
0.5 ~	20	20	7 ~	40	40
1 ~	25	25	8 ~	40	40
2 ~	25	25	9 ~	45	45
3 ~	30	30	10 ~	50	50
4 ~	30	30	11 ~	60	55

年龄（岁）	RNI（g）**		年龄（岁）	RNI（g）**	
	男	女		男	女
5 ~	30	30	14 ~	75	60
18 ~	65	55	孕妇（早）		+ 0*
50 ~	65	55	孕妇（中）		+ 15*
65 ~	65	55	孕妇（晚）		+ 30*
80 ~	65	55	乳母		+ 25*

**推荐摄入量（recommended nutrient intake，RNI）。

*"+"表示在同龄人群推荐摄入量上的额外增加量。

资料来源：中国营养学会．中国居民膳食营养素参考摄入量（2013 版）［M］．北京：科学出版社，2014.

二、食物来源

蛋白质的食物来源可以分为两类：一类是动物性蛋白质；另一类是植物性蛋白质。蛋白质含量丰富的食物为各种肉类（主要为肌肉）、蛋类、奶及其制品、大豆及其制品。动物性蛋白质质量好，但也含较多的饱和脂肪酸和胆固醇，植物性蛋白质利用率与动物性蛋白质相比偏低。因此，注意蛋白质互补，进行合理搭配非常重要。大豆蛋白质的营养和保健功能已越来越受重视，多吃大豆制品，不仅可获得丰富的优质蛋白，还能获得其他重要的生理活性成分，有益人体健康。

1. 动物性蛋白质来源

畜肉、禽肉、鱼、虾、贝类等蛋白质含量较高，一般为 10% ~ 20%，而且为优质蛋白质，其中的氨基酸含量和比例接近人体所需氨基酸模式。鲜乳蛋白质含量为 1.5% ~ 3.8%，蛋类蛋白质含量为 11% ~ 14%，乳、蛋类的必需氨基酸模式与人体必需氨基酸需要量模式接近，营养价值很高。

2. 植物性蛋白质来源

在植物性食物中蛋白质含量较高的是干豆类，其蛋白质含量为 20% ~ 40%。谷类蛋白质含量为 7% ~ 14%，坚果类（如花生、核桃、瓜子等）蛋白质含量为 15% ~ 30%，薯类蛋白质含量为 2% ~ 3%。虽然谷类的蛋白质含量不高，质量也稍差，但是它作为我们的主食，摄入量较大，人们每天通过谷类获得的蛋白质占所需蛋白质总量的一半。因此，谷类食物是我国居民蛋白质的主要来源。

为了改善膳食蛋白质的质量，膳食中应保证有一定比例的优质蛋白质。根据目前我国的实际情况，可选择较经济的植物性蛋白质食品和动物性蛋白质食品混合食用，以满足机体的需要。一般要求动物性蛋白质和大豆蛋白质应占膳食蛋白质总量的 30%~50%。其中，动物性蛋白质占蛋白质总量的 20%~30% 为宜。

模块二　脂类

【能力培养】

1. 掌握脂肪和脂肪酸的分类及生理功能；
2. 熟知脂肪的膳食参考推荐量与食物来源。

任务一　认知脂肪的分类与功能

一、脂肪的概述

脂类也称脂质，包括两类物质。一类是脂肪，又名中性脂肪，是由一分子甘油和三分子脂肪酸组成的甘油三酯。另一类是类脂，它与脂肪化学结构不同，但理化性质相似。在营养学上较重要的类脂有磷脂、糖脂、类固醇、脂蛋白等。由于脂类中大部分是脂肪，类脂只占5%并且常与脂肪同时存在，因此营养学上常把脂类通称为脂肪。

1. 脂肪酸

脂肪酸是由碳、氢、氧三种元素组成的一类化合物，是中性脂肪、磷脂和糖脂的主要成分。根据脂肪酸分子结构中碳链的长度分为短链脂肪酸（碳链中碳原子少于6个）、中链脂肪酸（碳链中碳原子6~12个）和长链脂肪酸（碳链中碳原子超过12个）三类。一般食物所含的脂肪酸大多是长链脂肪酸。根据碳链中碳原子间双键的数目又可将脂肪酸分为单不饱和脂肪酸（含1个双键）、多不饱和脂肪酸（含1个以上双键）和饱和脂肪酸（不含双键）三类。富含单不饱和脂肪酸和多不饱和脂肪酸的脂肪在室温下呈液态，大多为植物油，如花生油、玉米油、豆油、菜籽油等。以饱和脂肪酸为主的脂肪在室温下呈固态，多为动物脂肪，如牛油、羊油、猪油等。但也有例外，如深海鱼油虽然是动物脂肪，但它富含多不饱和脂肪酸，如二十碳五烯酸（EPA）和二十二碳六烯酸（DHA），因而在室温下呈液态。

2. 必需脂肪酸

自然界存在的脂肪酸有40多种。有几种脂肪酸人体自身不能合成，必须由食物供给。我们把机体生理需要，但自身不能合成，必须由食物供给的多不饱和脂肪酸称为必需脂肪酸。以往认为亚油酸、亚麻酸和花生四烯酸这三种多不饱和脂肪酸都是必需脂肪酸，但近年来的研究证明，只有亚油酸和亚麻酸是必需脂肪酸，花生四烯酸则可利用亚油酸由人体自身合成。必需脂肪酸的功能有以下五点：第一，它们是组织细胞的重要组成成分，参与线粒体及细胞膜磷脂的合成。必需脂肪酸缺乏将导致线粒体肿胀，细胞膜结构、功能改变，膜透性、脆性增加，这些将引发鳞屑样皮炎、湿疹等。第二，与脂质代谢密切相关，体内约70%的胆固醇与脂肪酸酯化成酯。必需脂肪酸缺乏时，胆固醇转运出现障碍，在体内沉积导致疾病。第三，必需脂肪酸中的亚油酸是前列腺素合成的前体，缺乏将导致前列腺素合成能力减退。第四，动物精子的形成与必需脂肪酸有关，长期缺乏必需脂肪酸可导致不孕症。第五，必需脂肪酸对 X – 射线引起的皮肤损伤有保护作用。成人每日推荐必需脂肪酸摄入量为总能量的1%~2%，婴幼儿为3%。植物油是最好的必需脂肪酸食物来源，如豆油、亚麻籽油等。

3. 胆固醇

胆固醇是类脂的一种。它在人体内的重要生理功能包括以下三点：第一，它是细胞膜的组成成分，细胞吸收养分、排出代谢废物都由细胞膜控制。第二，它是合成胆汁酸和维生素 D_3 的原料，前者可帮助脂肪消化吸收，后者可预防儿童佝偻病。第三，它合成类固醇激素的原料，特别是性激素和肾上腺皮质激素。这些激素对人体的健康和人类的繁衍都是不可或缺的。人体胆固醇来自膳食和体内合成。体内合成量受膳食胆固醇水平影响，膳食胆固醇摄入过多时体内合成量减少，摄入过少时体内合成量增多。胆固醇在肝脏内经过分解代谢随粪便排出。正常情况下，胆固醇在血液中维持一个恰当的水平。当脂质代谢发生异常或膳食胆固醇摄入量超过身体调节能力时，血液中的胆固醇浓度就会升高，胆固醇会逐渐在血管内壁上沉积并引起血管腔狭窄和心血管疾病。这时，除药物治疗外还应限制富含胆固醇的食物。但在脂质代谢正常的情况下无须过分限制，因为胆固醇也是人体不可缺少的营养物质。

二、脂肪的生理功能

1. 储存和提供能量

脂类是人体三大产能营养素之一。1 g 脂肪在人体内氧化能产生 37.67 kJ（9.0 kcal）能量，比蛋白质和碳水化合物的产能都高。一般合理膳食的总能量中有 20%～30% 是由脂肪提供的。另外，当人体摄入的能量不能及时被利用或过多时，无论是蛋白质、脂肪还是碳水化合物都会以脂肪的形式储存下来。当人体内热量不足时，脂肪可以被动释放出热量以满足机体的需要。

2. 构成机体的组成成分

按体重计算正常人含脂类为 14%～19%，胖人约含 32%，极度肥胖的人体内脂类含量可高达 60%。人体中的绝大部分脂肪以甘油三酯的形式储存于脂肪组织内，分布于腹腔、皮下、肌纤维之间。另外，类脂如磷脂、胆固醇也是构成人体细胞、脑细胞和神经组织的重要成分。

3. 提供脂溶性维生素并促进其吸收

食物脂肪中同时含有各种脂溶性维生素，如维生素 A、维生素 D、维生素 E、维生素 K 等。脂肪不仅是这些脂溶性维生素的主要食物来源，还可以促进这些维生素在肠道内吸收。

4. 供给必需脂肪酸

脂类可以为机体提供必需脂肪酸，以满足机体的正常生理需要。

5. 改善食物感官性状，增加饱腹感

脂肪作为食品烹调加工的重要原料，可以改善食物的色、香、味、形，起到使食物更美味和促进食欲的作用。脂肪由胃进入十二指肠时可刺激其产生肠抑胃素，使胃酸分泌受到抑制，使食物在胃中停留时间变长，消化吸收的速度相对缓慢，从而使人容易产生饱腹感。

6. 维持正常体温

脂肪不仅可为人体直接提供能量，而且皮下脂肪组织还是热的不良导体，可以起到冬天隔热保温、夏天为组织体表散热的作用。

7. 保护内脏

脂肪作为填充衬垫，保护和固定人体的组织和器官，避免机械摩擦和移位，使手掌、足底、臀部等部位能够更好地承受压力。

任务二　脂类的营养价值评价

从营养学的角度来说，对食用脂肪的营养评价主要是依据脂肪的消化率、脂肪酸的种类与含量、脂溶性维生素的含量这三方面进行的。

一、脂肪的消化率

脂肪的消化率与其熔点成反比，熔点在 50℃以上的脂肪不易被消化吸收，熔点接近体温或低于体温的脂肪消化率较高。脂肪的消化率与其所含的不饱和脂肪酸有关，双键数目越多，消化率就越高。如植物油的不饱和双键一般多于动物脂肪，熔点也较低，因此人体对植物油的消化率高于动物油。

二、脂肪酸的种类与含量

一般来说，不饱和脂肪酸含量高的油脂，其必需脂肪酸含量也较高，营养价值相对较高。植物油所含的不饱和脂肪酸量高于动物脂肪，因此植物油的营养价值更高。

三、脂溶性维生素的含量

脂溶性维生素主要包括维生素 A、维生素 D、维生素 E、维生素 K。一般认为，脂溶性维生素高的脂肪其营养价值越高。肝脏中的维生素 A 和维生素 D 含量丰富，特别是某些海产鱼，其肝脏中维生素 A 和维生素 D 的含量更高。乳类、蛋黄中的维生素 A 和维生素 D 含量也较丰富，植物油中含有丰富的维生素 E。这些食物脂肪的营养价值较高。

任务三　脂肪参考摄入量及食物来源

一、脂肪参考摄入量

现有资料表明，很低的脂肪量即可满足人体所需，即使为了供给脂溶性维生素、必需脂肪酸以及保证脂溶性维生素的吸收，所需脂肪亦不太多。一般每日膳食中有 50 g 脂肪即可，脂肪的摄入量应占总热能的 30% 以下。

人体必需脂肪酸的需要量是一个尚在研究中的问题。有研究表明，亚油酸摄入量占总能量的2.4%，α-亚麻酸占0.5%~1%时，可预防必需脂肪酸缺乏症。随着生活水平的不断提高，我国人民膳食中动物性食品的数量不断增多，脂肪摄入量亦随之增加。脂肪过高易引起肥胖、高脂血症、冠心病及癌症等，甚至影响寿命，因此脂肪摄入量也应受到限制。为此，中国营养学会推荐，我国居民膳食脂肪的适宜摄入量如下：婴儿脂肪提供的能量应占总能量的35%~50%，儿童和青少年为25%~30%，成年人和老年人为20%~30%。动脉粥样硬化的形成主要与胆固醇摄入量有关，故膳食胆固醇的摄入量不宜过高，以每日不多于300 mg为宜。

二、食物来源

人类膳食脂肪主要来源于动物的脂肪组织、肉类以及植物的种子。相对来说，动物脂肪含饱和脂肪酸和单不饱和脂肪酸较多，植物油主要含不饱和脂肪酸。亚油酸普遍存在于植物油中，亚麻酸在豆油和紫苏油中较多。鱼贝类食物相对含二十碳五烯酸、二十二碳六烯酸较多。必需脂肪酸的最好食物来源是植物油类，所以在脂肪的摄入中，植物来源的脂肪最好不低于总脂肪量的50%。含磷脂较多的食物有蛋黄、肝脏、大豆、麦胚和花生等。胆固醇只存在于动物性食物中，畜肉中的胆固醇含量大致相近，但肥肉比瘦肉高，内脏比肥肉高，脑中含量最高。此外，目前市场上很多的加工型食品脂肪含量也比较高，如火腿肠、油炸类食品等。

模块三　碳水化合物

【能力培养】
1. 了解碳水化合物的分类及生理功能；
2. 熟悉碳水化合物的供给量及食物来源；
3. 掌握碳水化合物的重要作用。

任务一　碳水化合物的分类

碳水化合物是由碳、氢、氧三种元素组成的一类有机化合物，因分子式中氢和氧的比例恰好与水同为2∶1而得名。因为一些不属于碳水化合物的分子也有同样的元素组成比例，如甲醛、醋酸等，因此，国际化学名词委员会曾在1927年建议用"糖"来代替"碳水化合物"一词，但由于沿用已久，"碳水化合物"一词至今仍被广泛使用。碳水化合物是最早被发现的营养素之一，广泛存在于自然界中，在人类的膳食中占有重要的地位，是人类摄取能量最经济、最主要的来源。它们也是机体重要组成成分，与机体某些营养素的正常代谢关系密切，具有重要的生理功能。

根据碳水化合物的化学结构和生理功能，特别是碳水化合物是否可在小肠消化、在结肠中发酵的生理特点，食物中的碳水化合物可分为单糖、寡糖和多糖三类，每类又分多个亚组，每亚组还可根据生理或营养特性，分为不同的类别，具体见表1-5。

表1-5　碳水化合物的分类和组成

分类（DP）	亚组	组成
单糖	单糖	葡萄糖、半乳糖
寡糖（2~9个单糖）	双糖 糖醇 异麦芽低聚寡糖 其他寡糖	蔗糖、乳糖、海藻糖 山梨醇、甘露醇 麦芽糊精 棉籽糖、水苏糖、低聚果糖
多糖（>10个单糖）	淀粉 非淀粉多糖	直链淀粉、支链淀粉、抗性淀粉 纤维素、半纤维素、果胶、亲水胶物质

一、常见的单糖

单糖是最简单的碳水化合物，是所有糖类的基本结构单位，易溶于水，可直接被人体吸收利用。最常见的单糖有葡萄糖、果糖和半乳糖。

1. 葡萄糖

葡萄糖是单糖中最重要的一种，主要存在于植物性食物中，人体血液中的糖就是葡萄糖。葡萄糖是构成其他食物中各种糖类的最基本单位，有些糖完全是由葡萄糖构成的，如淀粉和麦芽糖；有些糖则是由葡萄糖和其他单糖组成的，如蔗糖。

2. 果糖

果糖主要存在于水果中，蜂蜜中含量最高。果糖是甜度较高的一种糖，它的甜度是蔗糖的1.2~1.5倍。果糖很容易消化，适合幼儿和糖尿病患者食用，不需要胰岛素的作用即可直接被人体代谢利用。果糖吸收后，经肝脏转变成葡萄糖被人体利用，也有一部分转变为糖原、乳酸和脂肪。

3. 半乳糖

半乳糖很少以单糖形式存在于食品之中，而是作为乳糖、棉籽糖和琼脂等的组成成分存在，可以被乳酸菌发酵。半乳糖在人体中也是转变成葡萄糖后才被利用的，母乳中的半乳糖是在体内重新合成的，而不是从食物中直接获得的。

二、常见的双糖

双糖是由两分子单糖脱去一分子水缩合而成的糖，易溶于水。它需要分解成单糖才能被人体吸收。最常见的双糖是蔗糖、麦芽糖和乳糖。

1. 蔗糖

蔗糖是一分子葡萄糖和一分子果糖脱水缩合而成的，甘蔗、甜菜和蜂蜜中蔗糖含量较多，日常食用的白砂糖即为蔗糖，通常是从甘蔗或甜菜中提取的。蔗糖易于发酵，并可产生溶解牙齿珐琅质和矿物质的物质。蔗糖会被在牙垢中尚存的某些细菌和酵母作用，在牙齿上形成一层黏着力很强的不溶性葡聚糖，同时产生作用于牙齿的酸，引起龋齿。

2. 麦芽糖

麦芽糖是由两分子葡萄糖脱水缩合而成的，谷类种子发芽时麦芽糖含量较高，麦芽中含量尤其高。食品工业中所用的麦芽糖主要由淀粉经酶水解而来的，在饴糖、玉米糖浆中大量存在，是食品工业重要的糖质原料。麦芽糖甜度约为蔗糖的 1/2，在营养上除供能外尚未见有特殊意义。

3. 乳糖

乳糖是由一分子葡萄糖和一分子半乳糖脱水缩合而成的，存在于人和动物的乳汁中，其甜度只有蔗糖的 1/6。乳糖不易溶于水，因而在肠道中吸收较慢，有助于乳酸菌的生长繁殖，对预防婴幼儿肠道疾病有益。

三、糖醇

糖醇是单糖还原后的产物，广泛应用于食品工业及临床中，常见的有山梨醇、甘露醇、木糖醇、麦芽糖醇等。它们的味道、口感和物理状态都很像糖，但是升高血糖的速度慢，有的甚至不被人体吸收利用，连微生物也不能利用，所以不会引起龋齿。

四、寡糖

寡糖也叫低聚糖，除双糖外，其余多是由 3～10 个单糖通过糖苷键构成的小分子多糖，其甜度相当于蔗糖的 30%～60%。比较重要的寡糖有低聚果糖和大豆低聚糖。低聚果糖多存在于植物中，如菊芋、芦笋、洋葱、香蕉、番茄、大蒜及某些草本植物。大豆低聚糖是从大豆籽粒中提取出的可溶性低聚糖的总称，主要成分为水苏糖、棉籽糖和蔗糖。寡糖不能被肠道消化酶分解而消化吸收，但可被肠道益生菌（双歧杆菌）利用，促进益生菌的生长，抑制有害菌生长，并可产生短链脂肪酸以及气体，降低肠道 pH 值，减少蛋白质腐败产物，促进结肠蠕动，有利于排便。

五、多糖

多糖是由 10 个以上单糖分子通过 $\alpha-1,4$ 或 $\alpha-1,6$-糖苷键相连而成的高分子化合物，无甜味，一般不溶于水，不形成结晶，无还原性。在酸或酶的作用下，可水解成单糖残基数不等的片段，最后成为单糖。重要的多糖包括淀粉、糊精、糖原和膳食纤维。

1. 淀粉

淀粉是由许多葡萄糖组成的、能被人体消化吸收的植物多糖，主要储存在植物细胞中，尤其是根、茎和种子细胞之中。薯类、豆类和谷类含有丰富的淀粉。淀粉可分为直链淀粉和支链淀粉。直链淀粉又称糖淀粉，是 D-葡萄糖残基以 $\alpha-1,4$-糖苷键连接而成的线性分子，可溶解于热水中，遇碘呈蓝色，易老化，形成难消化的抗性淀粉；支链淀粉又称胶淀粉，是 D-葡萄糖残基以 $\alpha-1,4$ 糖苷键和 $\alpha-1,6$ 糖苷键连接而成的树枝状结构，难溶于水，遇碘呈蓝紫色，易使食物糊化，从而提高消化率。

糊精是淀粉的次级水解产物，由 5 个以上的葡萄糖分子构成，甜度低于葡萄糖，且易于被人体吸收利用。它与淀粉不同，具有易溶于水、强烈保水及易于消化等特点，在食品工业中常被用来增稠、稳定和保水。

抗性淀粉是一类特殊淀粉，是人类小肠内剩余的不被吸收、在肠内被发酵的淀粉及其降解产物的总称。抗性淀粉存在于半熟及未碾碎的谷物、生土豆、生香蕉以及变性或老化的淀粉中，其特性是不在小肠内消化吸收，而是进入大肠被细菌发酵后吸收。

2. 糖原

糖原也称动物淀粉，是动物体内贮存葡萄糖的一种形式，主要存在于肝脏和肌肉中。人体内的糖原约有 1/3 存在于肝脏，称为肝糖原，肝糖原可维持人体正常的血糖浓度。其余 2/3 的糖原存在于肌肉中，称为肌糖原，肌糖原可提供机体运动所需要的能量，尤其是满足高强度和持久运动时的能量需要。糖原较多的分支可提供较多的酶的作用位点，以便快速地分解，提供较多的葡萄糖。

3. 非淀粉多糖（膳食纤维）

非淀粉多糖主要是由植物细胞壁成分组成的，在体内不能被分解、消化、吸收、利用，在营养学上被称为膳食纤维。它们大都来自膳食中的植物性食物，多数是植物的支撑物和细胞壁等。膳食纤维可分为可溶性纤维和不溶性纤维两大类。可溶性膳食纤维包括果胶物质、树胶、黏胶（存在于柑橘类和燕麦类制品中）以及某些半纤维素（存在于豆类中），不溶性纤维主要包括纤维素、某些半纤维素和木质素。

任务二　碳水化合物的生理功能

碳水化合物的功能可体现在可消化碳水化合物和不消化碳水化合物两方面，后者的功能将在"膳食纤维"部分进一步介绍。可消化碳水化合物的功能主要有以下六种。

一、提供能量

碳水化合物是人类最经济和最主要的能量来源，1 g 葡萄糖及其可消化碳水化合物都可产生 16.7 kJ（4 kcal）热能，产热快而及时，氧化产物对人体无害。人类每天的膳食中大部分的能量来源于碳水化合物。

碳水化合物对维持心脏、神经系统的正常功能具有特殊的意义。大脑组织只能利用葡萄糖作为能量物质，所以，当血糖过低时，脑组织无法得到足够的能量，其功能就会出现抑制和障碍，对于以脑力劳动为主的人，会出现理解力和记忆力的下降，工作效率大大降低。此外，心肌和骨骼肌的活动也主要靠碳水化合物提供能量，而血红细胞只能依赖简单碳水化合物，如单糖和双糖。碳水化合物在体内的消化、吸收和利用较其他产热营养素而言迅速且完全。而在缺氧的情况下，糖类也可以进行无氧氧化，通过糖酵解作用提供热能，这对于从事紧张劳动、运动以及高空作业、水下作业的人员来说，是十分重要的。

二、构成机体组织和重要生理活性物质

碳水化合物是构成机体的重要物质，且它们参与细胞的许多生命活动。每个细胞中都有碳水化合物，它们主要以糖脂、糖蛋白和蛋白多糖的形式存在于细胞膜、细胞器膜、细胞质，以及细胞间基质中。糖结合物还广泛存在于各组织中，如脑和神经组织中含有大量糖脂。糖脂是细胞膜与神经组织的组成成分，糖蛋白是一些具有重要生理功能的物质（如某些抗体、酶和激素）的组成部分，核糖和脱氧核糖是核酸的重要组成成分。

三、节约蛋白质作用

在葡萄糖严重供应不足，糖原储备也不足时，身体可以少量地用氨基酸来转化成葡萄糖，这个作用叫糖异生作用。脂肪是不能转变成葡萄糖的，因此，如果碳水化合物供应不足，人体很可能会分解食物中，甚至自身肌肉、内脏中的蛋白质来维持血糖恒定，这会在一定程度上对人体造成危害。充足的碳水化合物，保证了机体的能量供应，蛋白质就不必分解供能，从而就可节省和减轻机体中蛋白质及其他成分的消耗，保护蛋白质，有利于机体氮贮存，这种作用称为碳水化合物的蛋白质节约作用。

四、抗生酮作用

脂肪在体内被彻底氧化分解需要葡萄糖的协同作用，脂肪酸分解所产生的乙酰基需与草酰乙酸结合进入三羧酸循环而最终被彻底氧化，产生能量。若碳水化合物不足，草酰乙酸则不足，脂肪不能被完全氧化分解，造成大量酮体堆积。酮体是酸性物质，血液中酮体浓度过高会发生酸中毒，对大脑造成伤害。足量的碳水化合物能避免酮酸的形成，这称为碳水化合物的抗生酮作用。人体每天至少需要 100 g 碳水化合物以防止酮血症的发生。

五、保肝解毒作用

糖与蛋白质结合成糖蛋白，保持蛋白质在肝脏中的储备量。充足的糖可以增加肝糖原储备，增强肝细胞的再生，促进肝脏的代谢和解毒作用。动物实验表明，肝糖原不足时，动物体对四氯化碳、酒精、砷等有害物质的解毒

作用显著下降。葡萄糖醛酸是葡萄糖氧化的产物，它对某些药物的解毒非常重要。吗啡、水杨酸和磺胺类药物等都会与葡萄糖醛酸结合生成葡萄糖醛酸衍生物，并将衍生物排出体外从而达到解毒效果的。

六、增强肠道功能，利于粪便排出

大多数膳食纤维具有促进肠道蠕动和吸水膨胀的特性。一方面可使肠道平滑肌保持健康和张力；另一方面使粪便因含水分较多而体积增加并变软，有利于粪便的排出。反之，若肠道蠕动缓慢，粪便就会少而硬，造成便秘。便秘会使肠压增加，时间一长，肠道会产生许多小的憩室而使人易患肠憩室病和痔疮。此外，膳食纤维还可缩短粪便通过大肠的时间、增加粪便量及排便次数、稀释大肠内容物以及为大肠内的有益菌群提供可发酵的底物。

任务三　碳水化合物参考摄入量和食物来源

一、碳水化合物参考摄入量

食品蛋白质、脂肪和碳水化合物都是提供能量的营养素，但通过蛋白质提供能量极不经济，还会增加肝、肾的负担，因此，膳食能量来源主要是脂肪和碳水化合物。但考虑到摄入过量脂肪对健康的不利影响，脂肪不可能大量摄入，故膳食中碳水化合物的供给量所占比例大于其他两种营养素。中国营养学会提出，我国居民碳水化合物的膳食推荐摄入量应占总能量的50%～65%，每日从简单糖类中所摄取的能量不要超过总能量的10%。但对碳水化合物的实际需要量，成人随工作种类与性质而异，重体力劳动者比一般人需要量高。随着劳动强度的增强，能量的消耗也增加。

二、食物来源

日常膳食中碳水化合物主要来自主食、各种食用糖类、糕点、果脯、蜂蜜、水果及蔬菜。富含碳水化合物的主要有面粉、大米、玉米、土豆、红薯等。粮谷类一般含碳水化合物60%～80%，薯类含量为15%～29%，豆类为40%～60%。研究证明，摄入含淀粉的天然食物，如全谷类、豆类、薯类食物等，对于预防多种疾病有帮助，它们富含B族维生素、多种矿物质，以及丰富的膳食纤维，脂肪含量却非常低。目前研究表明，富含纤维的主食能通过阻断胆固醇的肝肠循环而帮助控制血胆固醇，其中的纤维在大肠中发酵产生短链脂肪酸，也能抑制肝脏中胆固醇的合成，从而对预防心脏病有所帮助。由于消化吸收较慢，这些食品有利于控制血糖的上升，对预防和控制糖尿病有益。同时，粗粮中所含的膳食纤维还能促进肠道健康，减少有害物质的附着和吸收，从而帮助预防癌症。因此，碳水化合物的膳食来源要富含复杂碳水化合物和膳食纤维，尽量来自多种天然食物，包括全谷类、豆类、薯类、水果、蔬菜等。同时，还应控制精制食物和蔗糖的摄入。

模块四　能量

【能力培养】

1. 了解能量单位和能值；

2. 掌握人体能量的消耗途径；

3. 掌握能量不平衡对人体的影响、能量的合理膳食来源与构成及能量适宜摄入量。

人体通过摄取食物中的碳水化合物、脂肪和蛋白质来获取能量，以维持机体的各种生理功能和生命活动。人体每日消耗的能量主要由基础代谢、体力活动和食物热效应构成。体内的能量平衡既受到外环境因素如摄食行为、温度变化、体力活动以及精神压力等的影响，也受到内环境因素如多种细胞因子、受体、激素以及神经－体液系统等的影响，任何原因导致的能量平衡失调均会引起一系列的健康问题。

任务一　能量单位和营养素能量计算

人体每时每刻的活动都要消耗能量，生命活动过程是一个消耗能量的过程。与此同时，人体不断从外界环境中摄取食物，从中获得必需的营养物质，其中碳水化合物、脂类和蛋白质称为三大产能营养素。三大产能营养素经消化转变成可吸收的小分子物质被人体吸收，这些小分子物质一方面经过合成代谢构成机体组成成分或更新衰老的组织；另一方面经过分解代谢释放出所蕴藏的化学能。这些化学能经过转化便成为生命活动过程中各种能量的来源。

一、能量单位

能量的单位，国际上通用焦耳（J），营养学上使用最多的是千焦耳（kJ）或兆焦耳（MJ），1J相当于1N的力使物体在力作用的方向上移动1m时所做的功。能量单位还可使用卡（cal）和千卡（kcal），1g纯水在101.325 kPa下当温度升高1℃时所吸收的热量。其换算关系如下：

$$1 \text{ kcal} = 4.186 \text{ kJ}; \quad 1 \text{ kJ} = 0.239 \text{ kcal}$$

二、产能营养素及其能量系数

食物来源的碳水化合物、脂肪和蛋白质在体内氧化后可释放能量，所以它们被称为"产能营养素"，每克产能营养素在体内氧化产生的能量值称为能量系数。在体内，食物中的产能营养素并不能完全被氧化分解产生能量，在人体内进行生物氧化代谢时，碳水化合物和脂肪在体内代谢的最终产物为二氧化碳和水，与体外燃烧时的最终产物一样，因此，体内氧化代谢和体外燃烧所产生的能量也相同。而蛋白质在体内氧化时的最终产物与体外燃烧时有所不同，体外燃烧时的最终产物为二氧化碳、水、氨和氮等，体内氧化时则为二氧化碳、水、尿素、肌酐及其他含氮有机物，体内氧化不如体外燃烧完全，产生的能量也比体外燃烧时低。若将1g蛋白质在体内氧化的最终产物收集起来，继续在体外燃烧，还可产生约1.3 kcal能量。因此，如果用"氧弹式热量计"体外燃烧试验推算三大产能营养素在体内氧化产生的能量值，其结果如下。

1 g碳水化合物：17.15 kJ（4.10 kcal）

1 g脂肪：39.54 kJ（9.45 kcal）

1 g蛋白质：23.64 - 5.44 = 18.20 kJ（4.35 kcal）

另外，食物中的营养素在人体消化道内并非100%消化吸收。一般混合膳食中碳水化合物的吸收率为98%，脂肪为95%，蛋白质为92%。所以，三大产能营养素在体内氧化代谢最终产生的能量计算结果如下。

1 g碳水化合物：17.15 kJ × 98% = 16.81 kJ（4.02 kcal）

1 g脂肪：39.54 kJ × 95% = 37.56 kJ（8.97 kcal）

1 g蛋白质：18.20 kJ × 92% = 16.74 kJ（4.00 kcal）

人体所需热量来源于食物中的三大产能营养素，三者构成比例不同，提供的热量数量也不相同。合理营养要求热量的来源中，蛋白质应占一天膳食总能量的 10% ~ 12%，脂肪占 20% ~ 30%，而 50% ~ 65% 的热量应由碳水化合物供给。

任务二　能量的消耗途径

人体热能的需求与消耗是平衡的。一方面，人体不断地从外界摄取食物以获得所需要的热能；另一方面，人体又在各项生理、生活活动中不断地消耗热能。在理想的平衡状态下，个体的热能需要量等于其消耗量。成人热能需要量的多少，主要取决于维持基础代谢所需要的能量、食物热效应、人体体力活动所消耗的能量三方面。对于正处于生长发育过程中的儿童、青少年，热能需要量还应包括生长发育所需要的能量，孕妇还包括子宫、乳房、胎盘、胎儿生长及体脂储备所需要的能量，乳母则包括合成乳汁所需的能量，情绪、精神状态、身体状态也会影响到人体对能量的需要。

一、基础代谢

基础代谢是指人体维持生命的所有器官所需要的最低能量需要，即机体处于安静和松弛的休息状态下，空腹（进餐后 12 ~ 16 h）、清醒，静卧于 18 ~ 25 ℃ 的舒适环境中，维持心跳、呼吸、血液循环、某些腺体分泌，维持肌肉紧张度等基本生命活动时所需要的能量。单位时间内的基础代谢称为基础代谢率，一般是以每小时、每平方米体表面积（或每千克体重）所散发的热量来表示。单位为 $kJ/(m^2 \cdot h)$ 或 $kJ/(kg \cdot h)$。

1. 基础代谢能量的计算

体表面积（m^2）= 0.0061 × 身高（cm）+ 0.0128 × 体重（kg）- 0.1529

先根据以上公式计算体表面积，再按照年龄、性别查出相应的 BMR（表 1 - 6），然后通过下列公式计算出 24 h 的基础代谢能量消耗。

基础代谢能量消耗 = 体表面积（m^2）× 基础代谢率 $[kJ/(m^2 \cdot h)]$ × 24 h

表 1 - 6　不同年龄、性别相应的基础代谢率 $[kJ/(m^2 \cdot h)]$

年龄/岁	11 ~ 15	16 ~ 17	18 ~ 19	20 ~ 30	31 ~ 40	41 ~ 50	> 51
男	195.9	193.4	166.2	157.8	158.7	154.1	149.1
女	172.5	181.7	154.1	146.5	146.4	142.4	138.6

2. 基础代谢的影响因素

（1）体表面积

基础代谢与体表面积的大小成正比。体表面积越大，向外环境散热越快，基础代谢也越高。因此，同等体重情况下，瘦高者基础代谢高于矮胖者。人体瘦体组织消耗的能量占基础代谢的70%～80%，这些组织和器官包括肌肉、心、脑、肝、肾等，所以瘦体组织量大、肌肉发达者，基础代谢消耗能量多。

（2）年龄

在人的一生中，婴幼儿阶段是代谢最活跃的阶段，到青春期又出现一个较高代谢的阶段。成年以后，随着年龄的增长，基础代谢逐渐下降，其中也有一定的个体差异。

（3）性别

实际测定表明，在同一年龄、同一体表面积的情况下，女性的基础代谢低于男性。

（4）环境温度与气候

环境温度对基础代谢有明显影响，在舒适环境（18～25℃）中，代谢最低；在低温和高温环境中，基础代谢会升高。

（5）激素

激素对细胞的代谢及调节都有较大影响。如甲状腺功能亢进可使基础代谢明显升高；相反，患黏液水肿时，人的基础代谢会低于正常水平。

二、食物热效应

食物热效应是由进食引起能量消耗额外增加的现象。食物热效应与进食总热量无关，与食物的种类有关。例如进食碳水化合物可使能量消耗增加5%～6%，进食脂肪增加4%～5%，进食蛋白质增加30%～40%。一般混合膳食可使基础代谢增加约10%。

食物热效应是食物在消化、吸收和代谢过程中的耗能现象。一般认为食物或营养素中所含的能量并非全部都可被机体利用，未被利用的部分将转变为热能向外散失，以利于机体维持体温的恒定。食物热效应只是增加机体的能量消耗，并非增加能量来源。当只够维持基础代谢的食物摄入后，机体内消耗的能量多于摄入的能量，外散的热多于食物摄入的热，机体将动用体内的储备热能。因此，进食时必须考虑食物热效应额外消耗的能量，使摄入的能量与消耗的能量保持平衡。

三、体力活动

除基础代谢外，体力活动也是影响人体能量需要的主要因素。生理情况相近的人基础代谢消耗的能量是相近的，但体力活动消耗能量的情况却相差很大。人从事体力活动所消耗的能量主要与劳动强度和劳动持续时间有关，与工作熟练程度也有一定关系。一般根据能量消耗水平的不同，将人体力活动的劳动强度分为三个等级。

1. 轻体力劳动

工作时有 75% 的时间坐或站立，25% 的时间站着活动，如在办公室工作，修理电器钟表，做售货员、酒店服务员，进行化学实验操作，讲课等。

2. 中等体力劳动

工作时有 40% 的时间坐或站立，60% 的时间从事特殊职业活动，如学生日常活动、司机驾驶机动车、电工进行安装操作、进行车床操作等。

3. 重体力劳动

工作时有 25% 的时间坐或站立，75% 的时间从事特殊职业活动，如非机械化农业、炼钢、跳舞、进行体育运动、采矿等。

四、生长发育耗能

胎儿（孕妇）、婴幼儿、儿童、青少年的能量消耗除上述三方面以外，其生长发育也需要消耗能量。这些能量主要用于生长发育中新生组织的形成和代谢，如婴儿每增加 1 g 体重需消耗约 20.9 kJ 的能量。

任务三　人体一日能量需要量的确定

能量需要量是指维持人体正常生理功能所需要的能量。正常成人能量代谢的最佳状态是达到能量需要量与消耗量相等。这种能量平衡对保持健康是十分重要的，能量代谢失去平衡，不利于身体健康。当摄入能量不能满足机体能量的消耗，机体会调动和利用自身的能量储备，甚至分解自身组织以维持生命活动。对于处于生长发育期的儿童、青少年来说，能量需要量的确定十分重要。如果他们长期处于饥饿状态，生长发育就会受到影响甚至停止。相反，能量摄入高于能量的消耗，多余的能量则会转化为脂肪在体内储存，使体重增加，从而增加患高血压、高血脂、糖尿病等慢性疾病的风险。

人体能量需要量应根据人体能量消耗量来确定，确定人体能量消耗量常用的方法有计算法和行为观察法。

一、计算法

由于基础代谢的能量消耗约占全天总能量消耗的60%～70%，目前习惯于将其作为估算成人能量需要量的主要基础。世界卫生组织（World Health Organization，WHO）在1985年修订成年人能量推荐量时，用基础代谢能量消耗和体力活动水平（physical activity level，PAL）的乘积来计算成年人能量消耗量或需要量。即能量需要量 = 基础代谢率（BMR）×PAL。

根据WHO成年人能量推荐摄入量的计算方法，可推算出中国成年人膳食能量推荐摄入量，详见表1-7。

表1-7　中国18～59岁成年人能量推荐摄入量

年龄	RNI（kcal/d）		年龄	RNI（kcal/d）		PAL	
	男	女		男	女	男	女
18～49			50～59				
参考体重（kg）	63	56	参考体重（kg）	65	58		
BMR	1561	1253	BMR	1551	1267		
轻	2420	1955	轻	2404	1976	1.55	1.56
中	2779	2055	中	2761	2079	1.78	1.64
重	3278	2280	重	3257	2306	2.10	1.85

注：BMR计算公式如下。

18～49岁：男 = （15.3W + 679）×95%；女 = （14.7W + 496）×95%

50～59岁：男 = （11.6W + 879）×95%；女 = （8.7W + 829）×95%

W = 体重（kg）

二、行为观察法

对受试者进行24h跟踪观察，详细记录受试者生活和工作中的各种活动及其持续时间，然后查阅日常活动能量消耗表（见表1-8），根据受试者体表面积计算出其24h的能量消耗。这种方法比较简单，在实际生活中应用广泛。要注意的是，不同活动的持续时间要准确记录，且观察时间越长，结果越准确。

表1-8　日常活动能量消耗表

动作名称	kJ/（m² · min）	动作名称	kJ/（m² · min）
睡眠	2.736	洗手	5.777
午睡	3.192	上下坡	26.966
坐位休息	3.628	乘坐汽车	4.820
站位休息	3.690	打排球	13.615
走路	11.234	打乒乓球	14.146
跑步	28.602	单杠运动	16.564
整理床铺	8.841	双杠运动	18.108
穿脱衣服	7.012	爬绳运动	14.058
看报	3.481	跳高	22.334
集体站队	5.268	拖地板	11.698
上下楼	18.518	室内上课	3.770
洗衣服	26.967	扫院子	11.820

任务四　能量需要量及食物来源

一、膳食能量需要量

人体能量的需要量受年龄、性别、生理状态和劳动强度等因素的影响。健康人能量摄入量与消耗量之间的平衡状态是保持健康的基本要素。中国居民能量需要量可参见中国营养学会修订的《中国居民膳食营养素参考摄入量表（2013版）》（Chinese DRIs），详见表1-9。

表1-9　中国18~49岁成人膳食能量需要量

劳动强度	男/（MJ/d）	女/（MJ/d）	男/（kcal/d）	女/（kcal/d）
轻体力劳动	9.41	7.53	2250	1800
中体力劳动	1.29	8.79	2600	2100
重体力劳动	12.55	10.04	3000	2400

二、能量的食物来源

我国成年人膳食碳水化合物提供的能量占总能量的 50%~65%，脂肪占 20%~30%，蛋白质占 10%~12% 为宜。年龄越小，蛋白质及脂肪供能占总能量的比重应越高，但成年人脂肪摄入量不宜超过总能量的 30%。粮谷类和薯类食物的碳水化合物含量比较高，是膳食能量最经济的来源。油料作物富含脂肪，动物性食物比植物性食物中脂肪和蛋白质的含量更多。大豆和坚果中脂肪及蛋白质的含量比较高，适量食用可补充脂肪及蛋白质。蔬菜和水果普遍能量比较低。

模块五 维生素

【能力培养】

1. 掌握维生素的分类及特点；

2. 掌握常见维生素缺乏症，掌握常见维生素的推荐量及其食物来源；

3. 了解维生素在体内的吸收与代谢。

任务一 认知维生素的基本概况

一、维生素的定义与共同特点

维生素是维持机体正常生理功能及细胞内特异代谢反应所必需的一类微量低分子有机化合物。目前已知有 20 多种维生素，通常维生素具有以下五个共同的特点。

1. 以其本体的形式或可被机体利用的前体形式存在于天然食物中，但是没有一种天然食物含有人体所需的全部维生素。

2. 大多数维生素不能在体内合成，也不能大量储存于组织中，必须由食物供给。即使有些维生素（如维生素 K、维生素 B_6）能由肠道细菌合成一部分，但也不能完全满足人体需求，仍需从食物获取这些维生素。

3. 维生素一般不构成人体组织，也不提供能量，常以辅酶或辅基的形式参与酶的活动。

4. 维生素每日生理需要量很少，仅以毫克或微克计，但在调节物质代谢过程中却起着十分重要的作用，不可缺少。

5. 不少维生素具有几种结构相近、生物活性相同的化合物，如维生素 D_2 和维生素 D_3，吡哆醇、吡哆醛、吡哆胺等。

二、维生素的命名

维生素可以按字母命名，也可以按化学结构命名。由于维生素具有不同的生理功能，又出现了以功能命名的名称，如维生素 A 又称为抗干眼病维生素，维生素 D 又称为抗佝偻病维生素，维生素 C 又称为抗坏血酸等。随着维生素化学组成和结构的研究逐步深入，许多维生素又以其化学结构命名，如维生素 A 被命名为视黄醇，维生素 B_2 被命名为核黄素等。

三、维生素的分类

根据维生素的溶解性可将其分为脂溶性维生素和水溶性维生素两大类。

1. 脂溶性维生素

包括维生素 A、D、E、K，有的以前体形式存在（如 β-胡萝卜素、麦角固醇等）。脂溶性维生素不溶于水，可溶于脂肪及有机溶剂，常与食物中的脂类共存，在酸败的脂肪中容易被破坏。脂溶性维生素需要与胆盐结合才能进入小肠黏膜的不流动冰层，而后进入淋巴或血液循环，过程复杂，在体内吸收的速度慢，摄入后主要储存于肝脏或脂肪组织中，大剂量摄入时，会引起中毒，但如摄入过少，可能会出现缺乏症状。

2. 水溶性维生素

包括维生素 B_1、维生素 B_2、维生素 B_6、维生素 B_{12}、叶酸、泛酸、烟酸、胆碱、生物素等 B 族维生素和维生素 C，往往没有前体形式。水溶性维生素可溶于水，通常以简单的扩散方式被机体吸收，吸收速度快，在满足组织需要后，多余的水溶性维生素及其代谢产物从尿中排出，在体内没有非功能性的单纯的储存形式。水溶性维生素一般无毒性，但极大量摄入时也可出现毒性；如摄入过少，会较快地出现缺乏症状。

3. 类维生素

也有人建议称它们为"其他微量有机营养素"，如生物类黄酮、肉毒碱、辅酶 Q（泛醌）、肌醇、硫辛酸、对氨基苯甲酸和牛磺酸等。

四、维生素与人体健康

维生素是人体进行正常代谢所必需的营养物质，大多数维生素是作为辅酶分子的结构物质参与生化反应的。另外，视黄醇、生育酚等少数维生素具有一些特殊的生理功能。早期维生素缺乏往往无明显临床症状，称为"维生素不足症"。某些维生素长期缺乏或严重不足可引起代谢紊乱和病理现象，此时即称为"维生素缺乏症"。

维生素缺乏的原因有多种。第一，可能是因为食物选择不当或食物加工、烹调、储藏不当使维生素遭到破坏，造成维生素摄入量不足。第二，人体对维生素的吸收利用率降低可能也会造成维生素不足。第三，膳食成分也会影响维生素的吸收利用。第四，由于妊娠、哺乳、生长发育期儿童以及特殊生活及工作环境的人群、疾病恢复期的病人对维生素的需要量都相对增加，他们也很容易出现维生素缺乏的症状。我国人民容易出现摄入不足或缺乏状况的维生素主要有维生素 A、维生素 B_1、维生素 B_2、维生素 B_6、维生素 C、维生素 D、烟酸等。

五、相互关系

维生素与其他营养素之间存在一定关系。高脂肪膳食会大大提高人体对核黄素的需要量，而高蛋白膳食则有利于核黄素的利用和保存。由于维生素 B_1、维生素 B_2、烟酸等都与能量代谢有密切关系，其需要量都随着热能需要量增高而增加。维生素之间也存在相互影响的关系。动物实验表明，维生素 E 能促进维生素 A 在肝内的储存。大鼠缺乏维生素 B_1 时，其组织中的维生素 B_2 水平下降而尿中的排出量增高。因此，各种维生素之间，维生素与其他营养素之间保持平衡非常重要。如果摄入某一种营养素不适当，可能引起或加剧其他营养素的代谢紊乱。

任务二　认知脂溶性维生素

脂溶性维生素包括维生素 A、维生素 D、维生素 E、维生素 K。

一、维生素 A

1. 性质

维生素 A 又称为视黄醇、抗干眼病维生素，是指结构中含有 β - 紫罗酮环并具有视黄醇生物活性的一大类物质。

狭义的维生素 A 仅指视黄醇，广义的则包括维生素 A 和维生素 A 原。动物性食物来源的具有视黄醇生物活性的维生素 A，包括视黄醇、视黄醛、视黄酸等物质。植物中不含维生素 A，但黄、绿、红色植物和真菌中含有类胡萝卜素，其中一部分被动物摄食后可转化为维生素 A。可在体内转变成维生素 A 的类胡萝卜素称为维生素 A 原，如 α - 胡萝卜素、β - 胡萝卜素、γ - 胡萝卜素等。

2. 吸收与代谢

食物中的维生素 A 在小肠中通过小肠绒毛被吸收。在黏膜细胞内与脂肪结合形成酯，和叶黄素一同掺入乳糜微粒进入淋巴，被肝脏摄取并以酯的形式储存于肝实质细胞。当机体需要时，储藏于肝脏中的维生素 A 向血液中释放，形成视黄醇结合蛋白，并输送到身体各个组织中以供代谢。根据吸收率和转化率，采用视黄醇当量（retinal equivalents，RE）表示膳食或食物中所有具有视黄醇活性的物质（包括维生素 A 和维生素 A 原）的所相当的视黄醇量（μg）。它们常用的换算关系如下。

1 μg 视黄醇 = 0.0035 μmol 视黄醇 = 1 μg 视黄醇当量

1 μg β - 胡萝卜素 = 0.167 μg 视黄醇当量

1 μg 其他维生素 A 原 = 0.084 μg 视黄醇当量

食物中总视黄醇当量（μg）＝视黄醇（μg）＋0.167β - 胡萝卜素（μg）+0.084 其他维生素 A 原（μg）

过去对维生素 A 生物活性物质的度量采用国际单位（IU）表示。

1000 IU 维生素 A 相当于 300 μg 视黄醇，即 1 μg 视黄醇当量 = 3.33 IU 维生素 A = 6 μg β - 胡萝卜素

3. 生理作用

（1）维持正常视觉。

（2）维持上皮的正常生长与分化。

（3）促进生长与生殖。

（4）促进骨骼和牙齿的发育。

（5）抑癌。

（6）维持机体正常免疫功能。

4. 缺乏与过量

维生素 A 缺乏可引起眼病和上皮组织角化、肿瘤等疾病。维生素 A 缺乏最早的症状是暗适应能力下降，严重者可致夜盲症、干眼病。维生素 A 缺乏还会引起机体上皮组织分化不良，免疫功能低下，对感染的敏感性增强。维生素 A 吸收后可在体内，特别是在肝脏内大量储存。摄入大剂量维生素 A 可引起急性中毒，表现为恶心、呕吐、头痛、视力模糊等。中国营养学会 2013 年提出维生素 A 的可耐受最高摄入量（UL）为成年人 3000 μg/d，孕妇 2400 μg/d，婴幼儿 2000 μg/d。

5. 参考摄入量及食物来源

中国营养学会 2013 年修订的《中国居民膳食营养素参考摄入量（2013 版）》提出：中国居民男性成人每人每天摄入维生素 A 800 μgRE/d，女性 700 μgRE/d。0～1 岁的婴儿为 400 μgRE/d，1～3 岁的幼儿为 500 μgRE/d，4～7 岁为 600 μgRE/d，7～13 岁为 700 μgRE/d。由于维生素 A 过量和缺乏都对妊娠有严重的不良影响，故妊娠前期 RNI 为 800 μgRE/d，妊娠中后期为 900 μgRE/d，乳母为 1200 μgRE/d。各种动物性食品是维生素 A 最好的来源。动物肝脏中维生素 A 最为丰富，鱼肝油、鱼卵、奶、禽蛋等也是维生素 A 的良好来源，深色或红黄色的蔬菜和水果也是补充维生素 A 的良好选择。膳食中维生素 A 和维生素 A 原的比例最好为 1∶2。

二、维生素 D

1. 性质

维生素 D 具有抗佝偻病的作用，因此它又被称为抗佝偻病维生素。它是指含环戊氢烯菲环结构并具有钙化醇生物活性的一大类物质，以维生素 D_2（麦角钙化醇）及维生素 D_3（胆钙化醇）最为常见。维生素 D_2 和维生素 D_3 在自然界常以酯的形式存在，为白色晶体，溶于脂肪和有机溶剂，其化学性质比较稳定。在中性和碱性溶液中耐高热，不易氧化，但对光敏感，易被紫外线照射而被破坏。在酸性溶液中维生素 D 会逐渐被分解，脂肪酸败也可导致维生素 D 被破坏。通常的储藏、加工和烹调不会影响维生素 D 的生物活性，但过量射线照射，可形成少量具有毒性的化合物，且丧失抗佝偻病活性。维生素 D 的数量可用 IU 或 μg 表示，它们的换算关系是 1 IU 维生素 D_3 = 0.025

μg 维生素 D_3。

2. 吸收与代谢

人体可通过两条途径获得维生素 D，即从食物中摄取和皮肤内合成。人的皮肤中含有一定量的 7 - 脱氢胆固醇，经阳光或紫外线照射可转变成维生素 D_3。膳食中的维生素 D_3 在胆汁的作用下，与脂肪一起被吸收，在小肠乳化形成胶团被吸收进血液。维生素 D 在体内要经过活化才具有生物活性。从膳食和皮肤两条途径获得的维生素 D_3 与血浆 α - 球蛋白结合并被转运至肝脏，在肝内生成 25 - OH - D_3，然后再被转运至肾脏。在 25 - （OH）D_3 - 1 - 羟化酶和 25 - （OH）D_3 - 24 - 羟化酶的催化下，进一步被氧化成 1, 25 - （OH）$2D_3$ 等二羟基维生素 D 的活化形式，通过血液中维生素 D 结合蛋白运送至小肠、骨、肾等部位，发挥各种生理作用。

维生素 D 主要储存于脂肪组织中，其次为肝脏。代谢产物随同胆汁被排入肠道，通过尿仅排出 2%~4%。

3. 生理作用

（1）促进小肠钙吸收。

（2）促进肾小管对钙、磷的重吸收。

（3）通过维生素 D 内分泌系统调节血钙平衡，影响骨骼钙化。

（4）免疫调节功能。

4. 缺乏症与过多症

（1）维生素 D 缺乏症

婴儿缺乏维生素 D 可引起佝偻病。佝偻病的表现是由于骨质钙化不足，骨中无机盐的质量分数减少，出现骨骼变软和弯曲变形的现象。成人，尤其是孕妇、乳母、老年人等对钙需求量较大的人群，在缺乏维生素 D 和钙、磷时，容易出现骨质软化症或骨质疏松症。另外，缺乏维生素 D，钙吸收不足，甲状旁腺功能失调或其他原因会造成血清钙水平降低，从而引起手足痉挛症。具体表现为肌肉痉挛、小腿抽筋、惊厥等。

（2）维生素 D 过多症

食物来源的维生素 D 一般不会过量，但摄入过量维生素 D 补充剂可引起维生素 D 过多症。婴幼儿最容易发生维生素 D 中毒，每天摄入仅 50 μg 维生素 D_3 即会出现维生素 D 过多症的症状。由于过量摄入维生素 D 有潜在的毒性，目前学界普遍认为维生素 D 摄入量不超过 25 μg/d 为宜，而我国的维生素 D 可耐受最高摄入量（UL）为 20 μg/d。

（3） 参考摄入量和食物来源

维生素 D 既来源于膳食，又可由皮肤合成，因而较难估计膳食维生素 D 的供给量。我国营养学会发布的《中国居民膳食营养素参考摄入量（2013 版)》的建议是：在钙、磷供给充足的条件下，婴儿、儿童、成人维生素 D 的 RNI 为 10 $\mu g/d$（孕妇、乳母、65 岁以上老人为 15 $\mu g/d$，UL 成人定为 50 $\mu g/d$）。

经常晒太阳是人体获得充足有效的维生素 D_3 的最经济来源。成年人只要经常接触阳光，在一般膳食条件下不会发生维生素 D 缺乏病。在阳光不足或空气污染严重的地区，可采用膳食补充。维生素 D 的主要食物来源包括高脂海水鱼（质量分数为 2.5 ~ 12.5 $\mu g/100\ g$）及其鱼卵、动物肝脏、蛋黄、奶油和奶酪等动物性食品（质量分数为 1.25 ~ 2.5 $\mu g/100\ g$）。鱼肝油中维生素 D 质量分数高达 2.125 $\mu g/100\ g$，是最常见的维生素 D 补充剂。瘦肉、坚果中仅含微量的维生素 D，牛奶和人奶中维生素 D 的含量很少，蔬菜、谷物及其制品、水果中几乎不含维生素 D。我国不少地区使用维生素 A、维生素 D 强化牛奶，使维生素 D 缺乏症得到了有效的控制。

三、维生素 E

1. 性质

维生素 E 是指含苯并二氢吡喃结构且具有 α - 生育酚生物活性的一类物质。包括 α - 生育酚、β - 生育酚、γ - 生育酚、δ - 生育酚和四种三烯生育酚（TT） 等形式。通常以 α - 生育酚作为维生素 E 的代表进行研究。1 IU 维生素 E 的定义是 1 mg d - α - 生育酚乙酸酯的活性，换算关系如下：1 mg d - α - 生育酚 = 1.49 IU 维生素 E。维生素 E 溶于酒精、脂肪和脂溶剂，对热及酸稳定，即使加热至 200℃ 也不会被破坏。但维生素 E 对氧十分敏感，易被氧化，油脂酸败加速维生素 E 的损失。维生素 E 对碱和紫外线敏感。食物中维生素 E 在一般烹调条件下损失不大，但较长时间的煮、炖、油炸造成的脂肪氧化，都有可能使维生素 E 活性明显降低。干燥脱水食品中的维生素 E 更容易被氧化。

2. 生理功能

（1） 抗氧化。

（2） 预防衰老。

（3） 与动物的生殖功能和精子生成有关。

（4）调节血小板的黏附力和聚集作用。

（5）促进肌肉正常生长发育

3. 缺乏症与过多症

维生素 E 缺乏症在人类中极为少见，一般表现为溶血性贫血。低的维生素 E 营养状况可能增加患动脉粥样硬化、癌（如肺癌和乳腺癌）、白内障以及其他老年退行性疾病的危险性。动物实验未见维生素 E 有致畸、致癌、致突变作用，大多数成人可耐受 100~800 mg/d 的 α – 生育酚，而没有明显的中毒症状。儿童对各种副作用更敏感，建议 UL 为 10 mg α – 生育酚。

4. 参考摄入量和食物来源

中国营养学会修订的《中国居民膳食营养素参考摄入量（2013 版）》中推荐的维生素 E 的每天适宜摄入量为 14 mg α – 生育酚，大约折合维生素 E 30 mg。当多不饱和脂肪酸摄入量增多时，相应地应增加维生素 E 的摄入量，一般每摄入 1 g 多不饱和脂肪酸，应摄入 0.4 mg 维生素 E。如考虑到预防慢性病，可以营养补充剂的形式供给更高剂量的维生素 E。维生素 E 在自然界中分布甚广，一般情况下不会缺乏。食用油脂中总生育酚含量最高，为每 100 g 含 72.37 mg，维生素 E 含量较丰富的食品还有麦胚等谷类食物，约为每 100 g 含 0.96 mg；蛋类、鸡（鸭）肫、豆类、硬果、植物种子、绿叶蔬菜中含有一定量维生素 E；肉、鱼类动物性食品、水果及其他蔬菜含量较少。奶类总生育酚含量很少，每 100 g 只有 0.26 mg。

四、维生素 K

1. 性质

维生素 K，又叫凝血维生素，属于维生素的一种，具有叶绿醌生物活性，其最早于 1929 年由丹麦化学家达姆从动物肝和麻籽油中发现并提取。维生素 K 包括 K_1、K_2、K_3、K_4 等几种形式，其中 K_1、K_2 是天然存在的，属于脂溶性维生素；而 K_3、K_4 是通过人工合成的，是水溶性的维生素。四种维生素 K 的化学性质都较稳定，能耐酸、耐热，正常烹调中只有很少损失，但对光敏感，也易被碱和紫外线分解。

2. 生理功能

（1）促进凝血

维生素 K 具有防止新生婴儿出血疾病、预防内出血及痔疮、减少生理期大量出血、促进机体血液凝固的作用，所以也被称为凝血维生素。

（2）参与骨骼代谢

维生素 K 主要是促进肝脏中的凝血酶原前体转变为凝血酶原促进血液凝固，还可以帮助人体维持骨骼强壮。

3. 缺乏症与过多症

维生素 K 缺乏，可使血液凝固发生障碍，导致凝血时间延长，甚至发生出血现象；过量使用维生素 K 制剂，也会有中毒反应，表现为溶血、黄疸以及肝损伤。

4. 参考摄入量和食物来源

目前国际上还没有正式的维生素 K 供给标准，我国推荐的维生素 K 的每日适宜摄入量为：成年男性 120 μg，成年女性 106 μg。

维生素 K 在食物中分布很广，每 100 g 绿叶蔬菜可以提供 50～800 μg 的维生素 K，显然是最好的食物来源。少量维生素 K 也存在于牛奶、奶制品、肉类、蛋类、谷类、水果和其他蔬菜中。

任务三　认知水溶性维生素

水溶性维生素包括维生素 C 和 B 族维生素（维生素 B_1、维生素 B_2、维生素 B_6、维生素 B_{12}、叶酸、泛酸、生物素等）。

一、维生素 C

1. 性质

维生素 C，又名抗坏血酸，为一种含六碳的 α - 酮基内酯的弱酸，具有强还原性。自然界天然存在的具有生理活性的抗坏血酸是 L - 型的，其异构体 D - 型抗坏血酸的生物活性只有 L - 型的 10%。维生素 C 是不稳定的维生素，温度、pH 值、氧、酶、金属离子、紫外线等因子都影响其稳定性。

2. 生理作用

（1）促进生物氧化还原过程，维持细胞膜完整性。

（2）作为酶的辅助因子或辅助底物参与多种重要的生物合成过程。

（3）促进类固醇的代谢。

（4）改善机体对铁、钙和叶酸的利用。

（5）促进伤口愈合。

另外，维生素 C 还参与将非活性形式的叶酸转变为有活性的四氢叶酸的过程，使叶酸能够发挥作用。维生素 C 还可促进机体抗体的形成，加强白细胞的吞噬作用，对铅、苯、砷等化学毒物和细菌毒素具有解毒作用，还可阻断致癌物质亚硝胺的形成。

3. 缺乏症与过多症

当维生素 C 摄入严重不足时，可引起坏血病。具体表现为疲劳倦怠、皮肤出现瘀点、毛囊过度角化，继而出现牙龈肿胀出血、结膜出血、机体抵抗力下降、伤口愈合迟缓、关节疼痛，同时伴有轻度贫血以及多疑、抑郁等神经症状。

维生素 C 毒性很低。但是一次口服数克时可能会出现高尿酸、腹泻、腹胀、溶血。1996 年国际生命科学会提出安全摄入量上限为 1000 mg/d。吸烟者对维生素 C 的需要量比非吸烟者高 40%。某些药物（如阿司匹林和避孕药）、心理紧张情绪和高温环境都可能使机体对维生素 C 的需要量增加。

4. 参考摄入量和食物来源

我国居民成人维生素 C 的推荐摄入量为每日 100 mg。维生素 C 主要存在于新鲜的蔬菜和水果中，如柿子椒、番茄、菜花、苦瓜及各种深色叶菜类蔬菜，水果中的柑橘、柠檬、青枣、山楂等维生素 C 含量也十分丰富，可达 0.3～1 mg/g。猕猴桃、沙棘、刺梨等维生素 C 含量尤为丰富，可达 0.5～1 mg/g 以上。除动物肝、肾、血液外，牛奶和其他动物性食品维生素 C 含量甚微。粮谷、豆类几乎不含维生素 C，但豆类发芽后形成的绿豆芽、黄豆芽则含有维生素 C。

二、维生素 B_1

1. 性质

维生素 B_1 又称硫胺素或抗脚气病维生素，是人类发现最早的维生素之一。硫胺素分子是由 1 个嘧啶环和 1 个噻唑环，通过亚甲基桥连接而成的。常见的维生素 B_1 以盐酸盐的形式存在，略带酵母气味，易溶于水，微溶于乙醇。在干燥环境下和酸性溶液中稳定，温度和氧气含量对其稳定性的影响也较小，但它在温度到达熔点（249 ℃）左右时容易分解。在紫外线照射下、碱性环境中维生素 B_1 会加速分解破坏，铜离子可加快维生素 B_1 的分解。烹调食品时如果加碱过多，或油炸食品温度过高，都会导致维生素 B_1 的大量损失。

2. 生理作用

维生素 B_1 在肝脏被磷酸化成为焦磷酸硫胺素，并以此构成重要的辅酶参与机体代谢。维生素 B_1 在体内参与 α - 酮酸的氧化脱羧反应，对糖代谢十分重要。同时，维生素 B_1 还作为转酮酶的辅酶参与磷酸戊糖途径的转酮反应，这是唯一能产生核糖以供合成 RNA 的途径。

3. 缺乏症

维生素 B_1 在体内储存量极少，若摄入不足可引起维生素 B_1 缺乏症，即脚气病。如长期以精米白面为主食，缺乏其他副食补充；机体处于特殊生理状态而未及时补充维生素 B_1；或患肝损伤、酒精中毒等疾病，都可导致脚气病。脚气病主要损害神经血管系统，导致多发性末梢神经炎及心脏功能失调，发病早期可有疲倦、烦躁、头痛、食欲不振、便秘和工作能力下降等症状。维生素 B_1 摄入过量可由肾脏排出，其毒性非常低。目前，人类尚未有关于维生素 B_1 中毒的记载。

4. 参考摄入量与食物来源

维生素 B_1 的需要量与能量摄入量有密切关系。推荐的膳食摄入量为 0.5 mg/1000 kcal，相当于会出现缺乏症的量的 4 倍，这个量足以使机体保持良好的健康状态。但是，能量摄入不足 2000 kcal/d 的人，其维生素 B_1 摄入量不应低于 1 mg/d。维生素 B_1 的 RNI 为：成人男性为 1.4 mg/d，女性为 1.2 mg/d，孕妇和乳母为 1.5 mg/d 和 1.8 mg/d。维生素 B_1 广泛分布于整个动植物界，并且可以多种形式存在于各类食物中。其良好来源是动物的内脏（肝、肾、心），瘦肉，全谷，豆类和坚果，这些食物中维生素 B_1 的含量为每 100 g 中含 0.4 ~ 0.7 mg 不等。目前谷物仍为我国传统膳食中维生素 B_1 的主要来源，每 100 g 未精制的谷类食物含维生素 B_1 达 0.3 ~ 0.4 mg，过度碾磨的精白米、精白面中维生素 B_1 会大量丢失。除鲜豆外，蔬菜含维生素 B_1 较少。

三、维生素 B_2

1. 性质

维生素 B_2 又称核黄素，为橙黄色针状结晶，带有微苦味，水溶性较低。在酸性条件下对热稳定，加热到 100℃ 时仍能保持活性；在碱性环境中易被分解破坏。游离型维生素 B_2 对紫外光高度敏感，可光解而丧失生物活性。食物中的黄素蛋白等维生素 B_2 复合物在肠道经蛋白酶、焦磷酸酶水解而释放出维生素 B_2。胃酸和胆盐有助于维生素 B_2 的释放，也有利于维生素 B_2 的吸收。抗酸制剂和乙醇妨碍食物中维生素 B_2 的释放。某些金属离子如锌离子、铜离子、二价铁离子以及咖啡因、茶碱和维生素 C 等能与维生素 B_2 形成络合物影响其生物利用率。

2. 生理作用

维生素 B_2 是机体许多重要辅酶的组成成分。维生素 B_2 在体内以黄素单核苷酸（FMN）和黄素腺嘌呤二核苷酸（FAD）的形式作为多种黄素酶类的辅酶，在生物氧化过程中起电子传递的作用，催化氧化还原反应，在呼吸链的能量产生中发挥极其重要的作用。另外，维生素 B_2 还在氨基酸和脂肪氧化、嘌呤碱转化成尿酸、芳香族化合物的羟化、蛋白质与某些激素的合成以及体内铁的转运过程中发挥重要作用。近年来的研究发现，维生素 B_2 具有抗氧化活性，对于机体抗氧化防御体系至关重要。维生素 B_2 还参与维生素 B_6 和烟酸代谢。缺乏维生素 B_2 会影响人体对铁的吸收。

3. 缺乏症

摄入不足和酗酒是维生素 B_2 缺乏最常见的原因。维生素 B_2 缺乏症表现为疲倦、乏力，出现口角裂纹、口腔黏膜溃疡及地图舌等口腔症状，皮肤出现丘疹或出现湿疹性阴囊炎、脂溢性皮炎，眼部出现角膜毛细血管增生等。长期缺乏还可导致儿童生长迟缓，轻中度缺铁性贫血。由于维生素 B_2 辅酶参与叶酸、维生素 B_6、烟酸的代谢，因此在严重缺乏时常常伴有其他 B 族维生素缺乏的表现。一般来说，由于维生素 B_2 溶解度较低，肠道吸收有限，因而无过量或中毒的风险。

4. 参考摄入量与食物来源

维生素 B_2 是许多氧化还原酶的成分，与体内能量代谢有关，人体热量需要量高时，维生素 B_2 的需要量也要相应增加，制定膳食维生素 B_2 摄入量一般按热能摄入量计算，摄入量可按 0.31 ~ 0.35 mg/1000 kcal 计。维生素 B_2 的良好食物来源主要是动物性食物，尤其是动物内脏如肝、肾、心以及蛋黄、乳类，鱼类以鳝鱼中维生素 B_2 含量最高。植物性食物中豆类及绿叶蔬菜类如菠菜、韭菜、油菜中维生素 B_2 含量较多，野菜的维生素 B_2 含量也较高，而一般蔬菜中的维生素 B_2 含量相对较低。天然存在于谷类食物的维生素 B_2 含量与其加工精度有关，加工精度较高的粮谷含量较低。由于我国居民的膳食构成以植物性食物为主，维生素 B_2 已成为最容易缺乏的营养素之一。

四、烟酸

1. 性质

烟酸，又称为维生素 PP、尼克酸、抗癞皮病因子，是吡啶 3 - 羧酸及其衍生物的总称，包括烟酸和烟酰胺等。烟酸溶于水和乙醇，烟酰胺的溶解性明显好于烟酸。烟酸对酸、碱、光、热稳定，一般烹调损失小，是性质极为稳定的一种维生素。

2. 生理作用

烟酸在体内是一系列以辅酶Ⅰ（NAD）和辅酶Ⅱ（NADP）为辅基的脱氢酶类的成分，几乎参与细胞内生物氧化还原的全过程，起电子载体的作用。烟酸以 NAD 的形式为核蛋白合成提供 ADP – 核糖，对 DNA 的复制、修复和细胞分化起重要作用。而 NADP 在维生素 B_6、泛酸和生物素的存在下参与脂肪、类固醇的生物合成。此外，烟酸还是葡萄糖耐量因子的重要成分，具有增强胰岛素效能的作用。另据资料显示，大剂量服用烟酸有降低血胆固醇、甘油三酯和扩张血管的作用。

3. 缺乏症与过多症

烟酸缺乏症又称癞皮病，主要出现于以玉米、高粱为主食的人群，主要损害皮肤、口、舌、胃肠道黏膜以及神经系统。其典型病例可有皮炎、腹泻和痴呆等。初期症状有体重减轻、食欲不振、失眠、头疼、记忆力减退等，重度缺乏时表现为皮肤、消化道和神经系统病变。烟酸缺乏常与维生素 B_1、维生素 B_2 缺乏同时存在。过量摄入烟酸的副作用有皮肤发红、眼部感觉异常、高尿酸血症，偶见高血糖等。

4. 参考摄入量与食物来源

人体烟酸的来源有两条途径，除了直接从食物中摄取外，还可在体内由色氨酸转化而来，平均约 60 mg 色氨酸可转化 1 mg 烟酸。因此，膳食为人体提供的烟酸亦应按当量计：烟酸当量（mgNE）= 烟酸（mg）+ 色氨酸/60（mg）。

烟酸广泛存在于动植物性食物中，良好的来源为蘑菇、酵母，其次为动物内脏（肝、肾）、瘦肉、全谷、豆类等，绿叶蔬菜中烟酸含量也较高。乳类和蛋类中烟酸含量较低，但是其中含有丰富的色氨酸，在体内可以转化为烟酸。一些植物中的烟酸常与大分子结合而不能被哺乳动物吸收，如玉米、高粱中的烟酸大约有 64% ~ 73% 为结合型烟酸，不能被人体吸收，导致以玉米为主食的人群，容易患癞皮病。但是，结合型烟酸在碱性溶液中可以分离出游离烟酸，而被动物和人体利用。

五、维生素 B_6

1. 性质

维生素 B_6 是一类含氮化合物，包括吡哆醇、吡哆醛和吡哆胺三种天然形式，以磷酸盐的形式广泛分布于动植物体内。维生素 B_6 易溶于水及酒精，较耐高温。一般在酸性溶液中稳定，而在碱性环境中容易被分解破坏。三种形式的维生素 B_6 对光均较敏感，在碱性环境中尤甚。食物中维生素 B_6 多以 5 - 磷酸盐的形式存在，必须经磷酸酶水解后才能被吸收。维生素 B_6 主要在小肠吸收，吸收后以辅酶的形式分布于组织中，通常人体内约含 $40 \sim 150$ mg 维生素 B_6。

2. 生理作用

维生素 B_6 是体内多种酶的辅酶，主要以 5 - 磷酸吡哆醛（PLP）的形式参与近百种酶反应。此外，维生素 B_6 还参与烟酸的形成，影响核酸和 DNA 的合成等。动物实验证实维生素 B_6 可能对免疫系统有影响。维生素 B_6 摄入不足可导致维生素 B_6 缺乏症。维生素 B_6 缺乏症一般常伴有多种 B 族维生素摄入不足的症状，主要表现为脂溢性皮炎、口炎、口唇干裂、舌炎、易怒、抑郁等。

3. 参考摄入量与食物来源

美国食品与营养委员会 FNB（The Food and Nutrition Board）建议每摄入 1 g 蛋白质时，应摄入维生素 B_6 0.02 mg，妊娠、哺乳期应适当增加。我国居民维生素 B_6 的膳食参考摄入量为 1.2 mg/d。维生素 B_6 可以通过食物摄入和肠道细菌合成两条途径获得。虽然维生素 B_6 的食物来源很广泛，但一般食物中的维生素 B_6 含量均不高。动物性食物中的维生素 B_6 大多以吡哆醛、吡哆胺的形式存在，含量相对较高，植物性食物中维生素 B_6 大多与蛋白质结合，不易被吸收。维生素 B_6 含量较高的食物为白肉（鸡肉、鱼肉等），其次为肝脏、蛋、豆类、谷类，水果和蔬菜中的维生素 B_6 含量也较高，但柠檬类果实中维生素 B_6 含量较少，奶及奶制品中维生素 B_6 含量少。

六、叶酸

1. 性质

叶酸是含有蝶酰谷氨酸结构的一类化合物的统称。叶酸为黄色结晶，微溶于水，钠盐易溶于水，不溶于乙醇、乙醚及其他有机溶剂。叶酸的水溶液很容易被光解破坏而产生蝶啶和氨基苯甲酰谷氨酸盐。叶酸在酸性溶液中对热不稳定，在中性和碱性条件下十分稳定，即使加热到 100℃ 维持 1 h 也不被破坏。

2. 生理作用

第一，叶酸是体内生化反应中一碳单位的传递体。叶酸在体内的活性形式为四氢叶酸，四氢叶酸在体内很活跃，其第 5 位、第 10 位可单独或同时被取代，因此能够携带不同氧化水平的一碳单位，在体内许多重要的生物合成中作为一碳单位的载体发挥重要功能。第二，叶酸作为辅酶参与嘌呤核苷酸、胸腺嘧啶和肌酐 − 5 磷酸的合成，并通过腺嘌呤、胸苷酸影响 DNA 和 RNA 的合成，在细胞分裂和繁殖中发挥作用。第三，叶酸还可通过蛋氨酸代谢影响磷脂、肌酸、神经介质的合成。第四，叶酸可促进苯丙氨酸与酪氨酸、组氨酸与谷氨酸、半胱氨酸与蛋氨酸的转化。第五，叶酸还是构成血红蛋白的成分，可预防恶性贫血。

3. 缺乏症

膳食摄入不足、酗酒等常导致叶酸缺乏。叶酸严重缺乏的典型临床表现为巨幼红细胞贫血，患者出现红细胞成熟障碍，伴有红细胞和白细胞减少，还可能引起智力退化。叶酸缺乏还可导致癌前病变。叶酸缺乏可使同型半胱氨酸向蛋氨酸转化出现障碍，进而导致高同型半胱氨酸血症。现已证实，高同型半胱氨酸对血管内皮细胞有毒害作用，导致动脉粥样硬化及心血管疾病。此外，孕妇在孕早期缺乏叶酸会导致胎儿神经管畸形，并使孕妇的胎盘早剥现象发生率明显升高。叶酸缺乏还会表现出身体衰弱、精神萎靡、健忘、失眠、胃肠功能紊乱和舌炎等症状。儿童叶酸缺乏可见有生长发育不良。

4. 参考摄入量和食物来源

叶酸的摄入量以膳食叶酸当量（DFE）表示。膳食叶酸的平均生物利用率为 50%，叶酸补充剂与膳食叶酸混合时的生物利用率为 85%，相当于膳食叶酸的 1.7 倍，因此膳食叶酸当量（DFE）的计算公式为：DFE（μg）= 膳食叶酸（μg）+1.7×叶酸补充剂（μg）。

成人每日需要摄入叶酸 400 μg。妇女妊娠和哺乳期间叶酸需要量明显增加。妊娠期叶酸 RNI 规定为 600 μg/d，哺乳期为 500 μg/d。叶酸广泛存在于动植物性食物中，其良好来源为肝、肾、绿叶蔬菜、马铃薯、豆类、麦胚、坚果等。

模块六　矿物质

【能力培养】

1. 掌握矿物质的分类方法；

2. 掌握钙、铁、碘、锌等常见矿物质的主要生理功能、不足症、食物来源、参考摄入量等；

3. 了解影响矿物质吸收利用的因素（不利因素、有利因素）及无机盐在体内的代谢与营养功能机理。

任务一　明晰矿物质的概念及分类

人体组织中几乎含有自然界存在的所有元素。这些元素中，现已发现有二十余种是构成人体组织、维持人体生理功能所必需的，称为必需元素。除碳、氢、氧和氮主要以有机化合物形式存在外，其余各种元素无论其存在形式如何、含量多少，统称为矿物质（无机盐）。

根据矿物质在人体内的含量和人体对其的需要量，可将其分为常量元素和微量元素。

1. 常量元素

常量元素又称大量元素，是指元素在人体内含量在体重的 0.01% 以上，需要量在每天 100 mg 以上的矿物质，包括钙、磷、钠、钾、镁、硫、氯七种。

2. 微量元素

微量元素又称痕量元素，是指元素在人体内含量在体重的 0.01% 以下，需要量在每天 100 mg 以下的矿物质。微量元素在人体内含量极少，每种微量元素的标准量不足人体总质量的万分之一，往往以 mg 或 μg 计。1995 年，联合国粮食及农业组织（Food and Agricutlure Organization of the United Nations，FAO）、世界卫生组织（World Health Organization，WHO）、国际原子能机构（International Atomic Energy Agency，IAEA）三个国际组织的专家委员会重新界定，将微量元素按其生物学作用分为三类：第一类是已经被确认为维持人体正常生命活动不可缺少的必需微量元素的元素，包括碘、锌、硒、铜、钼、钴、铬、铁；第二类是必需性尚未完全确定的人体可能必需的元素，包括硅、锰、硼、钒及镍；第三类是具有潜在毒性，但低剂量可能具有人体必需功能的元素，包括氟、铅、镉、汞、砷、铝、锂。

任务二　认知常量元素

一、钙

钙是人体内含量最多的矿物质元素之一。成年人体内钙总量达 $850 \sim 1200$ g，相当于体重的 $1.5\% \sim 2.0\%$，其中 99% 集中在骨骼和牙齿，主要以羟磷灰石结晶 $[3Ca_3(PO_4)_2 \cdot (OH)_2]$ 形式存在，少量为无定形钙；其余 1% 以结合或离子状态存在于软组织、细胞外液和血液中，称为混溶钙池，这部分钙与骨骼钙维持着动态平衡，是维持体内细胞正常生理状态所必需的。人体内有相当强大的保留钙和维持细胞外液中钙浓度的机制，当膳食钙严重缺乏或机体发生钙异常丢失时，可通过骨脱钙化纠正低钙血症，以保持血钙的相对稳定。

1. 生理作用

（1）构成骨骼和牙齿

骨骼和牙齿是人体中含钙最多的组织。

（2）维持神经与肌肉活动

包括神经肌肉的兴奋、神经冲动的传导、心脏的正常搏动等。如血钙增高可抑制神经肌肉的兴奋性，反之则引起神经肌肉兴奋性增强，导致手足抽搐。

（3）激活体内某些酶的活性

钙对许多参与合成、转运的酶都有调节作用，如三磷酸腺苷酶、琥珀酸脱氢酶、脂肪酶以及一些蛋白质分解酶等。此外，钙还参与血凝、激素分泌、维持体液酸碱平衡以及细胞内胶质稳定等的过程。

2. 吸收与代谢

（1）吸收

钙在小肠通过主动转运与被动转运（扩散）吸收。钙吸收率为 $20\% \sim 60\%$ 不等。凡能降低肠道 pH 值或增加钙溶解度的物质均能促进钙的吸收；凡能与钙形成不溶性物质的因子，均干扰钙的吸收。钙的吸收率受膳食中草酸盐与植酸盐的影响，它们可与钙结合形成难于吸收的钙盐类。膳食纤维也会干扰钙的吸收，可能是其中的糖醛酸残基与钙结合所致。脂肪摄入量过高，可使大量脂肪酸与钙形成钙皂，从而影响钙的吸收。对钙吸收有利的因素有维生素 D、乳糖、蛋白质等。此外，钙的吸收还与机体状况有关。

（2）代谢

钙的代谢主要通过肠道与泌尿系统，大部分是通过粪便排出的。每日排入肠道的钙大约 400 mg，其中有一部分可被重新吸收。正常膳食时，钙从尿中排出的量约为摄入量的 20%。钙也可通过汗、乳汁等排出，如高温作业者（每日自汗中丢失的钙量可高达 1 g 左右。乳母每日通过乳汁排出钙150 ~ 300 mg。）

3. 参考摄入量与食物来源钙的适宜摄入量（表 1 - 10）

表 1 - 10　钙的适宜摄入量（AI）　　　　　　　　（标准单位：mg/d）

人群	婴儿	儿童	青少年	成人	老年	孕妇	乳母
AI	300 ~ 400	600 ~ 800	1000	800	1000	1000 ~ 1200	1200

钙无明显毒作用，过量的主要表现为增加肾结石的危险性，并干扰铁、锌、镁、磷等元素的吸收利用。由于目前滥补钙的现象时有发生，为安全起见，我国成人钙的 UL 确定为 2 g/d。钙的摄入应考虑两个方面，即食物中钙的含量和吸收利用率。

二、磷

磷是人体内含量较多的元素之一。在成人体内含量为 650 g 左右，占体内无机盐总量的 1/4，平均占体重 1% 左右。人体内 85% ~ 90% 的磷以羟磷灰石形式存在于骨骼和牙齿中，其余 10% ~ 15% 与蛋白质、脂肪、糖及其他有机物结合，分布于几乎所有组织细胞中，其中一半左右在肌肉。磷在体内的代谢受维生素 D、甲状旁腺素以及降钙素调节。

1. 生理作用

（1）构成骨骼、牙齿以及软组织。

（2）调节能量释放。

（3）作为生命物质成分存在。

（4）作为酶的重要组成成分存在。

（5）促进物质活化，以利体内代谢的进行。

此外，磷酸盐还参与调节酸碱平衡。磷酸盐能与氢离子结合，以不同形式、不同数量的磷酸盐类排出，从而调节体液的酸碱度。

2. 吸收与代谢

磷的吸收与代谢大致与钙相同。磷主要在小肠吸收，摄入混合膳食时，吸收率达 60% ~ 70%。膳食中的磷主要以有机形式存在，摄入后在肠道磷酸酶的作用下游离出磷酸盐，并以磷酸盐的形式被吸收。植酸形式的磷不能被机体充分吸收利用。此外，人的年龄愈小，磷的吸收率愈高。

3. 参考摄入量和食物来源

磷的需要量与年龄关系密切（表 1-11），同时还取决于蛋白质摄入量，据研究，维持平衡时需要磷的量为 520 ~ 1200 mg/d。磷无可见不良作用水平为 1500 mg/d。

表 1-11 磷的适宜摄入量（AI）　　　　　　　　（标准单位：mg/d）

人群	0 岁	0.5 岁	1 岁	4 岁	7 岁	11 岁	14 岁	18 岁	50 岁
AI	150	300	450	500	700	1000	700	700	700

磷的来源广泛，一般都能满足需要。磷是与蛋白质并存的，在含蛋白质和钙丰富的肉、蛋、乳及其制品中，如瘦肉、蛋、奶、动物的肝脏和肾脏中含量很高，海带、紫菜、芝麻酱、花生、坚果含磷也很丰富。粮食中的磷为植酸磷，不经加工处理，利用率较低。蔬菜和水果含磷较少。

任务三　认知微量元素

一、铁

铁是人体必需微量元素中体内含量最多的一种，总量为 4 ~ 5 g。铁主要以功能性铁的形式存在于血红蛋白、肌红蛋白以及含铁酶中，占体内总铁量的 60% ~ 75%，其余则以铁蛋白等贮存铁的形式存在于肝、脾、骨髓中，约占 25%。

1. 生理作用

铁的最主要功能是构成血红蛋白、肌红蛋白，参与组织呼吸过程。铁还参与许多重要功能，如参与过氧化物酶的组织呼吸过程，促进生物氧化还原反应的进行，促进 β-胡萝卜素转化为维生素 A、嘌呤与胶原的合成、抗体的产生、脂类从血液中转运以及药物在肝脏的解毒等。铁还对血红蛋白和肌红蛋白起呈色作用，在食品加工中也具有重要作用。

2. 吸收与代谢

人体铁的来源有两条途径：一是从食物中摄取，二是再次利用血红蛋白被破坏时释放出的血红蛋白铁。人体对铁的吸收利用率很低，只有 10% ~ 20%。影响铁的吸收利用率的因素主要有以下四点。

（1）铁的存在形式

二价铁盐比三价铁盐更容易被机体利用。

（2）食物成分

维生素 C、维生素 B_2、某些单糖、有机酸、动物蛋白有促进非血红素铁吸收的作用。

（3）肉因子

动物肉类、肝脏可促进铁的吸收，一般将肉类中可提高铁吸收利用率的因素称为"肉因子"或"肉鱼禽因子"。

（4）生理因素

体内铁的需要量与贮存量对血红素铁或非血红素铁的吸收都有影响。当贮存量多时，铁吸收率降低；反之，需要量及吸收率增高。随着年龄的增长，铁的吸收率下降。

3. 参考摄入量与食物来源

我国建议铁的膳食参考摄入量（DRIs）见表 1 - 12。铁无可观察到副作用水平为 65 mg（UL = 50 mg）。

表 1 - 12 我国建议铁的膳食参考摄入量（DRIs） （单位：mg/d）

人群	儿童	青少年	成人	孕妇	乳母
DRIs	10	20	15	35	25

食物含铁量通常不高。但是，肉类及其制品却是食物铁的良好来源，尤其是肌肉、肝脏、血液，它们含铁量高，利用率高。海米、蟹黄、蛋黄、红糖等也是铁的良好来源。植物性食品中豆类、坚果类、山楂、草莓、发菜、口蘑、黑木耳、紫菜、莲子、糯米等含铁较多。蔬菜一般含铁量不高，而且油菜、苋菜、菠菜、韭菜等含有植酸等，也会导致铁的利用率变低。

二、碘

人体内约含碘 20 ~ 50 mg。甲状腺组织内含碘最多，约占体内总碘量的

20%（约 8 mg）。其余的碘存在于血浆、肌肉、肾上腺和中枢神经系统等组织中。

1. 生理作用

碘在体内主要参与甲状腺素的合成，故其生理作用也通过甲状腺素的作用表现出来。机体缺乏碘，可导致甲状腺肿大，幼儿缺碘还会导致先天性生理和心理变化，引起呆小症。

2. 吸收与代谢

膳食与饮水中的碘基本以无机碘的形式存在，极易被吸收。有机碘在人体肠道内被降解释放出碘化物而被吸收，而约有 80% 的甲状腺素未经变化即可被吸收。吸收的碘，迅速转运至血浆，其中大约 30% 的碘被甲状腺利用，合成为甲状腺素，并被贮存于体内唯一贮存碘的甲状腺内。其余的碘常与血液中的蛋白质结合，遍布各组织中。在代谢过程中，甲状腺素分解脱下的碘，部分被重新利用，部分通过肾脏排出体外，部分在肝内合成甲状腺素、葡萄糖酸酯或硫酸酯，随胆汁进入小肠，随粪便排出体外。体内的碘约 90% 随尿排出，约 10% 随粪便排出，通过其他途径如随汗液或通过呼吸排出的较少。

3. 碘缺乏症与碘过量症

碘缺乏会造成甲状腺素合成分泌不足，引起垂体促甲状腺激素代偿性合成分泌增多，刺激甲状腺增生肥大，称为甲状腺肿大。甲状腺肿可能由于环境或食物缺碘造成，常为地区性疾病，称为地方性甲状腺肿大。若孕妇严重缺碘，可殃及胎儿发育，使新生儿生长受损，尤其是神经组织与肌肉组织，进而导致新生儿认知能力低下，造成呆小症。如果摄入碘过多，也可导致高碘性甲状腺肿大。

4. 参考摄入量与食物来源

人体对碘的需要量受年龄、性别、体重、发育及营养状况等所影响。中国营养学会建议的摄入量为成人 150 μg/d，孕妇加 50 μg/d，乳母加 50 μg/d。人体所需的碘可从饮水、食物和食盐中获得，其中 80%~90% 由食物摄入。食物及饮水中碘的含量受各地土壤地质状况的影响。海洋是天然的"碘库"，海洋食物往往含有丰富的碘，碘含量一般高于陆生食物，有些食物还具有聚碘的能力。含碘量丰富的食物有海带、紫菜等；鲜鱼、蚶干、蛤干、干贝、淡菜、海参、海蜇等含碘量也比较高。每 100 g 海带（干）含碘 24000 μg，每 100 g 紫菜（干）含碘 1800 μg，每 100 g 淡菜（干）含碘 1000 μg，每 100 克海参（干）含碘 600 μg。海盐含碘量一般在 30 μg/kg 以上，但随着加工精度的提高，海盐中含碘量降低，有时低于 5 μg/kg。

三、锌

锌是人体必需的微量元素。人体含锌 2 ~ 2.5 g，主要存在于肌肉、骨骼、皮肤。按单位重量含锌量计算，以视网膜、脉络膜、前列腺为最高，其次为骨骼、肌肉、皮肤、肝、肾、心、胰、脑和肾上腺等。

1. 生理作用

（1）作为酶的组成成分或作为酶的激活剂。

（2）促进生长发育与组织再生。

（3）作为味觉素的结构成分，促进食欲。

（4）参与创伤组织的修复。缺锌时伤口不易愈合，锌对于维持皮肤健康也是必需的。

（5）维护免疫功能。锌能直接影响胸腺细胞的增殖，使胸腺素分泌正常，以维持细胞免疫的完整。

2. 吸收与代谢

锌主要在小肠内被吸收，与血浆中的蛋白质或传递蛋白结合进入血液循环。锌的吸收率为 20% ~ 30%。锌的吸收受许多因素的影响：高蛋白、中等磷酸含量的膳食有利于锌的吸收；维生素 D、葡萄糖、乳糖、半乳糖、柠檬酸有利于锌的吸收。锌在体内代谢后，主要通过粪便、尿液排出，少量通过汗液、精液、乳汁等排出。

3. 参考摄入量与食物来源

实验研究发现人体每日需要锌 6 mg，考虑到不同膳食中锌的吸收率不同，其供给量亦有异。若以我国居民膳食中锌的平均吸收率为 25% 计算，锌的每日推荐摄入量为：1 ~ 9 岁 10 mg，10 岁以上 15 mg，成年男子 14.6 mg，孕妇、乳母 20 mg。锌的无可观察到副作用水平为 30 mg/d。锌的来源广泛，但动植物性食物的锌含量和吸收率有很大差异。植物性食品由于植酸盐、膳食纤维等含量较高，锌的吸收率较低，一般以动物性食物如贝壳类海产品、红肉、动物内脏等是锌的良好来源。按每 100 g 含锌量（mg）计算，牡蛎最高可达 100 以上，畜禽肉及肝脏、蛋类在 2 ~ 6，鱼及其他海产品在 1.5 左右，畜禽制品 0.3 ~ 0.5。植物性食物中，豆类及谷类 1.5 ~ 2.0，但利用率低，且在碾磨过程中锌含量会下降。但是谷类发酵后，由于植酸减少，会有利于锌的吸收。蔬菜及水果类锌含量较低，牛奶中锌的含量也较低。

四、硒

硒在人体内的含量很低，总量为 14～20 mg，广泛分布于所有组织和器官中，其中肝、胰、肾、心、脾、牙釉质等部位含量较高，脂肪组织最低。

1. 生理作用

（1）抗氧化。

（2）解毒。

（3）保护心血管、维护心肌的健康。

（4）增强机体免疫力。

（5）促进生长、保护视觉器官。

2. 吸收与代谢

硒在小肠被吸收，无机硒与有机硒都易于被吸收，其吸收率都在 50% 以上。硒吸收率的高低，与硒的化学结构、溶解度有关。如蛋氨酸硒的吸收率大于无机形式的硒，溶解度大者吸收率也高。硒被吸收后，通过与血浆蛋白结合，被转运至各器官与组织中。代谢后大部分硒经尿排出，粪便中的硒绝大多数为未被吸收的食物硒，少量为代谢后随胆汁、胰液、肠液一起分泌到肠腔的硒。此外，硒也可从汗中排出。

3. 参考摄入量与食物来源

硒缺乏可导致克山病与大骨节病。我国根据膳食调查结果确定预防克山病所需的硒最低日需要量为 19 μg（男）、14 μg（女）。2013 年中国营养学会提出硒的 RNI 值为 60 μg/d（7 岁以上人群）。硒摄入过多可致中毒。我国湖北省恩施土家族苗族自治州的地方性硒中毒，与当地水土中硒质量分数过高，导致粮食、蔬菜、水果中含高硒有关。硒的无可观察到副作用水平为 200 μg/d（UL＝400 μg/d）。食物中硒含量受当地水土中硒含量的影响很大。食物中硒的分布规律为鱼虾类＞畜肉类＞谷类和蔬菜，动物性食品肝、肾、肉类及海产品是硒的良好食物来源，蔬菜和水果含硒较少。加工可损失部分硒。另外可以通过酵母硒、硒代半胱氨酸等有机硒以及亚硒酸钠等无机硒进行营养强化和补充。

五、铜

铜在人体内总量为 50～200 mg，分布于体内各器官组织中，以肝和脑中浓度最高，其他脏器中相对较低。

1. 生理作用

（1）影响铁代谢，维持正常造血机能。

（2）促进结缔组织形成。

（3）保护机体细胞免受超氧离子的损伤。

铜是超氧化物歧化酶（super oxide – dismutase，SOD）的成分，能催化超氧离子成为氧和过氧化氢，有利于超氧化物转化，从而保护活细胞免受毒性很强的超氧离子的伤害。

此外，铜与生物合成儿茶酚胺、多巴以及黑色素有关，可促进正常黑色素形成，维护中枢神经系统的健康。

2. 吸收与代谢

铜主要在胃和小肠上部被吸收，吸收率约为 40%。某些膳食成分如锌、铁、维生素 C 与果糖会影响铜的吸收。吸收后的铜，被运送至肝脏和骨骼等脏器与组织，用以合成含铜蛋白和含铜酶。铜在体内不是一种储存金属，极易从肠道进入体内，又迅速从体内排出。约占总排出量 80% 的铜通过胆汁排出，其次为小肠黏膜。从尿中排出的量，约为摄入量的 3%。

3. 参考摄入量与食物来源

WHO 提出婴幼儿每日每千克体重铜的需要量为 80 μg，儿童为 40 μg，成人为 30 μg。铜的 AI 为 2.0 ~ 3.0 mg。过量铜摄入常发生于误服大量铜盐、食用与铜容器长时间接触的饮食物（多是饮料），常可致急性中毒。食用大量含铜量较高的食物如牡蛎、动物肝脏、蘑菇等（2 ~ 5 mg/d），尚未见慢性中毒现象。铜的无可观察到副作用水平为 9 mg/d（UL = 10 mg/d）。铜广泛存在于各种食物中，牡蛎、贝类、坚果中铜的含量特别高（每 100 克 0.3 ~ 2 mg），含铜量较丰富的还有肝、肾、鱼、麦芽与干豆类（每 100 克含铜 0.1 ~ 0.3 mg），绿叶蔬菜含铜量较低，牛奶含铜也较少，而人奶中含铜量稍高。

六、锰

人体内锰的总量为 10 ~ 12 mg，主要存在于肝脏、肾脏、胰脏和骨骼中，唾液和乳汁也有一定量的锰。锰在人体内一部分作为金属酶的组成成分，一部分作为酶的激活剂起作用。含锰酶包括精氨酸酶、丙酮酸羧化酶、锰超氧化物歧化酶等，它们参与脂类、碳水化合物的代谢，也是蛋白质、DNA 与 RNA 合成所必需的成分，当锰缺乏时，动物体内肝微粒体中脂类过氧化物就会出现增高现象。人体锰缺乏（< 350 μg/d）还伴有严重的低胆固醇血症以

及体重减轻、头发和指甲生长缓慢等现象。膳食中锰在小肠内被吸收，吸收率为 2%～15%，个别达 25%。膳食成分如钙、磷浓度高时，锰吸收率降低。当铁缺乏时，锰吸收率增高；当锰缺乏时，铁吸收率提高。吸收入体内的锰 90% 以上从肠道排出体外，随尿排出的极少（1%～10%）。中国营养学会提出成年男子锰的 AI 为 3.5 mg/d。锰摄入过多可致中毒，将损害中枢神经系统，但食物一般不易引起。锰的无可观察到副作用水平为 10 mg/d（UL = 10 mg/d）。茶叶含锰最为丰富，平均高于 15 μg/g，含锰较多的食物还有坚果（>10 μg/g）、粗粮（>5 μg/g）、叶菜、豆类（2.5 μg/g 左右）。精制的谷类和肉蛋奶类含锰量较低（<2 μg/g），但是其吸收和存留较多，也是锰的良好来源。

七、铬

铬在自然界有两种形式：三价铬和六价铬。三价铬是人体必需的微量元素，六价铬则对人体有毒性。铬在人体内的量为 5～10 mg，主要存在于骨骼、皮肤、脂肪、肾上腺、大脑和肌肉中。铬在人体组织中质量分数随年龄增长而降低。铬在糖代谢中作为一个辅助因子对胰岛素起启动作用，已知铬是葡萄糖耐量因子（glucose tolerance factor，GTF）的重要组成成分。铬还影响脂肪的代谢，有降低血清胆固醇和提高 HDL 胆固醇的作用，从而减少胆固醇在血管壁的沉积，可预防动脉粥样硬化。此外，铬还有促进蛋白质代谢和生长发育，增加免疫球蛋白等作用。当铬摄入不足时，可导致生长迟缓，葡萄糖耐量受损，血糖、尿糖增加，从而导致易患糖尿病、高脂血症、冠心病等。对于铬的安全和适宜摄入量，美国营养标准推荐委员会 1989 年建议为 50～200 μg/d。中国营养学会建议成年人铬的 AI 为 50 μg/d，孕妇由于葡萄糖耐量明显高于非孕妇女，故应提高铬的供给量。铬的无可观察到副作用水平为 1000 μg/d（UL = 500 μg/d）。无机铬的吸收率很低（<3%），当与有机物结合时，其吸收率可提高至 10%～25%。膳食中某些因素可影响铬的吸收率，维生素 C 可促进铬的吸收，低浓度草酸盐（0.1mmol/L）可使体内铬含量增高，而植酸盐却明显降低其吸收率。膳食中高单糖与双糖不利于铬的吸收。铬代谢后主要由肾排出，少量经胆汁从肠道排出体外，皮肤、汗腺也有少量排泄。铬的良好食物来源为肉类及整粒粮食、豆类。乳类、蔬菜、水果中含铬量较低。啤酒酵母、干酵母、牡蛎、肝脏、蛋黄含铬量高，且铬活性也强。粮食经加工精制后，铬含量明显降低。白糖中铬含量也低于红糖。

模块七　水

【能力培养】

1. 了解水的生理功能；

2. 掌握人体中水的平衡理念及科学饮水方式。

任务一　了解水的生理功能

生命离不开水，没有水也就没有生命。水是人体除氧以外赖以生存的最重要的物质。人若缺水，仅能维持几天生命。水在人体中分布很广：肌肉重量的65%～75%是水，脂肪重量的25%是水。水主要储存在细胞和体液中，细胞内液62%左右是水，细胞外液90%以上是水。

一、载体功能和生化功能

水是构成人体组织细胞和体液的重要成分。水具有很强的溶解性，多数物质在适当条件下均可溶于水中，甚至一些脂肪和蛋白质也可分散于水中形成乳浊液或胶体溶液，这使水成为体内各种生化反应的重要媒介。水的流动性很强，可作为各种物质的载体，对于营养物质的吸收和运输、代谢产物的运输和排泄有着重要作用。水本身直接参加体内物质代谢，促进各种生理活动和生化反应的进行。

二、调节体温

水的热容最大，因此，体内产热量增多或减少时不致引起体温太大的波动。水也可通过汗液的蒸发对体温起调节作用，皮肤蒸发水分所散失的热量约占人体总的热量消耗的25%。

三、润滑功能

水的黏度小，在各器官、组织如关节、肌肉、体腔的活动中，可使各接触面润滑而减少摩擦。

任务二　掌握人体水的平衡理念及参考摄入量

水的平衡对人体维持内环境的稳定具有非常重要的作用。人体通过水的摄入和排泄维持水的平衡。

一、水的来源

补充水的来源包括三个部分：饮用水和其他饮料、固体食物中的水、人体代谢产生的代谢水。代谢水（内生水）是指营养素在人体内氧化代谢过程中产生的水。1 g 碳水化合物在人体内代谢会产生 0.6 g 水，每 1 g 蛋白质在人体内代谢可产生 0.41 g 水，每 1 g 脂肪可产生 1.07 g 水。每日人体通过代谢可产生大约 300 mL 水。

2. 水的排泄

水的排泄主要通过尿液、皮肤、肺和粪便等途径。一般情况下，只依靠食物中的水和内生水难以弥补人体排出的水量，所以每日必须饮水。一般来说，正常成人每天需水量约为 2000~2500 mL，包括饮水、食物中的水、代谢产生的水。若因剧烈运动和高温作业而大量出汗，或因发热、呕吐、腹泻而体液大量丧失，则人体对水的需要量更大。正常情况下，人体内水分的出入量是平衡的。若饮水过少，会使血液浓缩、黏稠度增高，不利于血液循环及营养的吸收。人体如果严重缺水，就会造成电解质紊乱、血液浓缩和肝功能障碍，身体失去 20% 的水就会有生命危险。

二、水的参考摄入量

水的需要量主要受代谢、年龄、体力活动、气温、膳食等因素的影响，变化很大。美国食品与营养委员会（FNB）提出：成人每消耗 4.186 kJ（1 kcal）能量，水的需要量为 1 mL。由于婴儿和儿童体相对表面积较大，身体中水分的百分比和代谢率较高，易发生失水，而水中毒的危险性很小，水的需要量常增加到 0.34 mL/kJ（1.5 mL/kcal）。孕妇、哺乳期妇女由于水分额外分泌，水的需要量也要增加。正常人每日每千克体重需水量约为 40 mL，即体重 60 kg 的成年人每天需水 2400 mL。婴儿的需水量为成人的 3~4 倍。夏季天热或高温作业、剧烈运动都会大量出汗，此时需水量较大。口渴时，需立即补充水分。

任务三　掌握科学饮水方式

一、饮水的时间和方式

饮水时间应分配在一天中的任何时刻，喝水应该少量多次，每次 200 mL 左右。空腹饮下的水在胃内只停留 3 min 左右就会很快进入小肠，然后再进入血液，1 h 左右就可以补充给全身的血液。体内水分达到平衡时，就可以保证进餐时消化液的充足分泌，可增进食欲、帮助消化。如果一次大量饮水会加重胃肠负担，使胃液被稀释，降低胃酸的杀菌作用，妨碍对食物的消化。

早晨起床之后要喝一杯水，因为睡眠时出汗会让人体损失很多水分。起床之后虽然没有感到口渴但是体内仍会缺水而使血液黏稠，饮用一杯水可以使血液的黏稠度降低，增加循环血容量。睡觉前也可以喝一杯水，有利于预防夜间血液黏稠度的增加。运动时由于体内的水分流失加快，如果不及时补充水分就会引起水不足，在运动强度较大时，要注意水和矿物质的同时补充，运动后也应根据需要补充水分。

二、不宜饮用生水和蒸锅水

生水是指未经消毒、过滤处理的水，如河水、溪水、井水，这些水中都不同程度地含有各种对人体健康有害的微生物及使人畜共患病的寄生虫，直接饮用易引发急性肠胃炎、伤寒、痢疾及寄生虫感染等疾病。蒸锅水即煮饭、蒸馒头的剩锅水，特别是多次反复使用的蒸锅水，其中含有的重金属和亚硝酸盐会被浓缩而使水中它们的含量增多。

模块八　其他生物活性成分

【能力培养】

1. 了解食物中的其他生物活性成分的生理功能；

2. 了解植物多酚类、皂苷、类胡萝卜素及植物甾醇等物质的食物来源及这些物质的功能。

食物中除了含有多种营养素外，还含有其他许多对人体有益的物质，一般称之为非营养素。当今关注的非营养素主要指植物化学物质,如植物多酚类、皂苷、类胡萝卜素及植物甾醇等。它们对维护人体健康、调节机能状态和预防疾病起着重要的作用。这些成分通常被称为功能成分或生物活性成分。食物中生物活性成分的研究已成为现代营养学的一个重要内容。

任务一　认知植物多酚类

一、多酚的种类

多酚类包括简单酚和生物类黄酮类。

简单酚类包括简单酚及其衍生物和简单酚酸类及其衍生物。简单酚及其衍生物有邻苯酚、联苯三酚、愈创木酚、香草酚、麝香草酚等;简单酚酸类及其衍生物包括水杨酸、水杨酸甲酯、原儿茶酸、丁香酸、鞣花酸、阿魏酸、没食子酸及绿原酸等。

生物类黄酮化合物主要指以 2 - 苯基色原酮为母核的化合物,现泛指具有 2 - 苯基苯并吡喃基本结构的化合物。生物类黄酮目前已知的已达数千种,按其结构可分为黄酮和黄酮醇类,如槲皮素、芦丁、黄芩素等,其中槲皮素为植物中含量最多的黄酮类化合物;二氢黄酮和二氢黄酮醇类,如甘草素和小水飞蓟素;黄烷醇类,如茶多酚中的儿茶素和表没食子儿茶素没食子酸酯(EGCG)等;异黄酮和二氢异黄酮类,如大豆苷、染料木素和葛根素;双黄酮类,如银杏黄酮和异银杏素;花色素类,如葡萄皮红、天竺葵素、矢车菊素及飞燕草素等;查尔酮类,如异甘草素和红花苷;其他,如黄烷类、山黄酮类及二氢查尔酮等。

二、多酚类的特点

多酚类化合物多为浅黄色,可溶于水,其糖苷易溶于热水。多酚类分子中具有酚性羟基,显酸性。其中,类黄酮类因 γ - 吡喃环上的 1 位氧原子有未共用电子对,又表现出微弱的碱性,可与强无机酸如硫酸、盐酸等生成极不稳定的烊盐。

生物类黄酮在热、氧、干燥和适中酸度的环境下相对稳定,但遇光会迅速被破坏。加工、烹饪和储藏过程中如不在阳光下操作,生物类黄酮不会因食物加工或厨房中的制作而遭受损失。若不暴露在强光下,其储藏过程中的损失也极小。

生物类黄酮的吸收、储留及排泄与维生素 C 非常相似，约一半可经肠道吸收而进入体内，未被吸收的部分在肠道被微生物分解后随粪便排出。过量的生物类黄酮则主要由尿排出。生物类黄酮的缺乏症状与维生素 C 缺乏密切相关，若与维生素 C 同服极为有益。生物类黄酮无毒性。

三、多酚类的生物学作用

多酚类物质都有一定量的 R·OH 基，能形成有抗氧化作用的氢自由基（H·），以消除 O_2^-·和 OH·等自由基的活性，从而保护组织免受氧化作用的损害。多酚类物质还具有增强免疫功能、抗癌、抗衰老、抗龋齿、抗菌和抑制胆固醇升高等作用。

1. 调节毛细血管功能

生物类黄酮能调节毛细血管通透性，增强毛细血管壁的弹性，可防止毛细血管和结缔组织的内出血，从而建立起抗传染病的保护屏障。一般多将其作为防治与毛细血管脆性和渗透性有关的疾病的补充药物，如牙龈出血、眼视网膜出血、颅内出血、肾出血、月经出血过多、静脉曲张、溃疡、痔疮、习惯性流产、运动挫伤、X 射线照伤及栓塞等。

2. 抗氧化及抗肿瘤作用

多酚是食物中有效的抗氧化剂，是优良的活性氧清除剂和脂质抗氧化剂。能够与超氧阴离子反应，阻止自由基反应的引发；与铁离子络合阻止羟自由基的生成；与脂质过氧化基反应阻止脂质过氧化过程。在简单酚酸中，抗氧化活性依次为：原儿茶酸＞绿原酸＞咖啡酸＞对羟苯甲酸＞阿魏酸＞丁香酸＞丁基羟基茴香醚。它们的抗氧化活性均优于天然抗氧化营养素维生素 E。

通过对抗自由基、直接抑制癌细胞生长及对抗致癌促癌因子，多酚类表现出较强的抗肿瘤作用，如芦丁和桑色素能抑制黄曲霉毒素对小鼠皮肤的致癌作用，同时对其他一些致突变剂和致癌物也有拮抗作用。茶多酚能诱导肿瘤细胞凋亡；绿原酸能通过增强 S－腺苷－L－高半胱氨酸的合成来抑制 DNA 甲基化，从而阻止癌细胞基因启动子的转录。芹菜素抗肿瘤作用突出，与其他黄酮类物质（槲皮素、山柰黄酮）相比，芹菜素具有低毒、无诱变性等特点。芹菜素的抗肿瘤作用主要表现在抗肿瘤细胞增殖、诱导肿瘤细胞凋亡、抑制肿瘤细胞侵袭和转移、干扰肿瘤细胞的信号传导途径、抗氧化等方面。

3. 抑菌、消炎及抗病毒作用

黄酮类化合物具有抑制细菌的功能，可提高普通食物抵抗传染病的能力，有此作用的黄酮类化合物有木樨草素、黄芩苷、黄芩素等。而槲皮素、桑色素、二氢槲皮素及山萘酚等有抗病毒作用。据报道，水飞蓟中的黄酮对治疗急慢性肝炎、肝硬化及各种中毒性肝损伤均有较好效果。茶多酚能对抗多种致病菌，如沙门菌、肉毒梭菌、金黄色葡萄球菌、绿脓杆菌等。茶多酚治疗肠炎、单纯性腹泻、齿龈炎、慢性支气管炎等的作用临床已有验证。绿原酸类通过抑制透明质酸酶活性起消炎作用，其抗炎活性优于阿司匹林。

4. 降血压作用

人体肾脏的功能之一是分泌使血压增高的血管紧张素 II 和使血压降低的舒缓激肽，以保持血压平衡。当促进这两类物质转换的酶活性过强时，血管紧张素 II 增加，血压上升。茶多酚具有较强的抑制转换酶活性的作用，因而可以起到降低血压或保持血压稳定的作用。绿原酸能通过改善血管内皮增生降血压。

5. 降血脂及抗血栓作用

黄酮类化合物具有降血脂、降胆固醇的作用，对缓解冠心病有效。如绿原酸可降低血胆固醇和甘油三酯，也使肝脏胆固醇水平下降。表没食子儿茶素没食子酸酯（EGCG）具有明显的抑制血浆和肝脏中胆固醇含量升高的作用，以及促进脂类化合物从粪便中排出的效果。儿茶素还具有抗脂肪肝的效果，对脂肪肝及因半乳糖胺或四氯化碳等引起的中毒性肝损伤均有一定的改善效果。

茶多酚等天然多酚类化合物可抑制脂氧合酶和环氧合酶，改变花生四烯酸代谢，增加前列腺环素，通过减少血栓素合成而起到抑制血小板聚集、抗凝和促纤溶的作用，从而有效地防止血栓的形成。水杨酸有助于抑制血小板的黏附、聚积，对预防血栓形成及降低高黏血症有一定作用。绿原酸也对心血管有保护作用。

6. 其他功能

黄酮类化合物对维生素 C 有增效作用，可稳定人体组织内维生素 C 的作用而减少紫癜。黄酮类化合物还具有止咳、平喘、祛痰的作用。近年来，已有研究发现一些黄酮类可抑制醛糖还原酶。在病态的条件下，如糖尿病者与半乳糖血症者中，这种酶参与形成白内障，但未能证明到底能否干扰人类白内障的形成。有调查显示，常饮咖啡使血液中葡萄糖及胰岛素含量状况有所改善，能降低 2 型糖尿病的患病风险，这与咖啡中含有的绿原酸有关。

四、多酚的食物来源

简单酚中，没食子酸是中药的常见成分，广泛存在于五倍子、葡铁苋菜、柿蒂、山茱萸、叶下珠及石榴等植物中，在藏药材诃子、毛诃子、余甘子、红景天中含量丰富，茶叶中的普洱茶中含量也较为丰富。绿原酸主要存在于忍冬科植物、杜仲等植物中，含量丰富的包括杜仲（树皮 5%）、金银花（5%）、向日葵（籽实 3%）、菊花（0.2%）和可可树，一些蔬菜如甘薯叶、牛蒡、马铃薯、胡萝卜缨、莴苣和菠菜中也含微量绿原酸。芹菜素则大量存在于水果、蔬菜中，芹菜含量最高。草莓、番茄、樱桃、葡萄和柑橘等浆果富含水杨酸。

动物无法合成类黄酮。黄酮类化合物广泛存在于蔬菜、水果、花和植物的外皮（即在植物中接受阳光的部分）中，其在植物中的含量随种类的不同而有差异，一般叶菜类含量多而根茎类含量少，黄酮类化合物含量较多的有水果中的柑橘、柠檬、杏、樱桃、木瓜、李、葡萄及葡萄柚，蔬菜中的花茎甘蓝、青椒、莴苣、洋葱、番茄，以及三大天然饮料——茶、咖啡和可可。而大量的生物类黄酮都是由饮料进入人体的，茶、咖啡、可可、果酒和啤酒是人体重要的类黄酮来源。在一般的混合膳食中，人们每天可从食物中获得约 1 g 黄酮类。

任务二 认知类胡萝卜素

类胡萝卜素是一类广泛存在于微生物、植物、动物及人体中的黄色、橙红色或红色的脂溶性色素，它不仅是人和动物体内维生素 A 的重要来源，而且还具有重要的生物学功能。

一、结构与分类

类胡萝卜素是由 8 个异戊二烯基本单位组成的多烯链通过共轭双键构成的一类化合物，目前已从自然界中发现 800 种以上。根据其分子组成，通常将类胡萝卜素分成两类：一类是不含氧原子的胡萝卜素类（只含有碳、氢），主要有 α-胡萝卜素、β-胡萝卜素、γ-胡萝卜素、番茄红素等；另一类是含有氧原子的叶黄素，包括叶黄素、玉米黄素等。某些类胡萝卜素可在体内转变成维生素 A，故称之为维生素 A 原，如 α - 胡萝卜素、β - 胡萝卜素、γ - 胡萝卜素和隐黄素等，而其他大多数类胡萝卜素（如番茄红素、叶黄素、玉米黄素和辣椒红素等）不能转变为维生素 A，即无维生素 A 原活性。

类胡萝卜素仅在植物和微生物中可自行合成，动物自身不能合成类胡萝卜素。类胡萝卜素在植物中主要存在于水果和新鲜蔬菜中，其中 α - 胡萝卜素和 β - 胡萝卜素主要来自黄橙色蔬菜和水果，β - 隐黄素主要来自橙色水果，叶黄素主要来自深绿色蔬菜，番茄红素主要来自番茄、西瓜和葡萄柚。人体每天摄入的类胡萝卜素大约为 6 mg。

二、生物学作用

1. 抗氧化作用

类胡萝卜素含有许多双键，具有明显的抗氧化活性，能抑制脂质过氧化，减少自由基对细胞 DNA、蛋白质和细胞膜的损伤，预防与氧化损伤相关的多种疾病，如衰老、心脑血管疾病、肿瘤和白内障等。其抗氧化作用的主要机制是淬灭单线态氧及清除自由基和氧化物。

在类胡萝卜素中，番茄红素的抗氧化活性最强。流行病学研究表明，番茄红素、β - 胡萝卜素和叶黄素与心血管疾病及一些癌症的患病风险之间存在负相关，血浆番茄红素是预防动脉粥样硬化发生的重要保护因子。动物实验发现，番茄红素能明显增加受致死剂量紫外线照射小鼠的生存率。β - 胡萝卜素能阻止 LDL - C 氧化产物的形成，但过高剂量的 β - 胡萝卜素具有促氧化的作用，显示了 β - 胡萝卜素对健康的双向调节作用。

2. 抗肿瘤作用

流行病学调研研究显示，食用深绿色蔬菜水果能降低癌症发病率，其中一个重要原因就与蔬果中所含的类胡萝卜素有密切关系。对于抗癌作用目前研究较多的类胡萝卜素是番茄红素和 β - 胡萝卜素。番茄红素具有明显的抗癌作用，能有效预防多种癌症的发生。血液和组织细胞中番茄红素的水平与前列腺癌、食道癌、胰腺癌、胃肠癌、乳腺癌、皮肤癌、膀胱癌等多种癌症发生的危险性呈负相关。研究表明，高番茄红素摄入可使胃癌、肝癌、结肠癌、直肠癌、宫颈癌、肺癌等癌症发生的危险性降低。每周食用 5 次以上番茄的人，前列腺癌发生的危险性明显下降。每周食用 10 次或 10 次以上番茄或番茄制品可使前列腺癌发生的风险降低 35%。体外研究和动物试验也证实，番茄红素有较强的抗癌活性，其作用机理可能与其有抗氧化诱导细胞间隙连接通信、调控细胞增殖等作用有关。

类胡萝卜素抗癌作用的可能机制与其抗氧化、诱导细胞间隙通讯、调控细胞信号传导、抑制癌细胞增殖、诱导细胞分化及凋亡、抑制癌细胞形成、调节药物代谢酶、增强免疫功能等有关。

3. 增强免疫力

类胡萝卜素能增强人体的免疫力。番茄红素和 β - 胡萝卜素能促进 T 淋巴细胞、B 淋巴细胞增殖，刺激特异性效应细胞功能，增强巨噬细胞、细胞毒性 T 细胞和自然杀伤细胞（NK 细胞）杀伤肿瘤细胞的能力，减少免疫细胞的氧化损伤。类胡萝卜素还能促进某些白细胞介素的产生，进而发挥免疫调节作用。

4. 保护视觉功能

叶黄素在黄斑区域（视觉最敏锐的区域）内高浓度聚集，是视网膜黄斑的主要色素。增加叶黄素摄入量具有明显的预防和改善老年性眼部退行性病变如视网膜色素变、黄斑病变和白内障等的作用。叶黄素的吸收峰与蓝光吸收光谱相对应，能吸收大量近于紫外线的蓝光，从而可以保护视网膜免于光损害。

5. 抗辐射、保护皮肤

番茄红素可有效抑制和清除自由基，降低外界辐射、紫外线对皮肤的损害，并具有较强的减轻皮肤组织被氧化损伤的作用，可有效地在肌肤表层形成一道屏障，保护肌肤免受伤害。研究表明，当紫外线照射皮肤时，其中的番茄红素首先被破坏，增加皮肤内番茄红素的含量可减轻紫外线对皮肤的损伤，起到保护皮肤的作用。

任务三　认知植物固醇

植物固醇是一类主要存在于各种植物油、坚果、种子中的植物性甾体化合物，具有降低胆固醇、抗癌、调节免疫功能及抗炎等生物学作用。

一、结构与分类

植物固醇以环戊烷全氢菲为主要结构，主要包括 β - 谷固醇、豆固醇、菜油固醇等及其相应的烷醇。固醇的双键被饱和后称为烷醇。植物固醇在结构上类似于胆固醇，其区别是前者增加了一个侧链。植物固醇主要来源于各种植物油、坚果、种子、豆类和谷类等，也有少量存在于其他植物性食物（如蔬菜、水果）中。人体每日从膳食中摄取的植物固醇量为 150～400 mg，但人体能吸收的只占 5% 左右。影响吸收率的原因目前尚不清楚。

二、生物学作用

1. 降胆固醇作用

降低胆固醇是植物固醇的一个主要生物学作用。植物固醇能将小肠腔内胆酸微团中的胆固醇替换出来，或抑制肠腔内游离胆固醇的酯化，妨碍乳糜微粒的形成，或竞争性抑制肠胆固醇转运蛋白对胆固醇的转运，从而降低胆固醇的吸收。植物固醇还可通过激活固醇流出转运体基因而促进胆固醇的排泄。植物固醇仅能降低血清胆固醇水平，而不能降低甘油三酯或升高高密度脂蛋白水平，但是它降低胆固醇的作用有利于心血管疾病的预防。流行病学研究显示血浆植物固醇水平与冠心病发病风险呈负相关。美国食品药品监督管理局（Food and Drug Administration，FDA）发表的一份健康声明中指出，每天通过从食物中摄入一定量的植物固醇，可以降低心脏病的发病风险。因此，美国心脏学会、英国心脏基金会等国际组织一致推荐在面包、牛奶、大豆饮料、人造黄油等日常食品中添加植物固醇。

2. 抗癌作用

人群研究表明，植物固醇能降低一些癌症如结肠癌、乳腺癌和前列腺癌等的发病风险。动物实验显示，β-谷固醇能抑制人前列腺癌 PC-3、人乳腺癌 MCF-7（雌激素受体阳性）及 MDA-MB-231（雌激素受体阴性）细胞移植瘤的生长，对亚硝基脲诱发的结肠癌也有明显的抑制作用。植物固醇抗癌作用的可能机理主要包括对细胞膜的作用、诱导肿瘤细胞凋亡、影响细胞信号转导途径、影响免疫系统和对性激素的调节作用等。

3. 调节免疫功能

植物固醇能选择性地促进 TH1 细胞的细胞免疫功能，抑制 TH2 细胞分泌 II-4、II-6 和 I-10。植物固醇能促进 TH1 细胞因子 I-2 和干扰素（FN-γ）的分泌，激活 NK 细胞活性，增加淋巴细胞、嗜酸性粒细胞和单核细胞数量。研究显示，植物固醇可通过影响 TH1 细胞、TH2 细胞平衡而对自身免疫性疾病及病毒感染产生作用。

4. 其他作用

植物固醇可降低体内 C-反应蛋白水平，表明其具有一定的抗炎作用。

谷固醇能使脂质过氧化降低 30%。植物固醇对实验动物可引起雌激素效应，提示其对生殖系统具有潜在的影响。

任务四 认知萜类化合物

萜类化合物是广泛存在于植物中、以异戊二烯为基本单位的一大类化合物，按异戊二烯单位的多少进行分类。在结构中含有两个异戊二烯单位的为单萜类化合物，含有三个异戊二烯单位的萜类称为倍半萜，含有四个异戊二烯单位的萜类称为二萜，依此类推。

一、结构与分类

单萜是最常见的萜类化合物，根据单萜分子中碳环的数目可分为以下三类。

1. 链状单萜类

又可分为萜烯类（如柠檬烯、月桂烯），醇类（香叶醇、香茅醇），醛类（香茅醛、柠檬醛）及酮类等。

2. 单环单萜类

由链状单萜环合作用衍变而来，也可分为萜烯类、醇类和醛酮类，代表物有薄荷醇、松油醇、紫苏醇、薄荷酮及香芹酚等。

3. 双环单萜类

由两个异戊二烯单位连接成的一个六元环并桥合而成三元环、四元环和五元环的桥环结构，结构类型较多，以蒎烷型（如芍药苷）和坎烷型（如樟脑、龙脑）最稳定。

单萜类物质的每日摄入量大约为 150 mg。

二、生物学作用

1. 抗癌作用

抗癌作用是单萜类的一个主要生物学作用。紫苏醇能抑制结肠癌细胞 HT116 的生长，阻滞细胞周期于 G 期，并增加凋亡蛋白的表达；可抑制乳腺癌细胞的增生和局部淋巴结的转移，诱导肿瘤细胞凋亡；对 N - 亚硝氨基甲苄胺诱导的食管癌也有抑制作用。体内和体外研究表明，柠檬烯有一定的防癌抗癌作用，可降低动物乳腺癌的发生率。

2. 抗菌、抗炎作用

单萜类化合物具有抗细菌和抗真菌的生物学活性。对艾蒿精油中主要成分的抗菌活性研究显示，精油中单萜醇类具明显的抗真菌和抗细菌作用。动物实验发现，龙脑和 1,8 - 桉树脑均能减轻三硝基苯磺胺诱导结肠癌的病理损伤，抑制炎症因子 I - 1β 和 I - 6 的表达。单萜类的抗炎作用提示其对炎症类疾病有防治作用。

3. 抗氧化作用

某些单萜类化合物还具有抗氧化的作用。香茅醛有较强的抗氧化能力，能清除超氧化物和一氧化氮。香芹酚能降低 D - 半乳糖胺致肝毒性大鼠血清和组织中的脂质过氧化物含量，增加 SOD、过氧化氢酶（catalase，CAT）和谷胱甘肽过氧化物酶（glutathione peroxidase，GSH - Px）等抗氧化酶的活性，并提高非酶性抗氧化剂如维生素 C、维生素 E 和还原型谷胱甘肽的水平。梓醇、芍药苷、紫苏醇等也具抗氧化作用。

4. 对神经损伤的保护作用

体外实验显示，梓醇对缺血诱导的星形胶质细胞以及炎症和氧化应激的多巴胺神经元损伤有保护作用，对多种实验性模型动物的神经损伤均有保护作用，能改善模型动物的学习与记忆能力。体内和体外研究表明，芍药苷和香芹酚对多种原因引起的神经损伤有保护作用。单萜类化合物保护神经损伤的作用机制可能是通过抗氧化、抗炎、抗凋亡、稳定线粒体膜、防止细胞内钙超载以及调节神经递质等机制实现的。

项目二 / 各类食物营养价值评价

【主要内容】

食物营养价值评价方法；各类食物营养价值，包括谷类、豆类、薯类、水果、蔬菜、肉、水产、奶类等；食物营养价值影响因素，包括加工、烹调、储藏对食品营养的影响。

【学习目标】

1. 了解食品营养价值的定义和特点，熟悉食品营养价值评定的指标和意义；

2. 掌握谷类、豆类食品的结构和营养特点，以及各种谷物的营养价值；

3. 掌握蔬菜、水果的营养价值；

4. 掌握肉类、水产品、乳类的营养价值；

5. 了解加工、烹调及储藏对食品营养价值的影响。

模块一　食物营养价值评价方法

【能力培养】

1. 认知食物营养价值的影响因素；

2. 学会食物营养价值评价方法。

任务一　认知食物营养价值的影响因素

一、食物营养价值的概念及影响因素

食物营养价值是指食物中所含的各种营养素和热能满足人体营养需要的程度。食物的营养价值并非绝对的，而是相对的，不能由一种或两种营养素

的含量来决定，而必须看它在膳食整体中对营养平衡的贡献。影响食物营养价值的因素主要有以下四个方面。

1. 种类

主要看营养素的种类是否齐全。几乎所有的天然食物中都含有人体所需要的一种以上的营养素，但除了 6 个月内喂养婴儿的母乳之外，没有一种食品的营养价值全面到足以满足人体的全部营养需要。例如，牛奶虽然是一种营养价值相当高的食物，但是其中铁的含量和利用率都较低；胡萝卜也是一种公认具有营养价值的蔬菜，但其蛋白质含量很低。通常被称为"营养价值高"的食物往往是指多数人容易缺乏的那些营养素含量较高或多种营养素都比较丰富的食物。

2. 数量

主要看营养素含量是否能满足人体的需要。不同的食物中热能和营养素的含量不同，同一种食物的不同部位、不同产地、不同成熟程度之间也有相当大的差别。例如，番茄皮和番茄肉中的营养素（维生素 C、番茄红素等）含量不同。因此，食物成分表中的营养素含量只是这种食物的一个代表值。

3. 储存、加工和烹调方式

有些食物经过精制后会损失原有的营养成分，如谷物精制后，B 族维生素的含量会下降。也有些食物经过加工烹调提高了营养素的吸收利用率，如大豆制品要比干大豆更有利于蛋白质的吸收等。蔬菜经不同的烹调加工处理后，其中保留的维生素 C 含量也有所区别。

4. 天然抗营养因素或有毒物质含量

如菠菜中的草酸会影响钙的吸收，生大豆中的抗胰蛋白酶影响蛋白质的吸收，生蛋清中的生物素结合蛋白影响生物素的利用，生扁豆中的毒物会引起中毒等。这些物质会对食物的营养价值和人体健康产生不良影响，应当通过适当的加工烹调使之失活。

任务二　学会食物营养价值评价方法

评价食物的营养价值可以采用化学分析法、仪器分析法、微生物法、酶分析法等方法，以此来精确测算食物中营养素的种类和数量。实际工作中，人们常通过查阅食物成分表，计算食物中各种营养素的含量和它们之间的各种比值，初步评定食物的营养价值。营养素的种类和营养素的含量越接近人体需要，表示该食物的营养价值越高。

评价食物的营养价值可全面了解各种食物的天然组成成分，包括营养素、生物活性成分、抗营养因素等，发现各种食品的营养缺陷，并指出改造或创制新食品的方向，解决抗营养因素问题，充分利用食物资源。了解在加工烹调过程中食品营养素的变化，有利于采取相应的有效措施，最大限度地保存食品中的营养素含量，提高食品营养价值。评价食物的营养价值可以指导人们科学地选购食品，合理配制营养平衡的膳食，进而达到增进健康、增强体质及预防疾病的目的。

一、营养质量指数

营养质量指数（index of nutrition quality，INQ）是常用的评价食品营养价值的指标，其含义是某食物中营养素能满足人体营养需要的程度，是营养素密度与该食物能满足人体能量需要的程度（能量密度）的比值。

$$INQ = \frac{某营养素密度}{能量密度} = \frac{食品含某营养素量/该营养素的参考摄入量}{食品所产生的能量/能量的参考摄入量}$$

意义：INQ = 1，表示该食物的该营养素与热能含量，对该供给量的人的营养需要达到平衡；INQ > 1，表示该食物该营养素的供给量高于热能，故INQ > 1，食物的营养价值比较高；INQ < 1，说明该食物中该营养素的供给少于热能的供给，长期食用此种食物，可能发生该营养素的不足或热能过剩，该食物的营养价值比较低。通过计算某原料的INQ可对其营养价值一目了然。INQ是评价膳食营养价值的简明指标。INQ的计算方法如下。

（1）查阅食物成分表，找出某种营养素含量；

（2）查阅膳食中国居民营养素参考摄入量，确定某一人群能量与营养素膳食参考摄入量；

（3）计算某种食物的营养素密度：营养素密度 = 营养素含量/该营养素参考摄入量；

（4）计算某种食物的能量密度：能量密度 = 能量含量/能量素参考摄入量；

（5）计算某一食物中营养素INQ值：INQ = 营养素密度/能量密度。

现以100 g鸡蛋为例，根据食物成分表中相应的营养素含量，并按照成年轻体力劳动者营养素推荐摄入量，计算出鸡蛋的INQ值，结果如表2 - 1所示。

表 2 - 1 鸡蛋中各营养素的 INQ 值

项目	能量/KJ	蛋白质/g	脂肪/g	维生素B_2/mg	维生素B_1/mg	维生素C/mg	钙/mg	铁/mg
含量	600	12.2	10.5	0.11	0.05	0	44	1.0
推荐摄入量	9620	75	65	1.4	1.4	100	800	15
营养素密度	6.23	16.2	16.2	7.9	3.6	0	5.5	6.7
INQ		2.6	2.6	1.26	0.58	0	0.88	1.07

由上表可见，鸡蛋中的几种主要营养素，特别是蛋白质、脂肪的 INQ 值比较高，但维生素 B_1 和钙的 INQ 值小于 1，而维生素 C 的 INQ 为 0。要注意的问题是，营养素的含量与其营养素密度并非等同。例如，以维生素 B_2 含量而论，炒葵花籽的含量为每 100 g 0.26 mg，而全脂牛奶的含量为每 100 g 0.16 mg，前者比较高。然而若以维生素 B_2 的营养素密度而论，炒葵花籽为 0.43，而全脂牛奶为 2.96，显然后者更高。这就意味着，安排平衡膳食的时候，如果不希望增加更多能量而希望供应较多的维生素 B_2，选择全脂牛奶更为适当。

人体对膳食中能量的需要是有限的。现代人体力活动不断减少，高能量膳食却十分丰富，膳食能量超过身体需求导致的肥胖症已经成为社会问题。因此，获得充足的营养素而不会造成能量过剩是合理膳食的重要要求之一。从这个角度来说，在用食物补充某些维生素或矿物质时，营养素密度是比营养素含量更为重要的参考数据。对食物进行脱脂、低脂、低糖、无糖等处理，就可以有效地提高膳食中食品的营养素密度，如半脱脂牛奶、无糖酸奶、低脂肪奶酪、低脂肪花生酱等。对于食量有限的幼儿、老人、正在减肥的人，以及营养素需求极其旺盛的孕妇、乳母来说，都要特别注意膳食中食物的营养素密度。

二、营养素的生物利用率

食物中所存在的营养素往往并非人体直接可以利用的形式，而必须先经过消化、吸收和转化才能发挥其营养作用。所谓营养素的生物利用率，是指食品中所含的营养素经过消化、吸收和转化，能够在多大程度上真正在人体代谢中利用。在不同的食品中，不同的加工烹调方式，与不同食物成分同时摄入时，营养素的生物利用率会有很大差别，特别是一些矿物元素。影响营养素生物利用率的因素主要包括以下四个方面。

1. 食品的消化率

例如，虾皮中富含钙、铁、锌等元素，然而由于很难将其彻底嚼碎，故其消化率较低，因此其中营养素的生物利用率受到影响。

2. 食物中营养素的存在形式

例如，在植物性食物中，铁主要以不溶性的三价铁复合物存在，其生物利用率较低；而动物性食品中的铁为血红素铁，其生物利用率较高。

3. 食物中营养素与其他食物成分共存的状态，是否有干扰或促进吸收的因素

例如，在菠菜中，草酸的存在使钙和铁的生物利用率降低；而在牛奶中，维生素 D 和乳糖的存在促进了钙的吸收。

4. 人体的需要状况与营养素的供应充足程度

在人体需求急迫或是食物供应不足时，许多营养素的生物利用率提高；反之，在供应过量时，生物利用率便降低。例如，乳母的钙吸收率比正常人高，而每天大量服用钙片会导致钙吸收率下降。

营养素的生物利用率常用于整体食物或混合食物的营养评价，常被作为新食物资源、婴幼儿食品的评价方法，其数值一般用动物饲养法来测定。测量时，一般选用成长期的大鼠或小鼠，计算饲料利用和体重增加的数值。

三、食物的血糖生成指数

食物血糖生成指数（glycemic index，GI）简称血糖指数，指餐后不同食物血糖耐量曲线在基线内面积与标准糖（葡萄糖）耐量面积之比，以百分比表示，其计算公式如下。

GI =（某食物在食后 2h 血糖曲线下面积/相当量葡萄糖在食后 2h 血糖曲线下面积）×100%

食物血糖耐量曲线：被试者在清晨抽血测定空腹血糖浓度，然后一次服用 100 g（或 1.75 g/kg 体重）葡萄糖，服用后 0.5h、1h、2h 各测定血糖一次。以时间为横坐标，血糖浓度为纵坐标绘成曲线，此曲线一般称为糖耐量曲线。正常人在食入大量糖后，血糖在 0.5h 或 1h 至高峰，以后逐渐下降，一般在 2h 后可恢复至正常。糖尿病患者除空腹血糖高于正常外，在摄入葡萄糖后，血糖浓度急剧上升，在 2h 后仍高于正常。这是由于糖尿病患者的胰岛素分泌不足或作用减弱，因此对葡萄糖的耐量降低。

食物血糖生成指数可以用来衡量某种食物或某种膳食组成对血糖浓度的

影响。血糖指数高，表示某种食物或某种膳食组成进入胃肠后消化快、吸收完全，葡萄糖迅速进入血液，血糖浓度波动大；血糖指数低，表示某种食物或某种膳食组成在胃肠内停留时间长、释放缓慢，葡萄糖进入血液后峰值低，血糖浓度波动小。GI ≥ 70 为高 GI 食物，GI 56 ~ 69 的为中 GI 食物，GI ≤ 55 的为低 GI 食物。常见食物的血糖指数如表 2 - 2 所示。

表 2 - 2　常见食物的血糖指数

食物	GI 值	食物	GI 值	食物	GI 值
馒头	88.1	玉米粉	68	葡萄	43
熟甘薯	76.7	玉米片	78.5	柚子	25
熟土豆	66.4	大麦粉	66	梨	36
面条	81.6	菠萝	66	苹果	36
大米	83.2	闲趣饼干	47.1	藕粉	32.6
烙饼	79.6	荞麦	54	鲜桃	28
苕粉	34.5	甘薯	54	扁豆	38
南瓜	75	香蕉	52	绿豆	27.2
油条	74.9	猕猴桃	52	四季豆	27
荞麦面	59.3	山药	51	面包	87.9
西瓜	72	酸奶	48	可乐	40.3
小米	71	牛奶	27.6	大豆	18
胡萝卜	71.0	柑	43.0	花生	14

四、食物抗氧化能力

随着食物营养价值研究的深入，食物的抗氧化能力也是评价食物营养价值的重要内容。食物中的抗氧化成分包括食物中存在的抗氧化营养素和植物化学物，前者如维生素 E、维生素 C、硒等，后者如类胡萝卜素、生物类黄酮、番茄红素、多酚类化合物等，这些物质进入人体后具有防止体内自由基产生过多和清除自由基的能力，有助于增强机体抵抗力，预防营养相关慢性病，所以可以认为这类抗氧化物质含量高的食物其营养价值也较高。

模块二 各类食物营养价值

【能力培养】

1. 了解各类食物的营养结构特点及加工烹调对营养价值的影响；

2. 掌握谷类、薯类、豆类、蔬菜、水果、肉、奶等食品的化学组成、营养价值；

3. 了解各类食物营养价值的测定指标；

4. 掌握蛋白质互补的原则和评价方法。

食品是供给人体热能及各种营养素的物质基础，食品的种类繁多，依据其性质和来源可大致分为动物性食品（如畜禽肉类，鱼、虾等水产食品，奶和蛋等）；植物性食品（如粮谷类、豆类、蔬菜、水果等）。

食品的营养价值通常是指食品中所含营养素和热能满足人体营养需要的程度。营养价值的高低取决于食品中所含营养素种类是否齐全、数量多少、相互比例是否适宜、是否易消化吸收、是否受加工烹调的影响。

任务一 粮谷类和薯类食物的营养价值

粮谷类（如小麦、黑麦、水稻、玉米、小米、高粱等）是供给人体热能的最主要来源，供给人体70%的热能和大约50%的蛋白质。粮谷类食物在我国人口膳食中的构成比为49.7%，占有重要地位。同时，粮谷类供给的无机盐和B族维生素也在膳食中占相当大的比重。

薯类除了提供丰富的碳水化合物外，还有较多的膳食纤维、矿物质和维生素，兼有谷物和蔬菜的双重作用。近年来，薯类的营养价值和药用价值逐渐被人们所重视，这里主要介绍马铃薯和红薯。

一、粮谷类食品的营养价值

1. 粮谷类的结构

粮谷类籽粒都有相似的结构，均由三部分组成，即含有一个位于中心且富含蛋白质和淀粉的胚乳、保护性外壳皮层，以及位于种子底部附近的胚或胚芽。以小麦籽粒为例，皮层亦称数皮，由外向里依次为表皮、外表皮、内表皮、种皮、珠心层、糊粉层。糊粉层又称内皮层，富含维生素和矿物质。

胚乳含有大量的淀粉和蛋白质，易被人体消化吸收，是制粉过程中主要的提取部分。胚乳含量越多，出粉率越高。胚乳中蛋白质的数量和质量是影响面粉品质的决定因素，应在制粉中尽量提出，使麦皮少含粉，粉内少含麸皮。

胚又称胚芽，含相当高的蛋白质（25%）、糖（18%）、油脂（48%）和灰分（5%），不含淀粉，含有较多的 B 族维生素，其中以维生素 B_1 含量最多。胚芽还含有多种酶类，最重要的是麦芽淀粉酶、蛋白酶、脂肪酶和植酸酶。胚芽富含维生素 E，可达 500 mg/kg。胚芽中所含的碳水化合物主要是蔗糖和棉籽糖。胚芽中还含有较多不饱和脂肪酸，容易氧化变质，混入面粉中会使面粉不易保存并影响面粉颜色，因此在加工高精度面粉时不应把胚芽混入其中。

2. 粮谷类的营养

粮谷类产品受品种、地理和气候及其他因素的影响，其组分含量也有所不同。一般含水 10%~14%，碳水化合物 58%~72%、蛋白质 8%~13%、脂肪 2%~5%、不易消化的纤维素 2%~11%，每 100 g 含有 1256~1465 kJ 的热量。

（1）碳水化合物

碳水化合物是粮谷类籽粒中含量最高的化学成分，约占籽粒总质量的 70%，主要包括淀粉、纤维素以及各种游离糖和戊聚糖。

植物淀粉一般可分为直链淀粉和支链淀粉两种，直链淀粉含量为 20%~25%，可以被 β – 淀粉酶完全水解成麦芽糖，而支链淀粉只有 54% 能被 β – 淀粉酶水解，故支链淀粉较难消化。

糯米中的淀粉几乎全部是支链淀粉，故较难消化。纤维素是构成籽粒细胞壁的主要成分，占籽粒总质量的 1.9%~3.4%。

（2）蛋白质

粮谷类籽粒中的蛋白质含量一般为 8%~16%，平均为 13% 左右。粮谷类蛋白质的含量与品种、气候及生长条件有很大关系。一般来讲，在我国硬麦的蛋白质含量高于软麦，北方冬小麦含量最高，北方春小麦其次，南方冬小麦最低。粮谷类籽粒的各个部分都含有蛋白质，但分布很不均匀。蛋白质含量从高到低的顺序依次为胚乳（72%）、糊粉层（15%）、胚（8%）和种皮（4%）。

蛋白质的营养品质与其氨基酸的含量和构成有直接关系。粮谷类蛋白质中的氨基酸含量很不平衡，其中赖氨酸最缺乏，是粮谷类的第一限制性氨基酸，通常会通过添加赖氨酸来强化其营养价值。

（3）脂肪

粮谷类籽粒的脂肪含量很低，一般为2%～5%。在粮谷类籽粒各部分中，胚芽中脂肪含量最高，为6%～15%；麸皮次之，为3%～5%；胚乳最少，为0.8%～1.5%。但玉米籽粒中的脂肪含量较多，约为4%，荞麦中达7%。

粮谷类的脂肪含有较多的不饱和脂肪酸和少量植物固醇、卵磷脂。由于不饱和脂肪酸易因氧化和酶解而酸败，所以在制粉时应尽量除去脂类含量高的胚芽和麸皮，以减少脂类含量，延长粮谷类粉制品的安全储藏期。

（4）无机盐

粮谷类籽粒一般含矿物质1.5%～3%，绝大部分以无机化合物的形式存在，如表2-3所示。矿物质在籽粒各部分的分布很不平衡，在胚乳中占0.3%～0.4%，胚中占5%～7%，皮层中占7%～10%。由此可以看出，麸皮的矿物质含量比胚乳要高20倍左右。粮谷类含磷较多，但含钙不多，约为0.05%，并且是以氧化钙（CaO）的形式存在的，几乎大部分不能被机体利用，60%由粪便排出。各种粮谷类籽粒的含铁量不等，每100g籽粒中铁含量一般为1～5mg。

表2-3 粮谷类籽粒的矿物质成分和含量

成分	五氧化二磷	氧化钾	氧化镁	氧化钙	三氧化二铁	二氧化硅	二氧化硫
占籽粒比例/%	0.79	0.52	0.20	0.05	0.04	0.03	0.01

（5）维生素

粮谷类籽粒中主要含有B族维生素、泛酸和维生素E，维生素A的含量很少，几乎不含维生素C和维生素D。

各种维生素在粮谷类籽粒不同部分中的分布很不均匀，水溶性B族维生素主要集中在胚和糊粉层。脂溶性维生素E主要集中在胚芽内，胚乳中极少。

3. 常见谷物的营养价值

（1）小麦

小麦含有12%～14%的蛋白质，而面筋占总蛋白质的80%～85%，主要是麦胶蛋白和麦谷蛋白，它们遇水后膨胀成富有黏性和弹性的面筋质。此外，小麦粉中还含有脂肪、B族维生素和维生素E，由于脂肪、维生素和矿物质主要分布在小麦粒的胚和糊粉层中，因此小麦粉加工精度越高，面粉越白，其中所含的淀粉越多，而维生素和矿物质含量就越低。标准粉和普通粉除筋力和色泽不如精粉外，其营养价值均高于精粉。

（2）荞麦

荞麦的营养价值比大米、小麦都高。荞麦的蛋白质中氨基酸构成比较平衡，维生素 B_1、维生素 B_2 和胡萝卜素含量相当高，还含有多种独特成分，如苦味素、荞麦碱、芦丁等黄酮类物质，可以预防心血管疾病、糖尿病、青光眼、贫血等。

（3）大米

大米的蛋白质主要为谷蛋白。大米的营养价值与其加工精度有直接关系，相比糙米，精白米中蛋白质减少 8.4%，脂肪减少 56%，纤维素减少 57%，钙减少 43.5%，维生素 B_1 减少 59%，维生素 B_2 减少 29%，烟酸减少 48%。

（4）玉米

玉米中含有的蛋白质为 8%~9%，主要为玉米醇溶蛋白。玉米蛋白质中赖氨酸和色氨酸含量约为 4.5%。玉米所含的维生素 E、不饱和脂肪酸谷固醇、卵磷脂等主要集中在玉米胚芽中。

（5）小米

小米中的蛋白质主要为醇溶谷蛋白，其中赖氨酸含量很低，而蛋氨酸、色氨酸和苏氨酸较其他谷类高。小米中含有较多的维生素 B_1、维生素 B_2 和 β－胡萝卜素等多种维生素。

（6）高粱米

高粱米中蛋白质含量 9.5%~12%，主要为醇溶谷蛋白，其中亮氨酸含量较高，但其他氨基酸的含量较低。高粱米中含有一定量的鞣质和色素，因此蛋白质的吸收利用率较低。高粱米中的脂肪和铁含量比大米高。

（7）黑米

黑米中蛋白质含量高于大米，所含锰、锌、铜等矿物质大都较大米高 1~3 倍，更含有大米所缺乏的维生素 C、叶绿素、花青素、胡萝卜素及强心苷等特殊成分，因而黑米比普通大米更有营养，是稻米中的珍品，被称为"补血米""长寿米"。

二、薯类食品的营养价值

薯类包括马铃薯、红薯、木薯等，是中国人日常膳食的重要组成部分。

传统观念认为，薯类主要提供碳水化合物，通常把它们与主食相提并论。但是现在各项研究发现，薯类除了提供丰富的碳水化合物外，还有较多的膳食纤维、矿物质和维生素，兼有谷物和蔬菜的双重作用。近年来，薯类的营养价值和药用价值逐渐被人们所重视。

1. 马铃薯

马铃薯又叫土豆、山药蛋、洋芋、荷兰薯等，属块茎类作物，既可作为蔬菜，也可作为主食，营养丰富，素有"第二面包""第三主食"的美誉。目前在我国，马铃薯的种植面积和总产量虽然都居世界首位，但利用率并不高，具有较大的开发利用前景。

（1）马铃薯的营养价值

马铃薯块茎中的水分占63%~87%，其余大部分为淀粉和蛋白质。马铃薯中的淀粉占8%~29%，由直链淀粉和支链淀粉组成，支链淀粉占80%左右。除了淀粉外，马铃薯中还含有葡萄糖、果糖、蔗糖等碳水化合物，故其具有甜味，经过储藏糖分会增加。马铃薯中蛋白质含量为0.8%~4.6%。马铃薯中含有人体必需的8种氨基酸，尤其是谷类作物中缺乏的赖氨酸和色氨酸，是植物性蛋白质良好的补充。马铃薯脂肪含量低于1%。

马铃薯含有丰富的维生素，尤其是维生素C和胡萝卜素，含量分别可达100 g、25 mg和40 μg视黄醇当量，可与蔬菜媲美，是天然抗氧化剂的来源。此外，维生素 B_1、维生素 B_2、维生素 B_6 含量也很丰富。马铃薯块茎中的矿物质含量为0.4%~1.9%，其中钾含量最高，占矿物质总量的2/3以上。其他无机元素如磷、钙、镁、钠、铁等的含量也较高，在人体内代谢后呈碱性，对平衡食物的酸碱度有重要作用。

（2）马铃薯的药用保健价值及其合理利用

马铃薯富含淀粉和蛋白质，脂肪含量低，其含有的维生素和矿物质有很好的防治心血管疾病的功效。例如马铃薯含有丰富的钾，对于高血压和中风有很好的防治作用；含有的维生素 B_6，可防止动脉粥样硬化。马铃薯块茎中含有的多酚类化合物如芥子酸、香豆酸、花青素、黄酮等，具有抗氧化、抗肿瘤和降血糖、降血脂等保健作用。

马铃薯有着丰富的营养价值和保健作用，但是马铃薯本身也含有一些毒素，食用不当会造成食物中毒。龙葵素是马铃薯中的一类毒素，主要存在于发芽和绿皮的马铃薯中，可导致溶血和神经症状。

2. 红薯

红薯又名甘薯、红苕、红芋、白薯、番薯、甜薯和地瓜等，是我国人民喜爱的粮、菜兼用的大众食品，有极高的营养和保健价值。

（1）红薯的营养价值

红薯块茎中的水分占60%~80%，淀粉占10%~30%，可用于加工各种淀粉类产品。红薯中膳食纤维的含量较高，可促进胃肠蠕动，预防便秘，并有很好的降胆固醇和预防心血管疾病的作用。红薯中蛋白质含量为2%左右，赖氨酸含量丰富，红薯与米面混吃正好可发挥蛋白质的互补作用，提高营养价值。

红薯中含有丰富的维生素，尤其是胡萝卜素和维生素C，它们的含量分别可达125 μg/100 g视黄醇当量和30 mg/100 g，这些抗氧化营养素的存在是红薯具有抗癌功效的重要原因。此外，红薯中还含有较多的维生素B_1、维生素C和烟酸，矿物质中钙、磷、铁等元素含量较多。

（2）红薯的药用保健价值及其合理利用

我国明代著名医药家李时珍在《本草纲目》中记载红薯"补虚乏，益气力，健脾胃，强肾阴"，并指出红薯性味甘平，有补脾胃、养心神、益气力、清热解毒等功效。从现代营养学的观点看，红薯对癌症和心血管疾病这两大危害人类健康的疾病均有较好的防治作用。日本科学家发现，在具有防癌保健作用的12种蔬菜中，红薯的防癌功效名列榜首，被誉为"抗癌之王"。红薯含有的能量较低但饱腹感强，微量元素含量丰富，所以还是一种理想的减肥食品。红薯不宜一次大量食用，尤其是不宜生吃。因为红薯中含有较多的糖，会刺激胃酸的分泌，胃收缩后胃液返流至食管会有烧心感。将红薯洗净切成小块，与粳米同煮红薯粥，对老年人更为适宜。

任务二　豆类、果蔬类食物的营养价值

大豆是我国七大粮食作物之一和四大油料作物之一，兼有粮、油两者之长。大豆含有丰富的营养成分，大约含40%蛋白质、18%脂肪、17%碳水化合物。此外，还含有丰富的维生素，B族维生素含量明显高于其他植物性食品。

一、大豆的营养

大豆的种子由种皮、子叶、种胚组成，成熟的大豆种子只有种皮和胚两部分，是典型的双子叶无胚乳种子。大豆种皮除糊粉层含有一定量的蛋白质和脂肪外，其他部分都是由纤维素、半纤维素、果胶质等组成的。胚中的主要成分是蛋白质、脂肪、碳水化合物。

大豆的主要营养成分有蛋白质、脂肪、碳水化合物、矿物质、磷脂和维生素等，其含量与大豆的品种、产地、收获时间等密切相关。

大豆的蛋白质含量一般在40%左右，个别的品种可达50%以上。大豆中的蛋白质有86%~88%属于水溶性蛋白质，主要是球蛋白，占水溶性蛋白质的85%。大豆蛋白质是一种优质的完全蛋白质，氨基酸含量全面，其中赖氨酸的含量特别丰富，而粮谷类食品缺少的正是赖氨酸。因此，在粮谷类食品中添加适量的大豆蛋白质或大豆制品可弥补其缺乏的赖氨酸，使粮谷类食品的营养价值得到进一步的提高。

大豆所含油脂、脂肪酸的种类很多，其中不饱和脂肪酸（主要是亚油酸和亚麻酸）的含量很高，达60%以上，同时含有丰富的磷脂。大豆的油脂具有较高的营养价值，并且对大豆的风味、口感等方面有很大的影响。大豆制品中含有一定量的油脂，能使其口感滑润、细腻、有香气，否则会感到粗糙涩口。

大豆中的碳水化合物含量约为25%，主要有蔗糖、棉籽糖、水苏糖、淀粉和阿拉伯半乳糖等多糖。除蔗糖和淀粉外，其他都难以被人体消化，其中有些在人体肠道内还会被微生物利用并产生气体，使人有胀气感。

大豆里的维生素中维生素 B_1 含量较多，其他还有维生素 B_2、烟酸、维生素 E，干大豆没有维生素 C，但大豆发芽后维生素 C 含量高。

大豆还含有钙、磷、钾、镁、铁、铜、锌等十余种矿物质。因此，大豆在我们的膳食里不仅是植物蛋白质的良好来源，而且是优质脂肪、矿物质、维生素的良好来源。

二、豆制品的营养

豆制品的种类很多，主要有豆腐、豆腐干、豆浆、豆芽、发酵豆制品等。各种大豆制品因加工方法的差异和含水量的高低，营养价值差别也很大。

豆腐是以黄豆为原料制成的，根据硬度不同分为嫩豆腐和老豆腐。豆腐的营养价值高于黄豆，由于取出了纤维组织，故提高了消化率。豆腐点卤凝固时用的是石膏（硫酸钙）或卤水（氯化钙），因此豆腐内钙的含量也有所提高，100 g豆腐约含钙25 mg，但维生素和脂肪会有所流失。

豆浆的营养成分在供给蛋白质上并不亚于鲜乳，而且豆浆铁含量（2.5 mg/100 g）超过牛乳（每100克含0.2 mg）十余倍，其不足之处是脂肪和碳水化合物不多，供给的热量比牛乳低。此外，钙、维生素 B_2 比牛乳少，缺乏维生素 A 和维生素 D 也是其很大的缺陷。若能补充其不足的营养成分，豆浆就可以代替牛乳喂养婴儿。

大豆经发芽后，其维生素 C 含量一般为17～20 mg/100 g，发芽短者含量更高，可达30 mg/100 g。因此，豆芽可作为冬季或某些地区缺乏蔬菜时良好的维生素 C 来源。

三、蔬菜、水果的营养价值

蔬菜、水果由许多不同的化学物质组成，这些物质大多数是人体所需要的营养成分，是保持人体健康必不可少的。大多数新鲜蔬菜和水果的水含量很高，蛋白质、脂肪含量低，且含有一定量的碳水化合物及丰富的矿物质和维生素。水果和蔬菜不仅在膳食中占有较大的比例，而且对增进食欲、帮助消化、维持肠道正常功能及丰富膳食的多样化等具有重要的意义。

1. 水

水是果蔬中含量最高的化学成分，一般占80%以上，有些种类和品种在90%左右，黄瓜、西瓜等瓜类果蔬的含水量高达95%以上，有的甚至会达到98%。

2. 碳水化合物

果蔬中的碳水化合物主要以单糖和双糖的形式存在。果蔬的含糖量为0.5%～25%，这一数值不仅在不同种类和品种间有很大的变动，而且主要存在形式也不同。

在仁果类中，苹果、梨等水果中以果糖为主，葡萄糖和蔗糖次之，苹果所含果糖最多，含量可高达11.8%。在核果类中，桃、李、杏等蔗糖含量较多，可达10%～16%，而樱桃的蔗糖含量特别少。柑橘类果实均含有大量蔗糖，特别是在柠檬，其中含有0.7%的蔗糖。在浆果类中，葡萄、草莓、猕猴桃等主要含有葡萄糖和果糖，蔗糖含量少于1%。欧洲种葡萄、红穗状醋栗等均不含蔗糖。

蔬菜类的含糖量一般比水果低，含糖量较高的蔬菜有胡萝卜、番茄、红薯、南瓜等。未成熟果实及根茎类、豆类蔬菜中含淀粉较多，如板栗含淀粉量为16%～42%、马铃薯为14%～25%、藕为12%～19%。

蔬菜和水果是膳食纤维的重要来源，水果中的果胶一般是高甲氧基果胶，蔬菜中的果胶为低甲氧基果胶。果胶通常以原果胶、果胶和果胶酸三种不同的形态存在于果蔬的组织中。原果胶不溶于水，它与纤维素等将细胞与细胞紧紧地结合在一起，使果蔬显得坚实脆硬。果蔬中含果胶较多的有苹果、柑橘、胡萝卜、南瓜、番茄等。

3. 维生素

各种新鲜蔬菜都含有维生素C，叶菜类和菜花类的维生素C含量最丰富，根菜类次之。蔬菜中如辣椒、雪里蕻、甘蓝、花椰菜、菠菜等的维生素C含量为35 mg/100 g左右或更多。维生素C在鲜枣、山楂、猕猴桃、荔枝、柑橘等水果中含量较多。仁果及核果类含维生素C均在10 mg/100 g以下。

表2-4　部分蔬菜中维生素C和胡萝卜素含量　　　　　　　　（mg/100 g）

蔬菜	维生素C	胡萝卜素	蔬菜	维生素C	胡萝卜素
胡萝卜	13	4.13	菠菜	32	2.92
小红辣椒	144	1.39	绿苋菜	47	2.11
西蓝花	51	7.21	芥蓝	76	3.45
白菜花	61	0.03	小白菜	28	1.68
番茄	19	0.55	黄瓜	9	0.09

很多新鲜果蔬中含有大量的胡萝卜素，如甘蓝、菠菜、胡萝卜、南瓜、芒果、柑橘、枇杷、甜瓜、西瓜等。维生素B_1在豆类蔬菜、芦笋、干果类中含量最多。

4. 矿物质

蔬菜、水果是人体无机盐（钙、镁、钾、钠、铁、铜、磷、碘等）的重要来源，对维持机体的酸碱平衡也很重要。无机盐是产生和保持人体生理功能必不可少的营养物质，是其他食品难以相比的。许多绿叶蔬菜如油菜、小白菜、雪里蕻、芹菜等都是钙和铁的良好来源，不但矿物质含量高，利用率也较高。有些蔬菜如菠菜、苋菜、洋葱、韭菜等含钙虽多，但同时也含有较多的草酸，草酸与钙结合会形成不易溶的草酸钙，影响人体对钙的吸收和利用。

5. 有机酸

水果蔬菜中含有各种有机酸，主要有苹果酸、柠檬酸、酒石酸和草酸等。果蔬的酸味主要来自有机酸，果蔬保持一定的酸度对维生素 C 的稳定性有保护作用。不同的果蔬所含有机酸种类、数量及其存在形式不同。柠檬酸、苹果酸、酒石酸在水果中含量较高，蔬菜中的含量相对较少。柑橘类、番茄类含柠檬酸较多，仁果类、核果类含苹果酸较多，葡萄含酒石酸较多，草酸普遍存在蔬菜中。

6. 芳香物质和色素

果蔬具有的香味来源于果蔬中的芳香物质，这些芳香物质是成分繁多而含量极微的油状挥发性化合物，主要成分为醇、酚、酮、醛、挥发性有机酸、内酯和含硫化合物等。

果蔬中的色素种类繁多、结构复杂，它们或显现或被掩盖，多数情况下几种色素同时存在，共同决定着果蔬的颜色。果蔬中的色素主要有叶绿素、类胡萝卜素、花青素类和黄酮类色素等。这些色素的分布和含量随果蔬种类、生长发育阶段和环境条件等不同而变化。在许多果蔬的成熟、衰老过程中，叶绿素由于被分解而转黄的变化很明显，因此果蔬是否变黄常被用作成熟度和储藏质量变化的衡量标准。

任务三　肉类食物的营养价值

肉类因来源不同，可分为畜肉和禽肉，它们与水产品都属于动物性食物，是人们膳食构成的重要组成部分。该类食品不仅能供给人体优质蛋白质、脂肪、矿物质及维生素，而且味道鲜美、易消化，是膳食中重要的高蛋白质食品。随着我国居民膳食结构的变化，该类食物的摄入量在逐渐增加。在我国居民的膳食中，畜肉是蛋白质、脂肪、B 族维生素和微量元素的重要来源。畜肉中蛋白质、维生素和矿物质的含量会因动物的种类、年龄、肥育度和部位的不同而有很大差异。

一、畜肉类

1. 蛋白质

从蛋白质的质量来说，畜肉蛋白质的营养价值较高，必需氨基酸比例较为合理，富含赖氨酸，属于优质蛋白质，可与谷类发生蛋白质营养互补作用。

存在于结缔组织中的间质蛋白，主要是胶原蛋白和弹性蛋白，必需氨基酸组成不平衡，如色氨酸、酪氨酸、蛋氨酸含量很少，因此蛋白质的利用率低，属于不完全蛋白质。畜血血浆蛋白质含有组氨酸和8种人体必需氨基酸，营养价值高，其赖氨酸和色氨酸含量较高。

在各种畜肉中，猪肉的蛋白质含量相对低一些，平均仅在15%左右；牛肉较高，达20%左右；羊肉的蛋白质含量介于猪肉和牛肉之间；兔肉蛋白质含量也可达到20%左右。

从畜肉胴体的不同部位来说，蛋白质含量最高的部位是里脊，即背最长肌；最低的是腹部。例如，猪里脊和通脊肉的蛋白质含量达21%，后臀尖约为15%，肋条肉约为10%，而腹部仅8%。牛通脊肉的蛋白质含量为22%，后腿肉约为20%，腹肋肉约为18%，前腿肉约为16%。在家畜内脏中，肝脏中蛋白质含量较高，为18%~20%，心、肾含蛋白质14%~17%。

此外，畜肉中含有一些含氮浸出物，它们是肉汤鲜味的主要来源，包括肌凝蛋白原、肌肽、肌酸、肌酐、嘌呤碱、尿素和氨基酸等。成年动物含氮浸出物含量高于幼年动物。

2. 脂肪

畜肉的脂肪含量因牲畜的品种、年龄、肥瘦程度及部位不同有较大差异。猪肉的脂肪含量远比牛羊肉高，排骨肉比里脊肉的脂肪含量高，年老动物肉中的脂肪比例比幼小动物的高，肥育动物瘦肉部分的脂肪含量比瘦肉型动物同部位的瘦肉要高。育肥的畜肉脂肪可达30%以上，如瘦羊肉含脂肪18.9%，肥羊肉则可达35%~45.7%；瘦猪肉含脂肪23.3%，肥猪肉可达42.1%。

同一畜体中肥肉的脂肪含量多，瘦肉和内脏脂肪含量较低，如猪肥肉脂肪含量高达90%，猪里脊含脂肪7.9%，猪前肘含脂肪31.5%，猪五花肉含脂肪35.3%；牛五花肉含脂肪5.4%，牛瘦肉含脂肪2.3%。畜肉中脂肪含量最高的是猪肉，其次是羊肉，牛肉和兔肉脂肪含量较低。

畜肉脂肪中饱和脂肪酸较多，还含有一定量的胆固醇。例如，猪脂肪含有约40%饱和脂肪酸，通常在体温下呈液态，消化率可达90%以上。牛和羊是反刍动物，其脂肪中饱和脂肪酸比例达50%以上，熔点可达40℃以上，在体温下仍不液化，因此较难消化。

一般来说，心、肝、肾等内脏器官脂肪含量少而蛋白质含量较高。例如，猪肝的蛋白质含量在20%左右，而脂肪含量仅3.5%左右。心、肾等内脏的蛋白质含量在 15% 以上，脂肪含量在 5% 以下。但是，脏器中含有较多胆固醇，如瘦猪肉中含胆固醇每 100 g 77 mg，肥猪肉每 100 g 107 mg，而猪肝为每 100 g 368 mg，是瘦肉的 4.8 倍。

3. 维生素

畜肉含有较多的 B 族维生素，猪肉中含量较高，对于以精白米为主食的膳食是很好的 B 族维生素补充来源。牛肉中烟酸和叶酸含量较高。肝是各种维生素在动物体内的储藏场所，是维生素 A、维生素 D、维生素 B_2 的极好来源。羊肝中的维生素 A 含量高于猪肝，我国中医学很早就懂得用羊肝来治疗因维生素 A 缺乏引起的夜盲症。除此之外，肝脏中还含有少量维生素 E。心、肾等内脏中的维生素含量均较瘦肉高。

4. 矿物质

畜肉中含矿物质 1% ~ 2%，是铁、锌、铜、硒等微量元素的重要来源。肉类中的铁以血红素铁的形式存在，生物利用率高，吸收率不受食物中各种干扰物质的影响。此外，畜肉中锌、铜、硒等微量元素较丰富，且其吸收利用率比植物性食物高。畜肉中钙含量很低，例如猪肉的含钙量仅为 6 mg/100 g 左右，而磷含量较高，达每 120 ~ 180 mg/100 g。

家畜内脏富含多种矿物质，肝脏、肾脏、脾脏中富含磷和铁，并且含铁量明显高于畜肉，吸收利用率高。肝脏是铁的储藏器官，含铁量约每 100 g 22.6 mg，为各部位之首。血液和脾脏也是膳食铁的优质来源，内脏也是锌、铜、硒等微量元素的良好来源，铜和硒的含量高于畜肉。畜血也含有多种矿物质，且吸收利用率高，是膳食铁的优质来源。畜肉中部分营养素含量如表 2-5 所示。

表 2-5　畜肉中部分营养素含量

食物名称	蛋白质/g	脂肪/g	维生素 B_1/mg	维生素 B_2/mg	烟酸/mg	视黄醇/μg	铁/mg
猪里脊	20.2	7.9	0.47	0.12	5.1	5	1.5
猪排骨肉	13.6	30.6	0.36	0.15	3.1	10	13
猪肝	19.3	3.5	0.21	2.08	15.0	4972	22.6
牛后腿	19.8	2.0	0.02	0.18	5.7	2	2.1
羊后腿	15.5	4.0	0.06	0.22	4.8	8	1.7
兔肉	19.7	2.2	0.11	0.10	5.8	212	2.0

二、水产品的营养价值

水产类包括各种海鱼、河鱼和其他各种水产动植物，如虾、蟹、海参和海带等。它们是蛋白质、无机盐和维生素的良好来源。我国水产品资源丰富，所产鱼类达1500种以上，鱼类的营养成分因鱼龄、品种、鱼体部位、生产季节及地区的不同而异。水产品蛋白质含量丰富，比如500 g大黄鱼中的蛋白质含量约等于600 g鸡蛋或3.5 kg猪肉中的蛋白质含量。水产品中，藻类的一般营养成分与水产动物的差异较大，粗蛋白和粗脂肪的含量较低，糖的含量较高。

1. 蛋白质

鱼类是蛋白质的良好来源，一般鱼类中的蛋白质含量为15%~20%，如桂花鱼蛋白质含量为18%，对虾为20.6%，河虾为17.5%，河蟹为14.6%，紫菜为20.3%等。鱼类蛋白质的氨基酸组成与人体组织蛋白质的组成相似，因此生理价值较高，属优质蛋白。鱼类肌纤维较细短，间质蛋白较少，且结构疏松，水分含量较多，故肉质柔软细嫩，比畜肉、禽肉更易被人体消化吸收，其消化吸收率为85%~90%，比较适合病人、老年人和儿童食用。水产品的必需氨基酸含量与组成都略优于禽畜产品。

2. 脂肪

鱼类的脂肪含量为1%~10%，一般为3%~5%。鱼类的脂肪含量与组成和畜肉明显不同，不但含量低，且多为不饱和脂肪酸，因此熔点低，极易为人体消化吸收，其消化吸收率可达95%以上。但鱼类脂肪易被空气氧化，故难保存。鱼类的胆固醇含量一般为每100 g 60~114 mg。水产品含人类所需的亚油酸、亚麻酸、花生四烯酸等必需脂肪酸和EPA、DHA，因此它们不仅是优质食物，而且是保健营养品。EPA和DHA具有很强的生理活性，是动物生长发育所必需的物质，能够抗血栓、防止血小板聚合，可用于预防和治疗心肌梗死、冠心病、脉管炎、脑动脉硬化等多种疾病。同时，DHA能促进脑细胞的生长发育，经常吃含有DHA的海洋动植物能活化大脑神经细胞，改善大脑机能。海水鱼的DHA含量明显高于淡水鱼类。

3. 无机盐

海产类的无机盐含量比肉类多，鱼肉中的无机盐含量为1%~2%，主要为钙、磷、钾和碘等。鱼肉含有丰富的碘，淡水鱼含碘为每100 g 5~40 μg，海水鱼则达到每100 g 50~100 μg。鱼肉一般含钙比畜肉要高，虾皮中钙含量可高达每 100 g 991 mg，海产鱼的含钙量比淡水鱼高。加工成罐头的沙丁鱼和大麻哈鱼是钙和磷的优质来源，因为罐制过程中鱼骨已经软化，一般可连同肉一起食用而被人体吸收。牡蛎富含铜和锌，锌与大多数酶的系统活动有关，缺少锌会推迟男子生殖功能的发育成熟，所以人们常常通过食用牡蛎类食品来促进生殖系统的发育。海水鱼中还含有硒等微量元素。

4. 维生素

鱼类也是一些维生素的重要来源，鳝鱼、海鱼、河（海）蟹中的维生素 B_2 和烟酸含量特别丰富。海鱼的肝及肠中含有丰富的维生素 A、维生素 D，是膳食和药用鱼肝油维生素的来源。鱼类中维生素 B_1 的含量普遍较低，因为鱼肉中含有硫胺酶，能分解破坏维生素 B_1。鱼类中几乎不含维生素 C。水产植物中则含有较多的胡萝卜素。

任务三 乳及乳制品的营养价值

一、乳

奶类是由水、乳糖、水溶性盐类维生素、蛋白质等构成的多级分散体系的乳胶体。它是营养成分齐全、组成比例适宜、容易消化吸收的理想的天然食物。所有哺乳动物生命的最初 1 个月，都完全依靠吸吮乳汁获取生长发育所必需的营养素。

奶类也是体弱、年老者和病人较理想的食物。奶类是由水、脂肪、蛋白质、乳糖、矿物质、维生素组成的复杂乳胶体。牛奶味温和，具有由低分子化合物如丙酮、乙醛、二甲硫、短链脂肪酸和内酯形成的特有香味。牛奶中除脂肪含量变动较大外，其他成分基本上是稳定的，但也受季节、奶牛品种、饲料、产乳期等因素的影响而发生变化。牛奶中含有约 17% 的固形物，主要提供优质蛋白质、脂肪、乳糖、维生素 A、维生素 B_2 和钙等。

1. 蛋白质

牛奶中的蛋白质为优质蛋白质，平均含量为 30%，牛奶蛋白中主要有 80%~82% 酪蛋白、11.5% 乳清蛋白和 3.3% 乳球蛋白。牛奶蛋白的消化吸收率为 85%~89%，生物价为 5，均高于一般畜禽肉，属优质蛋白。牛奶中还含有谷类食物的限制性氨基酸，可作为谷类食物的互补食品。

2. 脂肪

牛奶中脂肪含量为 3.5%～4.5%，以微粒状的脂肪球分散在乳浆中，熔点低于体温，吸收率可达 95%。乳脂肪中脂肪酸种类远多于其他动植物脂肪酸，达 20 种以上。一些短链脂肪酸（如丁酸、己酸、辛酸）含量较高，是牛奶的呈味物质并易于消化。低级饱和脂肪酸如油酸占 30%，亚油酸和亚麻酸分别占 5.3% 和 21%，此外，牛奶中还有少量卵磷脂、胆固醇等。牛奶中胆固醇含量很低，每 100 g 中仅含胆固醇 13 mg，属于低胆固醇食品。

3. 碳水化合物

牛奶中的碳水化合物主要为乳糖，还有少量葡萄糖、果糖和半乳糖。乳糖是哺乳动物乳汁中特有的糖类，在牛奶中含量为 4.5%～5%，人体肠道中的乳糖酶可以分解乳糖为葡萄糖和半乳糖供人体吸收利用。乳糖有调节胃酸、促进胃肠蠕动和消化液分泌的作用，还能促进钙的吸收，助长肠道乳酸杆菌繁殖，抑制腐败菌的生长，但牛奶中乳糖含量比人乳少，因此，用牛奶喂养婴儿时除调整蛋白质含量和构成外，还应注意适当增加甜度。有些成人摄入大量牛奶及奶制品后会出现胀气、腹泻，主要是因为消化道内乳糖酶的活性和含量较低，奶中的乳糖不能被最终分解成单糖，而是被肠道细菌分解转化为乳酸，从而出现上述症状。上述症状被称为"乳糖不耐症"。为避免发生乳糖不耐症，可选择喝低乳糖牛奶或酸奶。

4. 矿物质

牛奶中矿物质种类很多，含量为 0.7%～0.75%，尤以钙、磷、钾含量最高。例如，100 mL 牛奶中含钙 110 mg，约为人乳的 3 倍，含磷约为人乳的 6 倍，钙磷比例比较合理，消化吸收率较高，是钙和磷的良好来源。此外，牛奶中还含有铜、锰、铬等微量元素，是多种矿物质的重要食物来源。但牛奶中的铁含量低，用牛奶喂养婴儿时应注意铁的补充。

5. 维生素

奶中含有人体所需的各种维生素，其含量与季节、饲养条件及加工方式有关。例如，在饲料旺盛期，奶中维生素 A、胡萝卜素和维生素 C 的含量明显高于饲料匮乏期。日照时间长，奶中的维生素 D 含量也有所增加。牛奶还是维生素 B_2、维生素 A、烟酸的重要来源。

二、乳制品

乳制品主要包括液态奶、奶粉、炼乳、酸奶、干酪、乳饮料等。因加工工艺的不同，乳制品营养成分及其营养价值差异很大。

1. 液态奶

液态奶是健康奶牛所产的鲜乳汁经有效的加热杀菌处理后，分装出售的饮用牛乳。液体奶（液态奶）根据加工工艺主要分为巴氏杀菌乳、灭菌乳和调制乳三类乳制品的总称。巴氏杀菌乳又称新鲜乳，它全部是以新鲜生牛（羊）乳为原料，经过离心净乳、标准化、均质、杀菌和冷却，以液体状态灌装的乳品；灭菌乳指超高温灭菌的乳品，营养破坏严重，但操作方便。调制乳是以不低于80%的生牛（羊）乳或复原乳为主要原料，添加其他原料或食品添加剂或营养强化剂，采用适当的杀菌或灭菌工艺制成的液体产品。

2. 奶粉

鲜奶经脱水干燥后制成的粉状物称为奶粉。根据食用的目的，奶粉可分为全脂奶粉、脱脂奶粉和调制奶粉等。

（1）全脂奶粉是将鲜奶浓缩除去70%~80%水分后，经喷雾干燥或热滚筒法脱水制成。每1 g奶粉相当于7 g原料乳，奶粉脂肪含量不低于26.0%。喷雾干燥法制成的奶粉颗粒小、溶解度高、无异味，营养成分损失少，营养价值较高。

（2）脱脂奶粉是将鲜奶脱去脂肪，再经喷雾干燥或热滚筒法脱水制成的奶粉，脂肪含量为13%，脂溶性维生素损失较多，供腹泻的婴儿及需要少油膳食的患者食用。

（3）调制奶粉（母乳化奶粉）以鲜奶为基础，参照人乳组成的模式和特点，对鲜奶进行调整和改善，使其更适合婴幼儿的生理特点和需要。主要是减少鲜奶中酪蛋白、甘油三酯、钙、磷和钠的含量，同时在配料中添加了乳清蛋白、亚油酸、乳糖、强化维生素和矿物质等。

3. 炼乳

炼乳为浓缩奶的一种，分为淡炼乳和甜炼乳。

（1）淡炼乳是新鲜奶在低温真空条件下浓缩，除去约2/3水分，灭菌而成的。因受加工的影响，维生素受到了一定程度的破坏，因此对常用维生素加以强化，按适当比例稀释后，营养价值与鲜奶相同，适合婴儿和对鲜奶过敏者食用。

（2）甜炼乳是在鲜奶中加15%蔗糖后浓缩制成的。糖含量达45%，利用其渗透压的作用抑制微生物的繁殖。因糖分过高，需经大量水冲淡，营养成分相对下降，不宜供婴儿食用。

4. 酸奶

酸奶是以鲜牛奶或奶粉为原料，经过预处理，然后以保加利亚乳杆菌和嗜热链球菌作为发酵剂，并保温一定时间，产生乳酸而使酪蛋白凝结的成品。牛奶发酵后游离氨基酸和肽增加，更易消化、吸收。乳糖减少，使乳糖酶活性低的成人易于接受。维生素含量与鲜奶相似，但叶酸含量增加 1 倍。其酸度增加，利于维生素保护。乳酸菌进入肠道可抑制一些腐败菌的生长，调整肠道菌，防止腐败胺类对人体的不良作用。

5. 干酪

干酪也称奶酪，是一种营养价值很高的发酵乳制品，是在原料乳中加入适量的乳酸菌发酵剂或凝乳酶，使蛋白质发生凝固，并加盐、压榨排出乳清之后制成的。奶酪的品种超过 2000 种，著名品种有 400 多种。

奶酪是具有极高营养价值的乳制品，每 1 kg 奶酪制品由 10 kg 牛奶浓缩而成，所以其营养价值要比牛奶高。每 100 g 奶酪含能量 1372 kJ，蛋白质 27.5 g，脂肪 23.5 g，碳水化合物 3.5 g，维生素 A 152 mg，维生素 B_1 0.06 mg，维生素 B_2 0.9 mg，烟酸 0.62 mg，维生素 E 0.6 mg，胆固醇 11 mg，钙 799 mg，铁 24 mg，锌 697 mg。

6. 乳饮料

乳饮料、乳酸饮料和乳酸菌饮料均为蛋白质含量 ≥ 1.0% 的含乳饮料，配料为水、糖或甜味剂、果汁、有机酸、香精等。乳酸饮料中不含活乳酸菌，但添加乳酸使其具有一定的酸味。乳酸菌饮料中应含有活乳酸菌，为发酵乳加酸和其他成分配制而成。

总的来说，乳饮料的营养价值低于液态奶类产品，蛋白质含量仅为牛乳的 1/3，不宜作为儿童营养食品食用。但其因风味多样，味甜可口，故为儿童和青少年所喜爱。

模块三　食物营养价值的影响因素

【能力培养】

1. 知晓加工环节对食品营养价值的影响；

2. 知晓烹调环节对食品营养价值的影响；

3. 知晓储藏环节对食品营养价值的影响。

任务一 知晓加工对食品营养价值的影响

一、加工对谷类食品营养价值的影响

谷类加工后有利于食用和消化吸收，但由于蛋白质、脂肪、矿物质和维生素主要存在于谷粒表层和胚芽中，加工精度越高，营养素损失越大，B 族维生素损失尤为显著。随着生活水平的提高，人们对精白米、面的需求量日益增加，从米、面营养素角度考虑，为保留米、面中各种营养成分，其加工精度不宜过高。谷类加工粗糙时虽然出粉、出米率高，营养素损失小，但是感官性状差，而且消化吸收率也相应降低，并且植酸和纤维素含量较多，会影响其他营养素的吸收，所以，应当根据我国居民膳食结构及饮食特点，制定相应的强化措施，以保证人们的健康。例如，我国于 20 世纪 50 年代初加工生产的标准米和标准粉比精米、精面保留了更多 B 族维生素和纤维素、无机盐，这在节约粮食、预防某些营养素缺乏病方面收到了很好的效果。

谷类加工的原则是既要改善谷类的感官性状，提高其消化吸收率，又要最大限度地保留其营养成分。可以改良谷类加工工艺，对米、面进行营养素强化，并倡导粗细粮混食等方法。

二、加工对豆类食品营养价值的影响

传统的豆制品是以大豆为原料加工制成的各类食品，分为发酵豆制品（如腐乳、臭豆腐、豆豉等）及不发酵豆制品（如豆腐、豆腐干、豆浆、豆芽等）。

发酵豆制品的生产经过生物发酵过程，使不同的物质进行分解，产生了人体所需的多种营养物质，有助于人体的消化吸收。非发酵豆制品在加工过程中一般要经过浸泡、磨碎、加热等处理，使人体对蛋白质的消化率由加工前的 65% 提高到 90% 以上。

在发酵豆制品中，微生物对某些蛋白质有预消化作用，且氨基酸和维生素 B_2、维生素 B_{12} 含量都有所增加，因此发酵豆制品营养价值更高。

豆芽在发芽过程中蛋白质分解成氨基酸或多肽，同时抗胰蛋白酶因子被破坏，提高了蛋白质的生物利用率。维生素 C 的含量在发芽前几乎为零，发芽后每 100 g 可达 6 ~ 8 mg，可作为维生素 C 的来源。

三、加工对蔬菜营养价值的影响

膳食中的蔬菜以新鲜蔬菜为主，但是仍有少量蔬菜用来腌制、干制、速冻和罐藏。蔬菜在脱水过程中，维生素 C 有部分损失，损失程度因干制方法的不同而异。

蔬菜腌制前往往要经过反复地洗、晒或热烫，其水溶性维生素和矿物质损失严重。因此，腌制蔬菜不是维生素 C 的良好来源。速冻蔬菜经过清洗、热烫、包冰衣、装袋、深冻等多步处理后，水溶性维生素有一定损失，但胡萝卜素损失不大。

罐藏蔬菜经过热烫、热排气、灭菌等工艺后，水溶性维生素和矿物质可能受热降解成随水流失。蔬菜的 pH 值比水果高，酸性较低，维生素 C 的加工稳定性较差。

蔬菜汁是混浊汁，通常由多种蔬菜调配而成，包含了蔬菜中的主要营养成分，营养价值较高，但是它除去了蔬菜中的大部分膳食纤维。

四、加工对水果营养价值的影响

水果经过加工主要损失了维生素 C，胡萝卜素损失不大。水果罐头、果酱、果脯、果汁、果糕等的维生素 C 保存率与原料特点、加工工艺水平和储藏条件有很大关系。

果酱和果脯在加工过程中需要加大量蔗糖长时间熬煮或浸渍，一般含糖量可达 50%～70%，因此，大量摄入这类产品可能带来精制糖摄入过量的问题。水果干制可导致 10%～50% 的维生素 C 损失，在酸性条件下损失少，其中的矿物质得到浓缩。例如，杏干、葡萄干、干枣等均为多种矿物质的良好来源。水果可以加工成多种果酒，果酒中的酒精浓度低，并含有较丰富的糖类、氨基酸、矿物质和维生素，含有水果中有益健康的一些有机酸类、多酚类物质和风味物质等。

五、加工对畜、禽、鱼类食品营养价值的影响

动物性食品加工的第一步往往是整形和腌制。腌制中使用的发色剂亚硝酸盐具有氧化性，使维生素 C 和维生素 E 损失，然而这两种营养素并非肉类的重要营养素。腌制中添加维生素 C 可以促进发色，并减少亚硝酸盐在肉类制品中的残留。

畜、禽、鱼类可加工成罐头、烟熏、腌卤以及干制品等，除煎炸或烧烤处理之外，加工过程对蛋白质的影响不大，但高温主要损失维生素 B_1、维生素 B_2 和烟酸等水溶性维生素。

六、加工对蛋类营养价值的影响

鲜蛋可加工成皮蛋、咸蛋、糟蛋等，其中皮蛋内的 B 族维生素几乎全部被破坏，皮蛋、咸蛋和糟蛋内的矿物质含量有所增加，糟蛋内钙含量增加明显，可达到鲜蛋的 40 倍。

制作皮蛋需要加入氢氧化钠等碱性物质，而且传统的皮蛋腌制中还会加入黄丹粉，即氧化铅，致使产品的铅含量提高了。

制作蛋粉对蛋白质的利用率无影响，但是如果在室温下储藏 9 个月，蛋粉中的维生素 A 可损失 75% 以上，B 族维生素有 45% 左右的损失，其他维生素基本稳定。

七、加工对乳类营养价值的影响

乳制品是一类营养丰富的食品。总的来说，合理加工对蛋白质的影响不大，但是其中的维生素、矿物质等会有不同程度的损失。长时间的加热或高温储藏导致羧氨反应，引起赖氨酸的损失。牛乳富含赖氨酸，液态奶加工中赖氨酸的损失为 $1\% \sim 10\%$，可以被忽略。奶粉在加工过程中，约损失 20% 的赖氨酸。

乳酸发酵和酵母发酵等对食物的营养价值提升有益，可以降低食品内有害细菌繁殖的速度，增加某些 B 族维生素的含量，特别是植物性食物中不存在的维生素 B_{12}；提高食品的蛋白质含量、质量、消化吸收率，提高微量元素的生物利用率。乳酸菌还可调整肠道菌群平衡，抑制肠内的腐败细菌和致病菌生长，提高免疫系统功能。

常用脱水产品的蛋白质生物价值和风味与鲜奶差别不大，但水溶性维生素有 $20\% \sim 30\%$ 受到破坏。

任务二　知晓烹调对食品营养价值的影响

一、烹调对谷类食品营养价值的影响

谷类烹调能将谷类中的淀粉糊化，使纤维素变软，有利于消化，但烹调过程也造成某些营养素的损失。例如淘米时，营养素损失程度与淘洗次数、浸泡时间、用水量和水温密切相关。搓洗次数越多，淘米水温越高，浸泡时间越长，营养素损失就越大。

加热使大量维生素（主要是 B 族维生素）、无机盐、蛋白质、糖和脂肪等营养素溶于米汤，所以米汤中含有丰富的营养素，不应丢弃。

在制作面食时，不同烹调方法导致的 B 族维生素损失各不相同，蒸、烤、烙等使 B 族维生素损失较少，而高温油炸使 B 族维生素损失较大。

二、烹调对豆类食品营养价值的影响

豆类食品营养丰富，但是本身含有的一些抗营养因素降低了大豆及其他豆类的生物利用率。如果烹调加工合理，可有效地去除这些抗营养因素。例如，喝未煮熟的豆浆会拉肚子，有效解决方法是常压蒸汽加热 30 min，或 1 kg 压力蒸汽加热 15 ~ 20 min。

含有凝集素的豆类会导致进食者恶心、呕吐等，严重者甚至会引起死亡。在常压下蒸汽处理 1h 或高压蒸汽处理 15 min 可使之失活。大豆及其制品具有固有的豆腥味，采用 95℃ 以上加热 10 ~ 15 min 处理后，可除去部分豆腥味。

三、烹调对蔬菜、水果营养价值的影响

水果以生食为主，受烹调影响不大。蔬菜在烹调时最容易损失的是水溶性维生素，特别是维生素 C，矿物质损失也较多。烹调时洗涤方式、切碎程度、用水量、pH 值、加热温度及时间等都会影响营养素的损失。

正确的蔬菜清洗方法是先洗后切，或现炒现切，不能先切后洗或泡在水中，否则会流失大量维生素 C。另外，旺火急炒、现吃现做和凉拌加醋的方法也可减少维生素的损失。

四、烹调对畜、禽、鱼、蛋营养价值的影响

畜、禽、鱼类食品烹调时，蛋白质含量变化不大，且烹调更有利于蛋白质的消化吸收，但高温制作时 B 族维生素会有所损失。

动物性食品均需经过加热方可食用。加热灭菌对蛋白质的影响不大，但是在烧烤和煎炸时，高于 200℃ 的高温可能引起氨基酸发生交联、脱硫、脱氨基等变化，使生物价值降低。温度过高时蛋白质焦煳，会产生有毒物质，并降低营养价值。急炒方式可以保存较多的 B 族维生素。炖煮处理使原料中的 B 族维生素溶入汤汁中，但并未受到破坏。肝脏烹调后维生素 A 受到一定损失。如果加醋烹调连骨肉，可以将畜骨中的钙溶出一部分；不加醋常温炖煮 2 h 后，汤中所溶解的钙数量极少。

各种烹调加工措施对于蛋类的营养价值影响不一。鸡蛋经蒸、煮、炒之后，其蛋白质的消化吸收率均在 95% 以上。煎蛋和烤蛋中维生素 B_1、维生素 B_2 的损失分别为 15% 和 20%，而叶酸损失可达 65%。煎得过焦的鸡蛋蛋白质消化率略微降低，维生素损失较大。煮鸡蛋几乎不会造成维生素 B_2 的损失。

五、烹饪方法对营养素的影响

中国烹饪方法种类繁多、千变万化，不同的烹饪方法可烹制出不同特点的菜肴，而原料中的营养素在烹制过程中也会发生一系列的变化，使烹调后的菜肴与原料的营养价值产生一定的差异。

1. 炸

炸是大火加热，以大量油为传热介质的烹调方法，原料挂糊与否及油温高低可使炸制品获得多种不同的质感。如果原料初步处理后不经挂糊就投入油锅，在炸制过程中，原料中的水分由于吸收大量的热而迅速汽化，成品具有酥、脆、稍硬的特点。在此过程中，所有营养素都有不同程度的损失，蛋白质因高温而严重变性，脂肪也因高温发生一系列反应，使营养价值降低，炸熟的肉会损失一部分 B 族维生素。

如果原料初步处理后经挂糊或上浆再下油锅，糊、浆在热油中很快形成一层保护层，使原料不与热油直接接触，原料中的蛋白质、维生素损失减少，同时防止了内部水的汽化，而且原料所含的汁液、鲜味不容易外溢，形成外层酥脆、内部柔嫩的质感。

2. 炒、爆、熘

以炒、爆、熘等烹饪方法制作的菜肴，都以油为传热介质，一般事先都挂糊或上浆，然后用旺火热油，使菜肴速成，保持菜肴滑嫩香脆的特点。由于操作迅速，加热时间很短，水分及其他营养素不易流失，所以营养素的损失较少。有的在制作时用淀粉勾芡，使汤汁浓稠，而淀粉中含有谷胱甘肽，具有保护维生素 C 的作用。

3. 煎、贴

煎、贴都是以少量油遍布锅底作为传热介质的烹调方法。一般把原料做成薄扁形，两面用小火煎成金黄色，制作时火力不大，食物中的水分不易迅速汽化，营养损失不多。

4. 蒸

蒸制菜是以水蒸气为传热介质的，由于原料与水蒸气基本上处于一个密封的环境中，原料是在饱和热蒸汽下成熟的，所以可溶性物质的损失也就比较少。但由于需要较长的烹饪时间，维生素 C 分解的量会增加。

5. 炖、焖、煨

炖、焖、煨均以水为传热介质，采用的火力一般都是小火，烹制所需的时间比较长，因而大量可溶性物质溶解于汤中。此外，因温度较低，原料中的蛋白质变性温和，处于容易消化的状态。不溶、坚韧的胶原蛋白在与热水的长时间接触中会转变成可溶性的白明胶。因原料在烹饪过程中受热发生变性、失水收缩的现象，溶于水的无机盐会随原料内部的水分一起溢出、流失。如果能够利用炖、焖、煨的汤液，就避免了营养素的损失，而且这种汁液保留了炖、焖、煨食物的风味。在烹饪过程中，脂肪组织中的脂肪酸与其他化学成分反应，可生成多种香味物质，如醇、酯等。加热时间的长短，可影响原料中维生素的含量，其中维生素 C、B 族维生素等最容易受到破坏而损失。

6. 煮与烧

煮与烧都采用较多的汤汁作为传热介质，原料一般都要经过初步熟处理，先用大火烧开，再用小火煮熟。所以汤液中存有相当多的水溶性物质（如维生素 B_1、维生素 C 及无机盐等）、碳水化合物、蛋白质、脂肪。但煮沸时间的长短、煮沸前原料的处理方法对营养素的受损程度也有影响。

7. 涮与氽

涮与氽以水为传热介质，原料体积较小，前者加工为薄片，后者加工为片、丝、条或制成丸子。汤或水均用大火烧开，汤菜是汤多菜少，因此在单位时间里原料能获得较多的热量而成熟。如涮羊肉时，肉片在沸水中停留的时间很短，因而肉中的一些可溶性营养物质损失较少。

8. 烤与熏

烤制菜是利用热辐射和热空气的对流传热，把热源产生的热量传递给原料，除了微波加热外，热量传递的顺序是由表及里，因此原料表面首先获得热量的同时，表面的水分子也获得热量而蒸发，导致表面失水，使原料内部和表面水分子密度不同。所以，内部水分尚未传至表面，表层因蛋白质变性已形成一层薄膜，或淀粉糊化后又失水形成一层硬壳（如烤面包），这样原料中的水分就难以向外蒸发了。因此烤制品有表皮水分含量低、内部水分含量高的特点。若在以柴、炭或者煤气为燃料的明火上直接烤原料，因火力分散，烤制时间会较长，维生素 A、B 族维生素及维生素 C 也会受到很大的损失，脂肪也会受到一定程度的损失。另外，还会产生 3，4 - 苯并芘等致癌物质。

熏制品也有类似特点，熏制食物的表面有适度的焦皮，具有独特的风味，但鱼、肉等经熏以后，会产生一些对人有害的物质，其中脂肪的不完全燃烧可产生 3，4 - 苯并芘，特别是维生素 C 损失较大。

任务三　知晓储藏对营养价值的影响

一、储藏对谷类食品营养价值的影响

由于谷类食物通常含水量很低，较耐储藏。在避光、通风、干燥和阴凉的环境下储藏，其蛋白质、维生素、矿物质含量变化不大。但是当储藏条件改变，如相对湿度增大或温度升高时，谷类中的酶活性就会变强，呼吸作用增强，会促进霉菌的生长，引起蛋白质、脂肪、碳水化合物分解产物堆积，发生霉变，使谷类的营养价值降低，甚至引起食物中毒。

二、储藏对蔬菜、水果营养价值的影响

蔬菜、水果在采收后仍会不断发生各种变化，如呼吸、发芽、后熟、老化等。当储藏条件不当时，蔬菜、水果的鲜度和品质会发生改变，食用价值和营养价值会降低。蔬菜和水果采收后仍然是有生命的生物体，还要进行呼吸作用和蒸腾作用，细胞中的各种酶仍具有活性。

许多蔬菜、水果是在维生素 C 含量达到最高之前采收的，以获得最长的

"货架寿命"，且便于储藏和运输。在蔬菜到达市场之后，常常要在货架上停留数小时甚至更长时间，此后在家庭的冰箱中还可能会停留一段时间。在这段时间中，营养素含量可能发生较显著的变化。

萎蔫和高温促进维生素 C 的损失。绿叶蔬菜在室温下储存 24h 后，不仅维生素的含量显著下降，而且亚硝酸盐含量上升迅猛。温度越高，变化越快。

需要短时间储藏蔬菜时，不宜将其放在室温下，应放在 0～4℃ 的环境中，而且应注意放在袋中，防止水分散失。酸性的水果在常温储藏中维生素 C 的保存率较高，如柑橘类水果。

蔬菜在 -18℃ 以下的环境中冷藏 3 个月，营养素含量的变化不大。在 -18℃ 以上的环境中储藏则会发生劣变。在 -5℃ 的环境下储藏时，维生素 C 的降解速度甚至高于在 4℃ 时。储藏时水果和蔬菜罐头中的维生素保存率随储藏温度升高和储藏时间延长而降低。干制蔬菜容易受到氧化的影响，因此应当在真空包装中保存，并降低储藏温度。

蔬菜不宜长时间储藏。长时间储藏的蔬菜一方面维生素容易损失，如菠菜在 20℃ 的环境下放置一天，维生素 C 损失就会达到 84%，低温保存（5～7℃）维生素损失会少一些。另一方面，长时间储藏的蔬菜（尤其是白菜）中含有大量的硝酸盐，腐烂后经细菌作用，可转变成亚硝酸盐。亚硝酸盐不仅能使血液中的低铁血红蛋白变成高铁血红蛋白，使血液失去载氧能力而引起食物中毒，同时还能与胺形成致癌物亚硝胺。

三、储藏对动物性食物营养价值的影响

畜、禽、鱼、蛋等动物性食物常采用低温储藏，分为冷藏法和冷冻法。肉类在冷冻储藏中会发生蛋白质变性、变色、干缩、汁液流失及脂肪氧化等现象，从而降低食品的营养价值，因此，在储藏中应采取相应措施以保持食品的鲜度和营养价值。

在罐藏加工时，靠近罐头表面的部分受热时间较长，其维生素 B 损失比中心部分大。杀菌温度高而时间长时，可能发生羰氨褐变反应和蛋白质的交联作用，导致蛋白质生物价的下降。室温下长期储藏的罐头肉制品也可能导致赖氨酸含量降低、胱氨酸和蛋氨酸等含硫氨基酸降低等损失。含硫氨基酸可能与罐头壁中的金属发生反应，生成硫化铁、硫化锌等产物。

在带骨肉罐头和鱼罐头中，由于长时间的加热使骨头酥软，其中的矿物质溶入汤汁中，增加了钙、磷、锌等元素的含量。加醋烹调后溶解量更高。

肉类食品的储藏温度应在 –18℃ 以下。时间过长或温度不够低会导致蛋白质分解、脂肪氧化、B 族维生素损失等问题。罐藏肉制品在常温（20℃）环境下储藏两年后，其蛋白质损失不大，但 B 族维生素损失约为 50%。但是如果在 0℃ 的环境下存放，损失可降至 10% 以下。

鸡蛋在 0℃ 的环境下保存对维生素 A、维生素 D、维生素 B_1 无明显影响，但维生素 B_2、烟酸和叶酸分别有 14%、17% 和 16% 的损失。

鲜牛乳中含有溶菌酶等抑菌物质，在 24h 左右的时间内能够防止微生物的大量繁殖。但是，由于牛乳营养丰富，在抑菌物质消耗完后，微生物的繁殖很快。因此，鲜牛乳必须储藏在 4℃ 以下的环境中，并应尽快食用完。牛乳是维生素 B_2 的良好来源，但见光后容易损失。透明玻璃瓶装的牛乳在日光下暴晒 3h，其中的维生素 B_2 损失可达 90% 以上。维生素 C 在日光下暴露 12h 后，含量可从 12 mg/L 降低到 6 mg/L。因此，牛乳应使用不透明的容器盛装，并存放在避光处。

由于浓缩或干燥后的乳制品含有高浓度的蛋白质、糖类和脂类，在不当保存条件下容易发生褐变而使赖氨酸等氨基酸受到损失，也容易发生脂肪氧化而影响脂溶性维生素的稳定。因此，脱脂奶粉比全脂奶粉的保存期长。为避免脂肪氧化和褐变，奶粉宜储藏在阴凉处，并应用隔氧、避光包装。乳酪应储藏于 4℃ 以下的环境中，黄油应储藏在 0℃ 以下的环境中。

项目三 / 合理营养与平衡膳食

【主要内容】

我国居民的膳食健康状况及营养状况评价方法，中国居民膳食指南及膳食宝塔内容；食品营养标签的基本结构及意义；婴幼儿、孕妇、素食人群、老年人等特殊人群的营养膳食方法；营养与慢性病的关系及营养配餐的原则和方法。

【学习目标】

1. 熟悉中国居民膳食指南及膳食宝塔内容，并能够用于指导实践；

2. 掌握利用食品标签选购食品的方法；

3. 了解婴幼儿、孕妇、素食人群、老年人等特殊人群的营养膳食基本原则；

4. 了解营养与慢性病的关系，知晓营养配餐的基本设计思路。

模块一 合理膳食保障

【能力培养】

1. 认知中国居民膳食营养健康现状；

2. 熟悉健康体重的评价标准；

3. 熟悉世界流行的膳食模式。

任务一 认知中国居民膳食营养健康现状

营养是人类维持生命、生长发育和健康的重要物质基础，也是人类体能与智力发展的必要条件，是国民经济发展的重要保障。国民的膳食结构和营养状况是衡量一个国家或地区经济与社会发展水平、卫生保健水平和人口素质的重要指标。

我国历来高度重视国民健康，于 1959 年、1982 年、1992 年和 2002 年分别开展了四次有全国代表性的居民营养调查或监测，2010—2013 年，中国疾病预防控制中心组织实施了中国居民营养与健康状况监测。历年的调查结果对于了解我国城乡居民膳食结构、营养水平、相关慢性疾病的流行病学特点及变化规律，评价城乡居民营养与健康水平发挥了积极的作用，也为政府制定营养健康改善措施、疾病防治措施以及公共卫生政策等提供了重要的参考依据。

为进一步推进健康中国建设，提高人民健康水平，根据党的十八届五中全会战略部署，中共中央、国务院于 2016 年印发了《“健康中国 2030”规划纲要》，该纲要以提高人民健康水平为核心，把健康摆在优先发展的战略地位，立足国情，将促进健康的理念融入公共政策制定实施的全过程，加快形成有利于健康的生活方式、生态环境和经济社会发展模式，实现健康与经济社会良性协调发展。

一、食物摄入状况

2010—2012 年我国城乡居民平均每标准人日粮谷类食物摄入量为 338 g，其中米及其制品 178 g，面及其制品 143 g，其他谷类 17 g；平均每标准人日蔬菜的摄入量为 269 g，其中深色蔬菜 89 g，浅色蔬菜 180 g；平均每标准人日水果的摄入量为 41 g；平均每标准人日畜禽肉的摄入量为 90 g，其中猪肉摄入量 64 g，其他畜肉 8 g，内脏 3 g，禽肉 15 g；平均每标准人日蛋类的摄入量为 24 g；平均每标准人日鱼虾类食物摄入量 24 g；平均每标准人日奶类及其制品的摄入量为 25 g；平均每标准人日大豆及其制品的摄入量为 11 g；平均每标准人日食用油的摄入量为 42 g，其中植物油 37 g，动物油 5 g；平均每标准人日盐的摄入量为 10.5 g。

二、能量与营养素摄入状况

2012 年我国居民每人每天平均能量摄入量为 2172 kcal，蛋白质摄入量为 65 g，脂肪摄入量为 80 g，碳水化合物摄入量为 301 g，三大营养素供能充足，能量需要得到满足。我国城乡居民平均每标准人日视黄醇当量为 444 μg，维生素 B_1 为 0.9 mg，维生素 B_2 为 0.8 mg，平均每标准人日维生素 C 为 80 mg。城乡居民膳食维生素 A、维生素 B_1、维生素 B_2 和维生素 C 存在摄入不足风险的比例均较高，分别有77%、78%、90%和68%的人群摄入量低于EAR。

我国平均每标准人日钙摄入量为366 mg，与2002年相比，全国居民钙的摄入量略有下降，主要是农村居民钙的摄入量平均减少了48 mg。全国平均每标准人日铁摄入量为22 mg，与2002年相比，铁摄入量略有减少。全国平均每标准人日钠摄入量为5703 mg，城市高于农村，中小城市钠的摄入水平明显高于其他地区。与2002年相比，钠摄入量呈下降的趋势，平均减少566 mg。我国有96.6%的人群膳食钙摄入量低于EAR，绝大多数人群都存在着膳食钙摄入不足的风险。

三、膳食结构

1. 能量的食物来源

我国城乡居民能量的主要食物来源中，谷类食物占53.1%，动物性食物占15.0%，食用油占17.3%。城市居民和农村居民的结构有明显差异，城市居民能量来源于谷类的比例较低，来源于动物性食物和油脂类的比例较高。与2002年相比，城乡居民谷类食物提供的能量减少，动物性食物提供的能量比例增加。

2. 蛋白质的食物来源

我国城乡居民摄入的膳食蛋白质中，有47.3%来源于粮谷类食物，5.4%来源于大豆类食物，30.7%来源于动物性食物，16.6%来源于其他食物。与2002年相比，我国平均来源于动物性食物和大豆类食物的蛋白质比例增加了4.8%，其中农村居民增加了2.7%。

3. 脂肪的食物来源

我国城乡居民中来源于动物性食物的脂肪占膳食脂肪总量的35.9%，来源于植物性食物的脂肪占64.1%。与2002年相比，来源于动物性食物的脂肪所占比例减少了3.3%。

4. 能量的营养素来源

我国居民蛋白质提供的能量比例为12.1%，脂肪提供的能量比例为32.9%。全国城乡平均膳食脂肪供能比已经超过合理范围的高限（30%）。与2002年相比，我国平均脂肪提供能量的比例增加了3.3%。

四、营养与健康状况

1. 体格健康状况

2010—2012年，我国成年男性和成年女性的平均身高分别为167.1 cm和

155.5 cm，城市成年居民的身高在各年龄组均不同程度地高于农村；我国成年男性和成年女性的平均体重分别为 66.2 kg 和 57.3 kg，总体上男性和女性体重按照大城市、中小城市、普通农村、贫困农村的顺序依次下降。与 2002 年相比，我国居民平均体重处于上升趋势，农村增加幅度高于城市。

2. 营养健康状况

我国居民营养不良状况有所改善，特别是成年居民改善明显，但农村地区 6～17 岁儿童青少年营养不良率仍较高，农村老年人的营养不良率仍较高，城市青年女性因节食导致的营养不良问题也需要予以关注。

2012 年，我国居民贫血患病率比 10 年前明显下降，但青年女性、中年女性及老年人仍为贫血高发人群。

与 2002 年相比，我国儿童青少年超重率和肥胖率上升幅度分别为 113% 和 195%，农村增幅显著高于城市。成人超重率和肥胖率分别达到 30.1% 和 11.9%，与 2002 年相比，我国成人超重率和肥胖率分别上升了 32.0% 和 67.6%。

3. 慢性病状况

2012 年，全国居民慢性病死亡率占总死亡人数的 86.6%。心脑血管病、癌症和慢性呼吸系统疾病为主要死因，因上述疾病死亡的人占总死亡人数的 79.4%，除冠心病、肺癌等少数疾病死亡率有所上升外，多数慢性病的死亡率呈下降趋势。

我国成年人高血脂患病率增加。2012 年，全国 18 岁及以上成人高血压患病率为 25.2%，成年居民高血压患病率随年龄增加而显著升高，45～59 岁人群有接近 1/3 患有高血压，老年人有一半以上患有高血压。

从血脂异常患病率来看，18 岁及以上成人高胆固醇血症的患病率为 4.9%，胆固醇边缘升高患病率为 17.4%，高甘油三酯血症患病率为 13.1%，甘油三酯边缘升高患病率为 10.6%。

任务二　健康体重维持

食物摄入量和身体活动量是保持能量平衡、维持健康体重的两个主要因素，如果吃得过多或活动不足，多余的能量就会在体内以脂肪的形式积存下来，体重就会增加，造成超重或肥胖；相反，若吃得过少或活动过多，可由于能量摄入不足或能量消耗过多引起体重过低或消瘦。体重过高或过低都是不健康的表现，易让人患多种疾病，缩短人的寿命。

一、评价体重的方法

1. 身体质量指数 BMI

身体质量指数（body mass index，简称 BMI），是国际最常用来衡量体重健康与否的指标。BMI 值的计算方法是用体重（kg）除以身高（m）的平方得出的数字。我国健康成人（18～64 岁）的 BMI 应为 18.5～23.9。从降低死亡率的角度考虑，65 岁以上的老年人 BMI 达到 21.0～26.9 最为适宜。这一标准要比成年人范围更高些，成年人正常体重范围内较高一段和超重范围内较低一段 BMI 对老年人来说属于适宜体重。成人体重判断标准见表 3－1。

表 3－1　成人体重判断标准

健康体重判断	BMI 值
轻体重	BMI < 18.5
正常体重	18.5 ≤ BMI < 24.0
超重	24.0 ≤ BMI < 28.0
肥胖	BMI ≥ 28.0

儿童青少年处于生长发育阶段，除了身高和体重作为重要的发育和营养指标外，也可以使用不同性别、年龄的 BMI 判断标准。

尽管临床医生和研究人员经常利用 BMI 值来衡量一个人体重过轻或过重，但 BMI 值不能判断体内脂肪的含量和位置。因此，BMI 值不能应用于运动员（因为其肌肉发达）、孕妇及哺乳期女性（因为生育期间体重增加属于正常现象）、65 岁以上老人等特殊人群。

2. 腰围（waist circumference）

腰围是用来测定脂肪分布是否异常的指标，腹部脂肪过度积聚危害性最强，称为"腹型肥胖"（中心性肥胖）。判断标准为男性 ≥ 85 cm，女性 ≥ 80 cm。

3. 腰臀比（waist - to - hip ratio，WHR）

其评价标准为：男性大于 0.9，女性大于 0.8，可诊断为中心性肥胖。

4. 理想体重和肥胖度

（1）计算公式

理想体重（kg）= 身高（cm）- 105

肥胖度 = ［（实测体重 - 理想体重）÷ 理想体重］×100%

（2）肥胖的判定标准

实际体重超过理想体重 10% 为超重，超过 20% 及以上即认为是肥胖。其中超过 20%~30% 为轻度肥胖，超过 30%~50% 为中度肥胖，超过 50% 以上为重度肥胖，超过 100% 为病态肥胖。

二、体重异常的危害

国内外多项研究表明，体重与健康之间有密切的关系，体重过轻或过重都会对健康造成明显影响。

1. 体重过轻的危害

长期体重过轻会导致脱发、厌食症、不孕不育、溃疡、眩晕、月经不调，老年人体重过低还会增加骨质疏松症的患病风险，也有研究表明过轻体重会影响人的思维和推理能力。此外，体重过轻病人的营养状况也比正常人更容易恶化，也会增加很多危险。研究表明，事实上，癌症患者经常死于饥饿，而并非癌症本身；心脏病也会对过瘦人群产生更坏的影响。因此，体重过轻的人应适当增加体重，这样可以存储能量、保护骨骼，并预防性地积存一定的营养物质。

2. 超重和肥胖的危害

（1）超重肥胖对健康的影响

成人超重和肥胖都可能增加死亡和患病的危险性，从而导致预期寿命的减损和过早死亡率增加。据 2009 年《柳叶刀》报道，肥胖者的死亡率明显高于体重正常者。BMI 每增加 5 kg/m^2，总死亡率上升 30%，心血管疾病患病率增加 40%，至少缩短预期平均寿命 20 年。在世界范围内，肥胖是心血管疾病的独立危险因素，已经成为广大科学家的共识。同样，肥胖也是癌症的重要影响因素。对于许多癌症，例如食管腺癌、胰腺癌、直肠癌等，研究证据已经从相关性证据上升为因果关系证据。科学证据越来越充分，肥胖与癌症的关系变得更加清晰。有关研究还表明，2 型糖尿病、肿瘤、心血管疾病、肝胆疾病、哮喘、骨关节等疾病的危险度与超重和肥胖的程度呈正相关。

（2）肥胖对儿童青少年健康的影响

儿童青少年处于身体生长发育的重要阶段，除了体型的快速改变之外，他们身体中各器官的生理功能，以及心理和精神也处于发育成熟阶段。如果儿童青少年在生长发育过程中，合成过多的脂肪细胞或脂肪组织，势必会对脂肪所包围的组织器官，以至对整个机体造成不利的影响。有研究表明，儿童期的超重和肥胖可以延续到成年，成人发生超重和肥胖与儿童期的体重有密切的关系。儿童肥胖会对心血管系统、内分泌系统、呼吸系统、骨骼、心理行为及认知、智力等方面带来诸多危害。

儿童肥胖不但影响儿童生长发育，还是成年期心血管疾病、糖尿病等危险因素之一。大量研究表明，儿童期的肥胖可延续至成年后。儿童肥胖对儿童身心健康的影响，特别是肥胖儿童的行为异常问题，更值得重视。有研究表明，肥胖儿童社交能力无法得到很好的锻炼，他们容易出现抑郁、自卑的情绪变化，从而表现出被动、退缩等个性行为特征。因此，提高肥胖儿童的社会适应能力，应该以健康教育和行为矫正为基础。我们呼吁家长、教师、医务工作者积极参与并制订相应的行动计划，以帮助肥胖儿童改善心理障碍的状态，矫正行为异常，提高他们的社会适应能力。

任务三　认知世界膳食模式

膳食模式是指膳食中各类食物的种类、数量及其在膳食中所占的比重，可以根据各类食物所能提供的能量及各种营养素的数量和比例来衡量膳食模式的组成是否合理。

根据动植物性食物在膳食构成中的比例划分不同的膳食模式，一般将世界各国的膳食结构分为以下四种模式。

一、东方膳食模式

也称温饱模式，该膳食模式以植物性食物为主，动物性食物为辅。大多数发展中国家如印度、巴基斯坦、孟加拉和非洲一些国家等属此类型。其特点是谷物食物消费量大，动物性食物消费量小，牛奶及奶制品摄入不足，植物性食物为人体提供的能量占总能量的近90%，动物性蛋白质一般少于蛋白质总量的20%。平均能量摄入为2000~2400 kcal，蛋白质仅50 g左右，脂肪仅30~40 g，膳食纤维充足，来自动物性食物的营养素如铁、钙、维生素 A的摄入量常会出现不足。这类膳食容易出现蛋白质–热能营养不良，以致体质较弱，健康状况不良，劳动能力下降，但有利于血脂异常和冠心病等营养慢性病的预防。

二、经济发达国家膳食模式

也称富裕型模式，该膳食模式以动物性食物为主，是多数欧美发达国家如美国及西欧、北欧等国的典型膳食结构，属于营养过剩型膳食。食物摄入特点是粮谷类食物消费量小，动物性食物及食糖的消费量大。肉类 300 g 左右，食糖甚至高达 100 g，奶和奶制品 300 g、蛋类 50 g。人均日摄入能量高达 3300 kcal，蛋白质 100 g 以上，脂肪 130 ~ 150 g。以高能量、高脂肪、高蛋白质、低膳食纤维膳食为主要特点。这种膳食模式容易造成肥胖、高血压、冠心病、糖尿病等营养过剩型慢性病发病率上升。

三、日本膳食模式

该膳食模式是一种动植物食物较为平衡的膳食结构，以日本为代表。膳食中动物性食物与植物性食物比例比较适当。其特点是谷类的消费量平均每天 300 ~ 400 g；动物性食品消费量平均每天 100 ~ 150 g，其中海产品比例达到 50%；奶类 100 g 左右；蛋类、豆类各 50 g 左右；蛋白质为 70 ~ 80 g，动物蛋白质占总蛋白的 50% 左右；脂肪 50 ~ 60 g。能量和脂肪的摄入量低于欧美发达国家，平均每天能量摄入为 2000 kcal 左右。膳食模式既保留了东方膳食的特点，又吸取了西方膳食的长处，少油、少盐、多海产品，蛋白质、脂肪和碳水化合物的供能比合适，有利于避免营养缺乏病和营养过剩性疾病，膳食结构基本合理。

四、地中海膳食模式

居住在地中海地区的居民所特有的膳食模式，包括希腊、西班牙、法国和意大利南部等位处地中海沿岸的国家和地区，其突出特点是富含植物性食物，包括谷类（每天 350 g 左右）、水果、蔬菜、豆类、果仁等；每天食用适量的鱼、禽类、少量蛋、奶酪和酸奶；每天食用畜肉（猪、牛和羊肉及其产品）的次数不多，主要的食用油是橄榄油；大部分成年人有饮用葡萄酒的习惯。脂肪提供的能量占膳食总能量的 25% ~ 35%，饱和脂肪所占比例较低，在 7% ~ 8%。此膳食模式的突出特点是饱和脂肪摄入量低，不饱和脂肪摄入高，膳食含大量复合碳水化合物，果蔬类摄入量较高。地中海地区居民心脑血管疾病发病率很低，因此地中海膳食模式是很多国家推崇的健康膳食模式，该膳食模式与我国《中国居民膳食指南》中倡导的高纤维、高维生素、低脂的饮食指导原则是一致的，是一种现代营养学所推荐的膳食模式。

模块二 中国居民膳食指南与平衡膳食宝塔

【能力培养】

1. 熟悉中国居民膳食营养指南的核心内容；
2. 熟悉中国居民平衡膳食宝塔及平衡膳食餐盘；
3. 知晓利用标签选购食品的基本方法。

膳食指南（dietary guidelines，DG）是根据营养科学原则和百姓健康需要，结合当地食物生产供应情况及人群生活实践，给出的食物选择和身体活动的指导意见。各国的膳食指南均由政府或国家级营养专业团体研究制定，是健康教育和公共政策的基础性文件，是国家实施和推动食物合理消费及改善人群营养健康行动的一个重要组成部分。

我国很早就制定了指导国民平衡膳食、促进健康的膳食指南。随着时代发展，我国居民膳食消费和营养状况发生了变化，为了更加契合百姓健康需要和生活实际，受中华人民共和国国家卫生和计划生育委员会委托，2014 年中国营养学会组织《中国居民膳食指南》修订专家委员会，依据近期我国居民膳食营养问题和膳食模式分析以及食物与健康科学证据报告，参考国际组织和其他国家膳食指南修订的经验，对我国《中国居民膳食指南 2016》进行修订。经过《中国居民膳食指南》修订专家委员会和技术工作组百余位专家两年来的工作，并广泛征求相关领域专家、政策研究者、管理者、食品行业消费者的意见，最终形成《中国居民膳食指南（2022）》系列指导性文件。

《中国居民膳食指南（2022）》由一般人群膳食指南、特定人群膳食指南和中国居民平衡膳食实践三部分内容组成。一般人群膳食指南适用于 2 岁以上健康人群，共有 8 条平衡膳食准则，在每个核心条目下设有提要、核心推荐、实践应用、科学依据、知识链接 5 个部分。提要是对条目中心内容、核心推荐和实践应用进行总结；核心推荐是对实现核心条目建议的具体化操作要点；实践应用是对核心推荐内容的系统阐述；科学依据总结和分析了1997—2014 年对同一问题科学研究的系统综述和荟萃分析，集中了科学界的主流观点和共识；知识链接介绍与本条目有关的一些信息资料。指南特别结合我国居民的营养现况问题，推荐了解决方案和建议。特定人群膳食指南包括孕妇乳母膳食指南、婴幼儿喂养指南（0~24月龄）、儿童少年（2~5岁、6~17岁）膳食指南、老年人群膳食指南（≥65岁）和素食人群膳食指南。除0~24月龄婴幼儿喂养指南外，特定人群膳食指南是根据不同年龄阶段人群的生理和行为特点，在一般人群膳食指南基础上进行补充。为了更好地传播和实践膳食指南的主要内容和思想，修订了2016版的中国居民平衡膳食宝塔，使其具有更强的可读性和操作性。

任务一　《中国居民膳食指南（2022）》核心内容

一、食物多样，合理搭配

食物多样，合理搭配是平衡膳食模式的基本原则。多样的食物应包括谷薯类、蔬菜水果类、畜禽鱼蛋奶类、大豆坚果类等。建议平均每天摄入12种以上食物，每周25种以上。谷类为主是平衡膳食模式的重要特征，建议平均每天摄入谷类食物200~300 g，其中全谷物和杂豆类50~150 g，薯类50~100 g。每天的膳食应合理组合和搭配，平衡膳食模式中碳水化合物供能占膳食总能量的50%~65%，蛋白质占10%~15%，脂肪占20%~30%。

二、吃动平衡，健康体重

体重是评价人体营养和健康状况的重要指标，运动和膳食平衡是保持健康体重的关键。各个年龄段人群都应该坚持每天运动、维持能量平衡、保持健康体重。体重过低和过高均易增加疾病的发生风险。推荐每周应至少进行5天中等强度身体活动，累计150 min以上；坚持日常身体活动，主动身体活动最好每天6000步；注意减少久坐时间，每小时起来动一动，动则有益。

三、多吃蔬果、奶类、全谷、大豆

蔬菜、水果、奶类和大豆及其制品是平衡膳食的重要组成部分，坚果是膳食的有益补充。蔬菜和水果是维生素、矿物质、膳食纤维和植物化学物的重要来源，奶类和大豆类富含钙、优质蛋白质和B族维生素，对降低慢性病的发病风险具有重要作用。推荐餐餐有蔬菜，每天摄入不少于300 g蔬菜，深色蔬菜应占 1/2。推荐天天吃水果，每天摄入 200 ~ 350 g 新鲜水果，果汁不能代替鲜果。吃各种各样的奶制品，摄入量相当于每天 300 mL 以上液态奶。经常吃全谷物、豆制品，适量吃坚果。

四、适量吃鱼、禽、蛋、瘦肉

鱼、禽、蛋和瘦肉可提供人体所需要的优质蛋白质、维生素 A、B 族维生素等，有些也含有较高的脂肪和胆固醇。目前我国畜肉消费量高，过多摄入对健康不利，应当适量食用。动物性食物优选鱼和禽类，鱼和禽类脂肪含量相对较低，鱼类含有较多的不饱和脂肪酸。蛋类各种营养成分齐全，瘦肉脂肪含量较低。过多食用烟熏和腌制肉类可增加部分肿瘤的发生风险，应当少吃。推荐成年人平均每天摄入动物性食物总量为 120 ~ 200 g，相当于每周摄入鱼类 2 次或 300 ~ 500 g、畜禽肉 300 ~ 500 g、蛋类 300 ~ 350 g。

五、少盐少油，控糖限酒

我国多数居民食盐、烹调油和脂肪摄入过多，是目前肥胖、心脑血管疾病等慢性病发病率居高不下的重要因素，因此应当培养清淡饮食习惯，推荐成年人每天摄入食盐不超过 5 g、烹调油 25 ~ 30 g，避免过多动物性油脂和饱和脂肪酸的摄入。过多摄入添加糖可增加龋齿和超重的发生风险，建议不喝或少喝含糖饮料，推荐每天摄入糖不超过 5 g 最好控制在 25 g 以下。儿童青少年、孕妇、乳母不应饮酒，成年人如饮酒，一天饮酒的酒精量不超过 15 g。

六、规律进餐，足量饮水

规律进餐是实现合理膳食的前提，应合理安排一日三餐，定时定量、饮食有度，不暴饮暴食。早餐提供的能量应占全天总能量的 25% ~ 30%，午餐占 30% ~ 40%，晚餐占 30% ~ 35%。水是构成人体成分的重要物质并发挥着多种生理作用。水摄入和排出的平衡可以维护机体适宜水合状态和健康。建议低身体活动水平的成年人每天饮 7 ~ 8 杯水，相当于男性每天喝水 1700 mL，女性每天喝水 1500 mL。每天主动、足量饮水，推荐喝白水或茶水，不喝或少喝含糖饮料。

七、会烹会选，会看标签

食物是人类获取营养、赖以生存和发展的物质基础，在生命的每一个阶段都应该规划好膳食。了解各类食物营养特点，挑选新鲜的、营养素密度高的食物，学会通过食品营养标签的比较，选择购买较健康的包装食品。烹饪是合理膳食的重要组成部分，学习烹饪和掌握新工具，传承当地美味佳肴，做好一日三餐，家家实践平衡膳食，享受营养与美味。如在外就餐或选择外卖食品，按需购买，注意适宜份量和荤素搭配，并主动提出健康诉求。

八、公筷分餐，杜绝浪费

日常饮食卫生应首先注意选择当地的、新鲜卫生的食物，不食用野生动物。食物制备生熟分开，储存得当。多人同桌，应使用公筷公勺、采用分餐或份餐等卫生措施。勤俭节约是中华民族的文化传统，人人都应尊重和珍惜食物，在家在外按需备餐，不铺张不浪费。从每个家庭做起，传承健康生活方式，树饮食文明新风。社会餐饮应多措并举，倡导文明用餐方式，促进公众健康和食物系统可持续发展。

任务二　中国居民平衡膳食宝塔与食品标签

一、中国居民平衡膳食宝塔

《中国居民平衡膳食宝塔（2022）》是2022膳食指南的主图形，具体体现了2022膳食指南的核心推荐内容，它是根据中国居民膳食指南的核心内容，结合中国居民膳食的实际情况，把平衡膳食的原则转化成各类食物的重量，便于人们在日常生活中实行。其遵循平衡膳食的原则，体现了比较理想的营养基本构成。膳食宝塔共分五层，包含我们每天应当吃的各类主要食物。膳食宝塔各层位置和面积不同，这在一定程度上反映出各类食物在膳食中的地位和应占的比重。

1. 第一层谷薯类食物

谷薯类是膳食能量的主要来源（碳水化合物提供总能量的50%～65%），也是多种微量营养素和膳食纤维的良好来源。膳食指南中推荐2岁以上健康人群的膳食应做到食物多样、合理搭配。谷类为主是合理膳食的重要特征。在1600～2400 kcal能量需要量水平下的一段时间内，建议成年人每人每天摄入谷类200～300 g，其中包含全谷物和杂豆类50～150 g。另外，薯类50～100 g，从能量角度，相当于15～35 g大米。

谷类、薯类和杂豆类是碳水化合物的主要来源。谷类包括小麦、稻米、玉米、高粱等及其制品，如米饭、馒头、烙饼、面包、饼干、麦片等。全谷物保留了天然谷物的全部成分，是理想膳食模式的重要组成，也是膳食纤维和其他营养素的来源。杂豆包括大豆以外的其他干豆类，如红小豆、绿豆、芸豆等。我国传统膳食中整粒食物常见的有小米、玉米、绿豆、红豆、荞麦等，现代加工产品有燕麦片等，因此把杂豆与全谷物归为一类。2岁以上人群都应保证全谷物的摄入量，以此获得更多营养素、膳食纤维和健康益处。薯类包括马铃薯、红薯等，可替代部分主食。

2. 第二层蔬菜水果

蔬菜水果是膳食指南中鼓励多摄入的两类食物。在1600～2400 kcal能量需要量水平下，推荐成年人每天蔬菜摄入量至少达到300 g，水果200～350 g。蔬菜水果是膳食纤维、微量营养素和植物化学物的良好来源。蔬菜包括嫩茎、叶、花菜类、根菜类、鲜豆类、茄果瓜菜类、葱蒜类、菌藻类及水生蔬菜类等。深色蔬菜是指深绿色、深黄色、紫色、红色等有颜色的蔬菜，每类蔬菜提供的营养素略有不同，深色蔬菜一般富含维生素、植物化学物和膳食纤维，推荐每天占总体蔬菜摄入量的1/2以上。

水果多种多样，包括仁果、浆果、核果、柑橘类、瓜果及热带水果等。推荐吃新鲜水果，在鲜果供应不足时可选择一些含糖量低的干果制品和纯果汁。

3. 第三层鱼、禽、肉、蛋等动物性食物

鱼、禽、肉、蛋等动物性食物是膳食指南推荐适量食用的食物。在1600～2400 kcal能量需要量水平下，推荐每天鱼、禽、肉、蛋摄入量共计120～200 g。新鲜的动物性食物是优质蛋白质、脂肪和脂溶性维生素的良好来源，建议每天畜食肉的摄入量为40～75 g，少吃加工类肉制品。目前我国汉族居民的肉类摄入以猪肉为主且增长趋势明显。猪肉脂肪含量较高，应尽量选择瘦肉或禽肉。常见的水产品包括鱼、虾、蟹和贝类，此类食物富含优质蛋白质、脂类、维生素和矿物质，推荐每天摄入量为40～75 g，有条件可以优先选择。蛋类包括鸡蛋、鸭蛋、鹅蛋、鹌鹑蛋、鸽子蛋及其加工制品，蛋类营养价值较高，推荐每天1个鸡蛋（相当于50 g左右），吃鸡蛋不要丢弃蛋黄。蛋黄含有丰高的营养成分，如胆碱、卵磷脂、胆固醇、维生素A、叶黄素，锌、B族维生素等、无论对多大年龄人群都具有健康益处。

4. 第四层乳类、大豆和坚果

乳类、大豆和坚果是蛋白质和钙的良好来源，营养素密度高。在 1600 ~ 2400 kcal 能量需要量水平下，推荐每天应至少摄入相当于鲜奶 300 g 的奶类及奶制品。在全球奶制品消费中，我国居民摄入量一直很低，多吃各种各样的乳制品，有利于提高乳类摄入量。

大豆包括黄豆、黑豆、青豆，其常见的制品如豆腐、豆浆，豆腐干及千张等。坚果包括花生、葵花籽、核桃、杏仁、榛籽等，部分坚果的营养价值与大豆相似，富含必需脂肪酸和必需氨基酸。推荐大豆和坚果摄入量共为 25 ~ 35 g，其他豆制品摄入量需按蛋白质含量与大豆进行折算。坚果无论作为菜看还是零食，都是食物多样化的良好选择，建议每周摄入 70 g 左右（相当于每天 10 g 左右）。

5. 第五层烹调油和盐

油盐作为烹饪调料必不可少，但建议尽量少用推荐成年人平均每天烹调油不超过25 ~ 30 g，食盐摄入量不超过 5 g。按照 DRIs 的建议，1 ~ 3 岁人群膳食脂肪供能比应占膳食总能量 35%；4 岁以上人群占 20% ~ 30%。在 1600 ~ 2400 kcal 能量需要量水平下脂肪的摄入量为 36 ~ 80 g。其他食物中也含有脂肪，在满足平衡膳食模式中其他食物建议量的前提下，烹调油需要限量。按照25 ~ 30 g 计算，烹调油提供 10% 左右的膳食能量。烹调油包括各种动植物油，植物油如花生油、大豆油、菜籽油、葵花籽油等，动物油如猪油、牛油、黄油等。烹调油也要多样化，应经常更换种类，以满足人体对各种脂肪酸的需要。我国居民食盐用量普遍较高，盐与高血压关系密切，限制食盐摄入量是我国长期行动目标。除了少用食盐外，也需要控制隐形高盐食品的摄入量。

酒和添加糖不是膳食组成的基本食物，烹饪使用和单独食用时也都应尽量避免。

6. 运动和饮水

身体活动和水的图示仍包含在可视化图形中，强调增加身体活动和足量饮水的重要性。水是膳食的重要组成部分，是一切生命活动必需的物质，其需要量主要受年龄、身体活动、环境温度等因素的影响。低身体活动水平的成年人每天至少饮水 1500 ~ 1700 mL（7 ~ 8 杯），在高温或高身体活动水平的条件下，应适当增加饮水量。饮水不足或过多都会对人体健康带来危害。来自食物中水分和膳食汤水大约占1/2，推荐一天中饮水和整体膳食（包括食物中的水、汤、粥、奶等）水摄入共计 2700 ~ 3000 mL。身体活动是能量平衡和保持身体健康的重要手段。运动或身体活动能有效地消耗能量,保持精神和机体代谢的活跃性。鼓励养成天天运动的习惯,坚持每天多做一些消耗能量的活动。推荐成年人每天进行至少相当于快步走 6000 步以上的身体活动,每周最好进行 150 min 中等强度的运动,如骑车、跑步、庭院或农田的劳动等。一般而言,低身体活动水平的能量消耗通常占总能量消耗的 1/3 左右,而高身体活动水平者可高达 1/2。加强和保持能量平衡,需要通过不断摸索,关注体重变化,找到食物摄入量和运动消耗量之间的平衡点。

二、中国居民膳食平衡餐盘

中国居民平衡膳食餐盘(Food Guide Plate)是指导中国居民科学平衡膳食的重要工具。餐盘是按照平衡膳食原则,在不考虑烹饪用油盐的前提下,描述了一个人一餐中膳食食物的种类构成和大致比例。餐盘更加直观,一餐膳食的食物组合搭配轮廓清晰明了。餐盘分成 4 部分,分别是谷薯类、动物性食品和富含蛋白质的大豆蔬菜和水果,餐盘旁的一杯牛奶提示其重要性。此餐盘适用于 2 岁以上人群,是一餐中的食物基本构成的描述。与平衡膳食宝塔相比,"平衡膳食餐盘"更加简明,容易记忆和操作。2 岁以上人群都可参照此结构计划膳食,即便是对素食者而言,也很容易替换肉类为豆类,以获得充足的蛋白质。膳食指南强调的细节,如谷物中的 50 ~ 150 g 应该是全谷物食物,适当薯类摄入量,喝水而不要喝含糖的饮料,选择低盐食物等,并不能一一在平衡膳食餐盘中得到表达,还需要参照膳食指南中的内容进行具体解读。

任务三　熟悉食品标签的价值

食品标签是指预包装食品容器上的文字、图形、符号,以及一切说明物。食品标签的所有内容,不得以错误的、引起误解的或欺骗性的方式描述或介绍食品。食品标签上标注的内容包括食品名称、配料表、营养成分表、生产日期、保质期、质量(品质)等,消费者可通过食品标签了解食物是否新鲜以及食品的产品特点、营养信息等。因此,消费者在购买食物时要留意食品标签,尤其是以下三个方面的信息。

一、食品名称

包装食品必须采用表明食品真实属性的专用名称；当国家标准或行业标准中已规定了某食品的一个或几个名称时，应选用其中的一个；无上述规定的名称时，必须使用不使消费者误解或混淆的常用名称或俗名；为避免消费者误解或混淆食品的真实属性、物理状态和制作方法，可以在食品名称前附加或在食品名称后注明相应的词或短语。

二、配料表

食品配料表中的各种配料应标示反映配料真实属性的具体名称。除单一配料的食品外，食品标签上必须标明配料表。各种配料必须按加入量的递减顺序——排列（加入量不超过2%的配料可以不按递减顺序排列）。如果某种配料本身是由两种或两种以上的其他配料构成的复合配料，必须在配料表中标明复合配料的名称，再在其后加括号，按加入量的递减顺序——列出原始配料。当复合配料在国家标准或行业标准中已有规定名称，其加入量小于食品总量的25%时，则不必将原始配料标出，但其中的食品添加剂必须标出。当加工过程中所用的原料已改变为其他成分时（指发酵产品，如酒、酱油、醋等），为了表明产品的本质属性，可用"原料"或"原料与配料"代替"配料"。

三、食品营养标签

食品营养标签包括营养成分表、营养声称和营养成分功能声称。营养标签是预包装食品标签的一部分，是向消费者提供食品营养信息和特性的说明，也是消费者直观了解食品营养成分、特征的有效方式。营养标签标准是食品安全国家标准，属于强制执行的标准。

通过实施营养标签标准，要求预包装食品必须标示营养标签内容，一是有利于宣传普及食品营养知识，指导公众科学选择膳食；二是有利于促进消费者合理平衡膳食和身体健康；三是有利于规范企业正确标示营养标签，科学宣传有关营养知识，促进食品产业健康发展。食品营养标签标示的任何营养信息，应真实、客观，不得标示虚假信息，不得夸大产品的营养作用或其他作用。

根据《食品安全国家标准　预包装食品营养标签通则》（GB 28050—

2011）的规定，营养标签规定了能量、蛋白质、脂肪、碳水化合物和钠是强制标示出的成分。如果食品配料含有或生产过程中使用了氢化和（或）部分氢化油脂时，在营养成分表中还应标示出反式脂肪（酸）的含量。能量和核心营养素的营养标签见表3-2。

营养标签中的营养成分表是标示食品中能量和营养成分的名称、含量及其占营养素参考值（Nutrition Reference Values，NRV）百分比的规范性表格。营养素参考值是用于比较食品营养成分含量高低的参考值，专用于食品营养标签。营养成分含量与NRV进行比较，能使消费者更好地理解营养成分含量的高低。营养成分含量占营养素参考值（NRV）的百分数计算公式为：

$$NRV\% = \frac{X}{NRV} \times 100\%$$

式中X为食品中某营养素的含量；NRV为该营养素的推荐日摄入量。

表3-2 能量和核心营养素的营养标签

项目	每100 g或100 mL或每份	营养素参考值或NRV%
能量	千焦（kJ）	%
蛋白质	克（g）	%
脂肪	克（g）	%
碳水化合物	克（g）	%
钠	毫克（mg）	%

食品标签营养素参考值（NRV）是食品营养标签上比较食品营养素含量多少的参考标准，是消费者选择食品时的一种营养参照尺度。消费者可以通过NRV可以知晓食物的核心营养素含量，也能够评价自己摄取的营养素占一天所需的百分比，以便更灵活、科学地调整食物摄取量。

总之，食品标签是向消费者传递产品信息的载体。食品标签不仅是消费者了解食品及其信息的窗口，也是提高消费者辨别、认知食品能力的良好措施。同时，食品标签对于传播食品营养和安全信息也是一个有效途径。

114

模块三　特殊人群营养

【能力培养】

1. 了解孕妇、乳母、婴幼儿、儿童青少年、老年人、素食人群、运动员以及特殊环境人群的生理特点；

2. 了解孕妇、乳母、婴幼儿、儿童青少年、老年人、素食人群、运动员以及特殊环境人群的营养需求和营养膳食方法。

特殊人群包括孕妇、乳母、婴幼儿、儿童青少年、老年人、素食人群、运动员以及特殊环境人群。不同的生理阶段、身体状态及处于不同环境的人群在生理状况及营养代谢方面有其各自的特点，因此，他们的营养需求和膳食模式安排也有所不同。合理营养、平衡膳食是提高健康水平和生命质量的保障。

任务一　孕妇的营养膳食

孕妇是指处于妊娠特定生理状态下的人群，孕期妇女通过胎盘将胎儿生长发育所需营养转运给胎儿。与非孕同龄妇女相比，孕妇对营养的需求除了自身需求之外，还要满足胎儿生长发育的需要。因此，孕妇的合理、营养、平衡的膳食供给对母体健康和下一代的身心健康发育有着重要的意义。

一、妊娠期生理特点

妊娠期间，为适应和满足胎儿的生长发育需求，母体自身会发生一系列生理变化，主要表现为内分泌与代谢（基础代谢增高，合成代谢增强）；消化系统（孕早期出现味觉和嗅觉改变、恶心、呕吐等早孕反应，孕中后期胃肠蠕动减弱，出现消化不良、便秘等现象）；血液（血容量增大，血细胞来不及补充，血清总蛋白下降）；肾脏（肾脏负担加重，肾小管通透性增加）；体重（母体体重平均增加约 12 kg）等发生改变。

二、妊娠期营养素需要

由于孕期发生上述生理变化，故其营养素需要也应进行相应调整。

1. 能量

合理摄取能量是成功妊娠的基础。孕妇在孕早期基础代谢并无明显变化，到孕中期逐渐升高，孕晚期基础代谢较孕前增加约 15%～20%。因此，孕早期不需要增加能量，孕中后期由于胎儿生长发育，母体乳房、胎盘等组织增长，蛋白质、脂肪需要储备，故推荐孕中期后能量 RNI 在非孕基础上增加 200 kcal/d。其中，蛋白质、脂肪、碳水化合物供能比例应分别控制在 12%～16%，25%～30% 和 55%～65%。

由于孕期对营养素需要的增加大于对能量需要的增加，通过增加食物摄入量以增加营养素摄入，极易引起体重的过多增长。而保证适宜能量摄入的最佳途径是尽量选择营养素密度高的食物，尽量控制单纯能量密度高的食物，最为简单的方法是密切监测和控制孕期每周体重的增加。一般建议根据体重的增减来调整饮食。

2. 蛋白质

孕妇必须摄入足够多的蛋白质，以满足自身及胎儿生长发育的需要。整个孕期蛋白质的储备量约 910 g。中国营养学会建议孕早、中、晚三期蛋白质每日推荐量分别增加 5 g、15 g、20 g，其中优质蛋白供给至少应占蛋白质总量的 1/3 以上。

3. 脂类

脂类是胎儿神经系统和视网膜的重要组成成分。《中国居民膳食营养素参考摄入量（2013 版）》建议，孕妇膳食脂肪应占总能量的 25%～30%，其中饱和脂肪酸、单不饱和脂肪酸、多不饱和脂肪酸分别为 <10%、10% 和 10%，$n-6$ 与 $n-3$ 多不饱和脂肪酸的比值为（4-6）∶1。$n-3$ 多不饱和脂肪酸 DHA 的母体是 α-亚麻酸，$n-6$ 多不饱和脂肪酸 ARA 的母体是亚油酸，二者均不能在人体内合成，必须从食物中摄取。亚油酸几乎存在于所有植物油中，而 α-亚麻酸仅存在于大豆油、亚麻籽油、低芥酸菜籽油等少数油中。DHA 和 ARA 也可来源于鱼、鱼油及鸡蛋黄。因此，适量的海产品是较平衡的必需脂肪酸的重要来源。

4. 碳水化合物

碳水化合物直接为机体提供能量。孕妇能量摄入量的 55%～65% 应来源于碳水化合物，尤其是复合碳水化合物，如全谷类、蔬菜、水果等。此外，孕妇每日应摄入 25～30 g 膳食纤维来防止便秘。

5. 矿物质

（1）钙

妊娠期妇女对钙的需要量显著增加，胎儿需要母体摄取大量的钙以供应生长发育的需要。营养调查显示，我国孕期妇女膳食钙的实际摄入量为 500～800 mg/d。研究显示，孕期钙的补充可降低母体患妊高征和先兆子痫的危险。孕期钙供给不足，母体可能出现小腿抽筋、手足抽搐的情况，严重时还可影响母体的骨密度，导致软骨病，胎儿也可能患先天性佝偻病。

一个成熟胎儿体钙约 30 g，在孕早、中、晚期日均积累量分别为 7 mg、110 mg 和 350 mg，加上维持母体钙代谢平衡对钙的需要量约 300 mg/d，再考虑食物中钙的吸收率约 30%，《中国居民膳食营养素参考摄入量（2013 版）》建议孕早、中、晚期妇女钙的 AI 分别为 800 mg、1000 mg、1200 mg/d，UL 值为 2000 mg/d。过多钙摄入可能导致孕妇便秘，也可能影响其他营养素的吸收。钙的最好来源是奶及奶制品、豆类及其制品。此外，芝麻和小虾皮等海产品也是钙良好的食物来源。膳食中摄入不足时也可通过钙制剂进行补充。

（2）铁

铁缺乏易引发贫血，妊娠期母体对铁的需要量显著增加。美国疾病控制中心对低收入妇女孕期营养调查显示，在孕早、中、晚期缺铁性贫血患病率分别为 10%、14% 和 33%。研究表明，早产和婴儿低出生体重与孕早期铁缺乏有关。孕期母体内铁的储留量约为 1000 mg，其中胎儿体内约 300 mg，红细胞增加约需 450 mg，其余储留在胎盘中。随着胎儿、胎盘的娩出及出血，约损失孕期储留铁量的 80%，仅 200 mg 左右的铁保留在母体内。按此计算，孕期妇女平均每日需储备铁 3.57 mg。孕 30～34 周，铁的需要达到高峰，每天即需要铁 7 mg。

《中国居民膳食营养素参考摄入量（2013 版）》建议孕妇孕早、中、晚期每天铁的 AI 分别为 15 mg、25 mg、35 mg。动物肝脏、血、瘦肉等食物铁含量丰富且吸收率较高，是铁的良好来源。此外，豆类及绿色蔬菜（如油菜、芥菜、雪里蕻、菠菜、莴笋叶等）含铁量也相对较多。必要时还可在医生的指导下服用铁制剂。

（3）碘

孕妇碘缺乏可使孕妇甲状腺素合成减少，导致甲状腺功能减退，降低母体的新陈代谢，并因此减少对胎儿营养素的供给。孕妇碘缺乏还会导致胎儿甲状腺功能低下，从而引起以生长发育迟缓、认知能力降低为特征的呆小症。

孕早期碘缺乏引起的甲状腺功能低下导致的神经损害更为严重。这些症状都可以通过纠正孕早期母体碘缺乏来预防。中国营养学会建议孕期妇女膳食碘 RNI 为 200 μg/d。我国目前采用食盐强化碘来预防高危人群的碘缺乏，已取得明显成效。此外，在孕期也可每周进食一次富碘的海产品。

（4）锌

母体摄入充足的锌可促进胎儿的生长发育，预防胎儿先天性畸形。妊娠期间储留在母体和胎儿组织中的总锌量约为 100 mg，其中约 53 mg 储存在胎儿体内。血浆锌水平一般在妊娠早期就开始下降，孕早期妇女比非孕妇女低约 35%，故孕期应增加锌的摄入量。中国营养学会建议锌 RNI 为孕早期为 11.5 mg/d，孕中、晚期 16.5 mg/d。部分专家建议素食、高纤维素膳食人群、大量吸烟者、多次妊娠者及大量摄入钙剂、铁剂者，应额外补锌 15 mg/d。由于拮抗作用，铁剂补充大于 30 mg/d 可能干扰锌的吸收，故建议缺铁性贫血孕妇在补铁的同时额外补充锌。

5. 维生素

（1）维生素 A

早产、胎儿宫内发育迟缓及低出生体重与孕妇维生素 A 缺乏有关。受孕前每周补充维生素 A 可降低孕妇死亡率。但孕早期过量摄入维生素 A 可导致自发性流产和新生儿先天性缺陷，包括中枢神经系统畸形、颅面部和心血管畸形等。中国营养学会建议孕早期及中晚期维生素 RNI 为 800 μg RE/d 和 900 μg RE/d。维生素 A 可通过摄入动物肝脏、牛奶、蛋黄、深绿色及橙黄色果蔬等来补充，也可采用营养素补充剂、维生素 A 强化食品，但应控制总量，避免过量摄入。

（2）维生素 D

孕妇维生素 D 缺乏可导致新生儿手足抽搐、牙釉质发育不良以及母体软骨症。维生素 D 可通过紫外线照射皮肤合成，在高纬度、缺乏日光的北方地区，尤其冬季户外活动较少的情况下，维生素 D 合成不足，再加上含维生素 D 的食物有限，故维生素 D 的补充极为重要。中国营养学会建议孕期维生素 D 的 RNI 为 10 μg/d。

（3）维生素 K

维生素 K 是与凝血有关的维生素，维生素 K 缺乏会导致凝血过程受阻。孕期维生素 K 缺乏性出血症常见于孕期服用维生素 K 抑制药（如阿司匹林、抗癫痫药等）者，早产儿、新生儿的母亲等。专家推荐孕妇维生素 K 摄入量为 70 ~ 140 μg/d。

（4）B 族维生素

孕期维生素 B_1 缺乏可导致新生儿脚气病，尤其在以米为主食的长江中下游地区农村。维生素 B_1 缺乏也影响胃肠道功能。补充维生素 B_1 在孕早期特别重要，因为早孕反应使食物摄入减少，极易引起维生素 B_1 缺乏，并因此导致胃肠道功能下降，进一步加重早孕反应，引起营养不良。中国营养学会建议孕期维生素 B_1 的 RNI 为 1.5 mg/d。动物内脏如肝、心、肾，瘦肉，粗加工的粮谷类、豆类等是维生素 B_1 的良好来源。

维生素 B_2 关系到能量代谢，孕期缺乏维生素 B_2 可使胎儿生长发育迟缓。缺铁性贫血也与维生素 B_2 有关。中国营养学会建议孕期维生素 B_2 的 RNI 为 1.7 mg/d。肝脏、蛋黄、肉类、奶类是维生素 B_2 的主要来源。

叶酸摄入不足会给孕妇和胎儿带来很大伤害，如习惯性流产、胎儿神经管畸形、早产、婴儿出生体重过低、胎儿消化不良及生长迟缓等。孕期叶酸缺乏所致畸形病例在我国也存在。据调查，每年有 8 万~10 万神经管畸形儿出生，其中北方高于南方，农村高于城市，夏秋季高于冬春季。神经管形成开始于胚胎发育的早期（受精卵植入子宫的第 16 天），因此叶酸需在计划怀孕或可能怀孕前就开始补充。中国营养学会建议孕妇应多摄入富含叶酸的食物，如深绿色蔬菜、肝脏、豆类等。叶酸 RNI 为 600 μg/d。

三、孕妇合理膳食原则

孕妇膳食应随着妊娠期妇女的生理变化和胎儿生长发育的状况来进行合理调配，只有多样化的平衡膳食才能获得足够多的营养。中国营养学会在《中国居民膳食指南（2022）》中对孕妇的膳食特别提出，孕妇膳食指南应在一般人群膳食指南的基础上补充五条关键推荐。主要包括：调整孕前体重至正常范围，保证孕期体重适宜增长；常吃含铁丰富的食物，选用碘盐，合理补充叶酸和维生素 D；孕吐严重者，可少量多餐，保证摄入含必需量碳水化合物的食物；孕中晚期适量增加奶、鱼、禽、蛋、瘦肉的摄入。经常户外活动，禁烟酒，保持健康生活方式；愉快孕育新生命，积极准备母乳喂养。

1. 备孕期间膳食

合理膳食、均衡营养是成功妊娠必需的物质基础。为降低出生缺陷，提高生育质量，保证妊娠的成功，夫妻双方都应做好孕前的营养准备。育龄妇女在计划妊娠前 3~6 个月应接受合理膳食和健康生活方式指导，调整营养、健康状况和生活习惯，以利于妊娠的成功。

（1）体重调整到适宜水平

肥胖或低体重的备孕妇女应调整体重，使得 BMI 值达到 18.5 ~ 23.9，并维持适宜体重，以在最佳的生理状态下孕育新生命。

对于低体重（BMI < 18.5）的备孕妇女，可通过适当增加食物量和规律运动来增加体重，每天加餐 1 ~ 2 次，如每天增加牛奶 200 mL 或粮谷/畜肉类 50 g 或蛋类/鱼类 75 g；对于肥胖（BMI ≥ 28.0）的备孕妇女，应改变不良饮食习惯，减缓进食速度，避免过量进食，减少高能量、高脂肪、高糖食物的摄入，多选择低 GI、富含膳食纤维、营养素密度高的食物。同时，应适量增加每天 30 ~ 90 min 中等强度的运动。

（2）多摄入富含叶酸的食物或补充叶酸

妊娠的前 4 周是胎儿神经管分化和形成的重要时期，此期叶酸缺乏可增加胎儿发生神经管畸形及早产的危险。育龄妇女在备孕期就应尽早多摄取富含叶酸的动物肝脏、深绿色蔬菜及豆类等。由于叶酸补充剂比食物中的叶酸更能较好地被机体吸收利用，建议最迟应从孕前 3 个月开始每日补充叶酸 400 μg，并持续整个孕期。叶酸除有助于预防胎儿神经管畸形外，也有利于降低妊娠高脂血症发生的危险。

（3）多吃含铁、碘丰富的食物

孕前期良好的铁、碘营养是成功妊娠的必要条件，这两种营养素的补充至关重要。备孕期妇女应适当多摄入含铁丰富的食物，如动物肝脏、血液、瘦肉等动物性食物，以及黑木耳、红枣、黄花菜等植物性食物。缺铁或贫血的育龄妇女可适量摄入铁强化食物，或在医生指导下补充小剂量的铁剂（10 ~ 20 mg/d）。在补充铁的同时，应多摄入富含维生素 C 的果蔬类，以促进铁的吸收和利用。

考虑到孕期对碘的需要的增加以及碘缺乏对胎儿的严重危害，建议备孕期妇女除规律食用碘盐外，每周应增加 1 次富碘的海产品（如海带、紫菜、鱼、虾、贝类等）的摄入，以增加一定量的碘储备。

（4）戒烟、禁酒

夫妻一方或双方经常吸烟或饮酒，不仅会影响精子或卵子的发育，造成精子或卵子畸形，而且影响受精卵在子宫的顺利着床和胚胎发育，易导致流产。酒精可以通过胎盘进入胎儿血液，造成胎儿宫内发育不良、中枢神经系统发育异常、智力低下等。因此，夫妻双方在计划怀孕前的 3 ~ 6 个月都应停止吸烟、饮酒。备孕妇女应远离吸烟环境，减少二手烟的伤害。

2. 孕早期妇女膳食

孕早期的营养与孕前无太大区别，但由于妊娠的前 4 周处于胚胎组织分化增殖和主要器官系统形成的阶段，胎儿对环境因素（包括营养因素）在内的影响非常敏感，营养不当会导致畸形的发生。孕早期胎儿生长发育速度相对缓慢，但是孕妇会出现恶心、呕吐、食欲下降等妊娠症状，使孕妇的饮食习惯发生改变，并影响营养素的摄入，甚至导致营养不良。因此，孕早期食物摄入的总体原则是富营养、少油、易消化及适口。

（1）饮食宜清淡

清淡、适口的膳食能增进食欲，易于消化，并有利于降低怀孕早期的妊娠反应，使孕妇尽可能多地摄取食物，满足其对营养的需要。清淡适口的食物包括各种新鲜蔬菜和水果、大豆制品、鱼、禽、蛋以及各种谷类制品，可根据孕妇当时的喜好适宜地安排。

（2）少食多餐

早孕反应较重的孕妇，不必过分强调平衡膳食，更不可强制进食，进食的餐次、数量、种类及时间应根据孕妇食欲和反应轻重及时调整，采取少食多餐的方式，保证进食量，避免营养缺乏。为降低妊娠反应，可适当补充维生素 B_1、维生素 B_2、维生素 B_6 及维生素 C 等以减轻早孕反应的症状。随着孕吐的减轻，应逐步过渡到平衡膳食。

（3）保证摄入足量富含碳水化合物的食物

怀孕早期应尽量多摄入富含碳水化合物的谷类或水果，保证每天至少摄入 150 g 碳水化合物（约合谷类 200 g）。孕吐严重影响孕妇进食时，为保证脑组织对葡萄糖的需要，预防酮症酸中毒对胎儿的危害，应首选富含碳水化合物、易消化的粮谷类食物，如米、面等。各种糕点、薯类、根茎类蔬菜和一些水果中也含有较多碳水化合物，可根据孕妇的口味选择。食糖、蜂蜜的主要成分为简单碳水化合物，易于吸收，进食少或孕吐严重时食用可迅速补充身体所需的糖类。因妊娠反应严重而完全不能进食的孕妇，应及时就医。

（4）多摄入富含叶酸的食物

怀孕早期叶酸缺乏可增加胎儿发生神经管畸形及早产的危险，妇女应从计划妊娠开始尽可能早地多摄入富含叶酸的动物肝脏、深绿色蔬菜及豆类。由于叶酸补充剂比食物中的叶酸更能较好地被机体吸收利用，因此建议，受孕后每日应继续补充叶酸 400 μg，至整个孕期。叶酸除有助于预防胎儿神经管畸形外，也有利于降低妊娠高脂血症发生的危险。

（5）禁烟戒酒，少吃刺激性食物

烟草、酒精对胚胎发育的各个阶段都有明显的毒性作用，如容易引起早产、流产、胎儿畸形等。尤其孕早期正处于胚胎组织增殖分化的重要时期，致畸因素在这一时期对胎儿的影响很大。因此，有吸烟、饮酒习惯的妇女，孕早期乃至整个孕期必须禁烟戒酒，且要远离吸烟环境。浓茶、咖啡应尽量避免，刺激性食物也应尽量少吃。

3. 孕中、晚期妇女膳食

从孕中期开始，胎儿身体及大脑开始快速生长发育。与胎儿的生长发育相适应，母体的子宫、乳腺等生殖器官也逐渐发育，母体自身也开始贮存脂肪、蛋白质等营养素，同时缺钙、缺铁等情况亦增多。在怀孕第 4 个月起，妊娠反应开始消失或减轻，食欲好转，必须增加能量和各种营养素，要做到全面多样、荤素搭配，适量摄入牛奶、鸡蛋、动物肝脏、瘦肉、鱼虾类、豆制品、新鲜蔬菜和水果等，保证胎儿的正常生长。这时期孕妇易发生便秘，应多食富含膳食纤维的食物。因此，孕中、晚期均需要相应增加食物量，以满足孕妇显著增加的营养素需要。具体建议如下。

（1）适当增加鱼、禽、蛋、瘦肉、海产品的摄入量

鱼、禽、蛋、瘦肉均是优质蛋白质的良好来源，其中鱼类除了提供优质蛋白质外，还可提供 $n-3$ 多不饱和脂肪酸（如 DHA），这对孕 20 周后胎儿脑和视网膜的功能发育极为重要。蛋类尤其是蛋黄，是卵磷脂、维生素 A 和维生素 B_2 的良好来源。建议孕中、晚期每日增加总计 50 ~ 100 g 的鱼、禽、蛋、瘦肉的摄入量。鱼类作为动物性食物的首选，每周最好能食用 2 ~ 3 次。每天还应摄入 1 个鸡蛋。除食用加碘盐外，每周至少进食一次海产品，以满足孕期碘的需要。

（2）适当增加乳类的摄入

乳类食品富含矿物质钙。由于中国传统的膳食乳品摄入量较低，每日钙的摄入量仅 400 mg 左右，远低于建议的钙适宜摄入量 800 mg。从孕中期开始，孕妇每日应至少摄入 250 mL 牛奶或相当量的乳制品并补充 300 mg 钙，或喝 400 ~ 500 mL 低脂牛乳，以满足钙的需要。

（3）常吃含铁、碘丰富的食物

伴随着从孕中期开始的血容量和血红蛋白的增加，孕妇成为缺铁性贫血的高危人群。此外，基于胎儿铁储备的需要，宜从孕中期开始增加铁的摄入

量，建议常摄入含铁丰富的食物，如动物血、肝脏、瘦肉等，必要时可在医生指导下补充小剂量的铁剂。同时，注意多摄入富含维生素 C 的蔬菜、水果，或在补充铁剂的同时补充维生素 C，以促进铁的吸收和利用。

非沿海地区人群饮食多数缺乏碘，加碘盐能保证有规律地摄入碘。以每天摄入 6 g 盐计算（含碘量 25 mg/kg），每天从碘盐中摄入碘约 150 μg 即可基本达到一般女性碘推荐摄入量。孕期碘的推荐摄入量为 200 μg，比非孕时显著增加。为满足孕期对碘的需要，建议孕妇每周摄入 1~2 次富含碘的海产品，以保证碘的充足供应。

（4）适量身体活动，维持体重的适宜增长

若无医学禁忌，多数活动和运动对孕妇都是安全的。孕中、晚期每天应进行 30 min 低强度的户外活动，如散步、做体操、瑜伽等，最好每天能运动 1~2 h。适宜的身体活动不仅有利于维持体重的适宜增长，保证自然分娩，还有助于改善维生素 D 的摄入状况，以促进母体骨骼健康和胎儿骨骼正常发育。

由于孕期对多种微量营养素需要的增加大于能量需要的增加，通过增加食物摄入量以满足微量营养素的需要极有可能引起体重的过多增长，并有可能因此增加发生妊娠糖尿病和出生巨大儿的风险。因此，孕妇应适时监测自身的体重，并根据体重增长的速度适当调节食物摄入量。

（5）膳食均衡，并适量摄入富含膳食纤维的食物

孕中、晚期的膳食种类应尽可能丰富，最好能保证谷类（米、面及各种粗杂粮），豆类及制品，肉，禽，鱼，蛋，乳类及制品，果蔬类等日常定量供给，保证整体膳食均衡。此外，妊娠过程中由于孕妇消化功能下降，抵抗力减弱，易发生腹泻或便秘，因此应尽量食用新鲜和易消化的食物。为防止孕妇便秘，可多选用含膳食纤维丰富的蔬菜、水果及薯类。妊娠后期若出现水肿，应限食含钠盐多的食物。但各类食物的数量应根据不同个体的具体情况做出适当的调整。

任务二 乳母的营养膳食

因分泌乳汁和哺育婴儿的需要，乳母需要的能量及营养素多于一般妇女，甚至孕妇。乳母营养合理有利于母体自身健康的恢复，也有利于保证乳母有足够的乳汁喂养婴儿。乳母的各种营养素摄入量不足，体内的分解代谢将增

加，以尽量维持泌乳量。一开始泌乳量下降可能不太明显，但母体内营养不平衡的现象已存在，最常见的是乳母体重减轻，或营养缺乏。孕前营养不良、孕期和哺乳期营养素摄入不足，将影响乳汁的质量和数量。

一、哺乳期营养素需要

乳母营养状况直接影响泌乳量，也直接影响乳汁的营养素含量，从而影响婴儿的健康状况。因此乳母对营养的需求主要来源于两个方面：一是满足母体恢复健康；二是为泌乳提供物质基础。

1. 能量

乳母对能量的需要量较大，一方面要满足母体自身对能量的需要；另一方面要供给乳汁所含的能量和乳汁分泌过程本身消耗的能量。产后 1 个月内，由于乳汁每日分泌约 500 mL，乳母的膳食能量适当供给即可。至 3 个月后，每日泌乳量增加到 750 ~ 850 mL，乳母对能量的需求增高。虽然孕期的脂肪储备可为泌乳提供约 1/3 的能量，但另外的 2/3 仍需由日常膳食提供。考虑到哺育婴儿的能量消耗及本身基础代谢率的增加，中国营养学会推荐的乳母每日能量 RNI 应较正常妇女增加 500 kcal。轻体力劳动哺乳期妇女能量 RNI 为 2600 kcal/d，其中蛋白质、脂肪、碳水化合物的供能比分别为 13% ~ 15%、20% ~ 30%、55% ~ 60%。

2. 蛋白质

蛋白质的摄入量对乳汁分泌的数量和质量的影响最为明显。人乳蛋白质平均含量为 1.2 g/每 100 mL，正常情况下每日泌乳量约为 750 mL，所含蛋白质 9 g 左右，但是母体内膳食蛋白质转变为乳汁蛋白质的有效率为 70%。因此，分泌 750 mL 乳汁，需要消耗蛋白质 12 g。考虑到我国居民的膳食构成以植物性食物为主，膳食蛋白质的生物价不高，其转化率可能较低，中国营养学会建议乳母蛋白质的 RNI 应在非孕妇女的基础上每日增加 20 g。建议乳母多吃蛋类、乳类、瘦肉类及豆类制品等。

3. 脂类

婴儿的生长发育需要乳汁提供能量，而脂肪的产能最高，再加上婴儿中枢神经系统发育及脂溶性维生素吸收等需要，乳母膳食中必须含有适量脂肪，尤其是多不饱和脂肪酸（如 DHL），它们对婴儿中枢神经的发育特别重要。目前我国乳母脂肪 RNI 与成人相同，膳食脂肪供能比为 20% ~ 30%。

4. 矿物质

（1）钙

乳母缺钙会导致母亲出现腰腿酸痛的现象，甚至发生软骨症。为保证乳汁中的正常钙含量，并维持母体钙平衡，应增加乳母膳食中钙的摄入量。中国营养学会建议乳母膳食钙摄入量为 1200 mg/d。乳母膳食要注意食物多样化，应增加富钙食品，如乳类及乳制品、豆类及豆制品等。

（2）铁、碘、锌等微量元素

母乳中铁含量低，为预防乳母发生缺铁性贫血，乳母的膳食中应注意铁的补充。中国营养学会推荐乳母铁的 AI 为 25 mg/d。由于植物性食物中铁利用率低，除注意用富铁食物补充铁之外，可考虑使用小剂量的铁剂以预防缺铁性贫血。乳汁中碘和锌的含量受乳母膳食的影响，而且这两种微量元素与婴儿神经系统的生长发育及免疫功能的发育密切相关，中国营养学会推荐乳母碘和锌的 RNI 分别为 200 μg/d 和 21.5 mg/d。

5. 维生素

（1）脂溶性维生素

维生素 A 可以通过乳腺进入乳汁，乳母膳食维生素 A 的摄入量可以影响乳汁中维生素 A 的含量，而乳汁中维生素 A 的水平直接影响到婴儿的生长发育和健康状况。中国营养学会建议乳母维生素 A 的 RNI 为 1200 μgRE/d。维生素 A 可通过摄入动物肝脏、禽蛋黄等食物获取。

维生素 D 几乎不能通过乳腺，因此母乳中维生素 D 含量很低。建议乳母和婴儿适当增加在户外的活动，必要时也可通过制剂来进行补充，以改善维生素 D 的摄入情况，并促进钙的吸收。

维生素 E 具有促进乳汁分泌的作用，但在一般情况下不容易缺乏。

（2）水溶性维生素

水溶性维生素主要包括两大类型——B 族维生素和维生素 C。目前研究表明，维生素 B_1 能够改善乳母的食欲，并促进乳汁分泌。中国营养学会建议，乳母膳食中应增加富含 B 族维生素的食物，如粗粮、杂粮、豆类、瘦猪肉等，可多吃肝脏、奶、蛋等食物来改善 B 族维生素的营养状况。

乳汁中的维生素 C 含量与乳母的膳食密切相关。建议乳母维生素 C 的 RNI 为 130 mg/d，在其膳食中应增加新鲜果蔬类食物的摄入，尤其是草莓、鲜枣、绿色蔬菜等食物。

二、哺乳期合理膳食原则

哺乳期的营养非常重要，要合理调配膳食，做到品种多样、数量充足、比例恰当，以保证婴儿和乳母都获得充足的营养。

1. 产褥期营养

产褥期（传统的"坐月子"只是产褥期的前30天）是指胎儿、胎盘娩出后的产妇全身器官和心理方面调适复原的一段时间，需6~8周，也就是42~56天。产褥期的膳食应遵循多样化的平衡膳食原则，没有特别的禁忌。我国很多地区都有将大量食物集中在产褥期消费的习惯。有的地区产褥期膳食单调，大量食用肉类食品，蔬菜、水果则很少摄入。乳母膳食一定要纠正这种食物选择和分配不均衡的问题，保持产褥期食物种类丰富、比例恰当，以保证乳母的健康和乳汁的质量。

2. 乳母合理膳食

乳母膳食过程中应注意食物品种多样，不偏食，保证营养素的全面充足摄入；摄入充足的优质蛋白，膳食中1/3以上的应该通过动物性食物来补充；多使用含钙丰富的食品，如乳制品、豆类及其制品；增加新鲜蔬菜、水果的摄入，以保证维生素、矿物质、膳食纤维等的充足摄入，从而防止便秘并促进乳汁分泌；少吃含盐量高及刺激性强的食物，避免婴儿产生过敏反应等；烹调方法应多采用炖、煮、炒等，少用油炸的方式。此外，在食物摄入过程中应注意汤的补充，汤类既可以增加营养，又可以促进乳汁分泌。

任务三　特殊年龄人群的营养膳食

特殊年龄人群按照时间顺序可分为婴幼儿期、儿童青少年期、成年期、老年期等，不同年龄、性别、生理状态的人群，其生理特点及营养需要也各不相同，在膳食供应上应加以区别和调整，以满足其营养需要。

一、婴幼儿

婴幼儿（0~2岁）生长发育迅速，是人体生长发育的重要时期，合理营养将为婴幼儿一生的体力、智力的发育打下良好基础，也可以在一定程度上预防某些成年或老年疾病（如动脉粥样硬化、冠心病等慢性病）的发生。（再加上婴幼儿消化系统尚处于发育阶段，功能不够完善，对食物的消化、吸收和利用都受到一定的限制。）因此，如何科学合理地确保婴幼儿的生长发育极为重要。

1. 生理特点

（1）生长发育

婴幼儿的生长发育是机体各组织器官增长和功能成熟的过程，这一过程由遗传因素和环境因素共同决定，其中营养因素是十分重要的一个方面。婴儿期指从出生到1周岁，幼儿期指1~3周岁。婴儿期是人类生命生长发育的第一高峰期，婴儿在出生后6个月生长最快。出生5~6个月时体重可增至出生时的2倍，身长平均增长25 cm，为出生时的1.5倍。幼儿生长发育虽不及婴儿迅猛，但发育速度与成人相比也快得多：体重每年增加约2 kg，身长第二年增加11~13 cm，第三年增加8~9 cm。这一时期智能发育较快，语言思维能力增强。

（2）消化与吸收

婴幼儿消化系统尚处于发育阶段，功能不够完善，对食物的消化、吸收和利用都受到一定的限制。尤其婴儿消化系统尚未发育成熟，胃容量小，各种消化酶活性较低，消化功能较弱，其消化功能与成人相比明显还不健全。若喂养不当，易发生腹泻而导致营养素丢失。

（3）脑和神经系统的发育

大脑的发育，尤其是大脑皮层细胞的增殖、增大和分化，主要发生在母体孕后期和婴儿出生后的第一年内，尤其是出生后前6个月内是大脑和智力发育的关键时期。

2. 婴幼儿喂养

婴幼儿生长发育所需要的能量和营养素必须通过合理的喂养来获得，应该结合母亲的生理状态、婴幼儿生长发育特点以及胃肠道功能尚未完善的特点，确定科学的喂养方式。婴儿喂养方式可分为三种：母乳喂养、人工喂养和混合喂养。

幼儿膳食从婴儿期的以乳类为主，过渡到以谷类为主，以奶、蛋、鱼、禽肉以及蔬菜和水果为辅的混合膳食。但其烹调方法应与成人有差别，幼儿合理膳食原则包括以下四点。

（1）营养齐全，搭配合理

幼儿膳食应保持膳食多样化，从而发挥各类食物营养成分的互补作用，达到均衡营养的目的。膳食蛋白质、脂肪、碳水化合物的供能比分别为12%~

15%、25%~35%、50%~60%。动物蛋白应占总蛋白的1/2，其中鲜牛奶不低于350 mL，或改为全脂奶粉40~50 g。

（2）合理加工与烹调

幼儿食物应单独制作，质地细、软、碎、烂，避免刺激性强和油腻的食物。幼儿不宜直接食用坚硬的食物、易误吸入气管的坚果类食品和油炸类食品。

（3）合理安排就餐

幼儿的胃容量相对较小，且肝储备的糖原不多，加上幼儿活泼好动，容易饥饿，故幼儿每天进餐的次数要相应增加。1~2岁每日可进餐5~6次，2~3岁时每日可进餐4~5次，每餐间隔3~3.5 h。一般可安排早、中、晚三餐，以及午点和晚点两次点心。

二、学龄前儿童

学龄前儿童指的是2~5岁的儿童，这一时期儿童活动能力和范围增加，除了需要遵循幼儿膳食原则外，还要适量增加食物分量，并逐渐让孩子进食一些粗粮及杂粮，引导儿童养成良好的饮食习惯。

1. 学龄前儿童生理特点

（1）身高体重稳步增长

与婴幼儿相比，学龄前儿童的身体发育速度相对减慢，但仍保持稳步增长，这一时期每年体重增长约2 kg，每年身高增长5~7 cm。

（2）神经系统发育逐渐完善

3岁时神经系统的发育已基本完成，但脑细胞体积的增大和神经纤维的髓鞘化仍在继续。神经冲动的传导速度明显快于婴儿时期。

（3）咀嚼及消化能力仍然有限

虽然3岁时乳牙已出齐，但这一时期的咀嚼、消化能力仍然有限，尤其对固体食物需要较长时间适应。这一时期不能给予成人膳食，以免造成幼儿消化功能紊乱。

（4）心理发育特点

学龄前儿童注意力分散，无法专心进食。在食物选择上有自我做主的倾向，且模仿能力较强。因此在这一时期应特别注意培养儿童良好的饮食习惯。

2. 学龄前儿童膳食原则

（1）每日饮奶

幼儿满两岁时可逐渐停止母乳喂养，但每天仍需继续提供配方奶粉或其他乳制品，这项工作当然也要持续到学龄前阶段。同时应根据儿童的牙齿发育情况，不断增加食物的种类及数量。

（2）选择营养丰富易消化的食物

学龄前儿童食物的选择应按照营养全面丰富、易消化的原则，充分满足能量需要，增加优质蛋白及铁的摄入。适当多选用鱼虾类、动物肝脏等食物，以增加维生素 A 的摄入量。此外，还应尽可能避免腌腊类及油炸类食物的摄入。

（3）多开展户外活动，合理选择零食，保持适宜体重

学龄前儿童在保证乳类制品正常摄入的基础上，每天应安排 1~2 h 的户外活动。户外活动既可以促进皮肤中维生素 D 的形成，又有利于体能、智能的锻炼、培养和能量平衡的维持。

零食是两餐之间的良好食物补充，正确选择零食品种非常重要。零食的选择应该以水果、乳制品等营养丰富的食物为主，控制纯能量类零食，如糖果、甜饮料等高糖食物，避免发生超重和肥胖。

（4）每天足量饮水，少喝高糖饮料

学龄前儿童需要的水除了来自营养素在体内代谢生成的水和膳食食物中所含的水分之外，大约有一半的水需要通过直接饮水来补充。儿童饮水最好的方式是饮用白开水。过多饮用含糖饮料，不仅会影响儿童的食欲，且容易发生龋齿，还会造成能量的过多摄入，导致肥胖或营养不良等问题的发生。

三、学龄儿童

学龄儿童指的是 6~12 岁进入小学阶段的儿童。这一时期儿童大脑的发育已逐渐接近成人水平，且独立活动能力逐步加强，可接受成人的大部分饮食。

1. 生理特点

学龄儿童生长迅速，代谢旺盛，每年体重增加 2~3 kg，身高每年可增加 4~7 cm。各系统器官的发育快慢不同，神经系统发育较早，皮下脂肪年幼时较发达，肌肉组织到学龄期才加速发育。

2. 学龄儿童膳食原则

学龄儿童膳食要注意食物的多样化。应摄入粗细搭配的多种食物，保证鱼、禽、蛋、瘦肉、奶类及豆类食物的供应。每日饮用约 300 mL 牛奶，1~2

个鸡蛋及其他动物性食物 100 ~ 150 g，谷类及豆类食物的摄入量应为 300 ~ 500 g，以提供足够的能量和较多的 B 族维生素。学龄儿童应培养良好的生活及卫生习惯，定时定量进食，少吃零食，不挑食、不偏食、不暴饮暴食。

四、青少年

青少年期一般指的是 13 ~ 18 岁，包括青春发育期及少年期，相当于初中和高中阶段。

1. 生理特点

青少年生长发育较快，代谢旺盛，身高和体重出现第二次突增期，所需的能量和各种营养素相比成人更高，尤其是能量、蛋白质、脂类、钙、锌和铁等营养素。同龄男生和女生在儿童时期对营养素需要的差别很小，但从青春期开始，不同性别的青少年营养需要出现较大的差异。体成分发生变化，进入青春期以后，男生增加的瘦体重（即去脂体重）约为女生的 2 倍，心理发育逐渐成熟。心理改变可导致饮食行为改变，如盲目节食等。

2. 青少年膳食原则

青少年时期是一个体格和智力发育的关键时期，也是一个人行为和生活形成的重要时期。青少年在青春期生长速度加快，对各种营养素的需求增加，应给予充分关注。充足的营养摄入可以保证体格和智力的正常发育，为成人时期乃至一生的健康奠定良好基础。青春期女性的营养状况会影响下一代的健康，应特别予以关注。

（1）三餐定时定量，保证吃好早餐，避免盲目节食

2012 年中国居民营养与健康状况调查结果显示，一日三餐不规律、不吃早餐的现象在青少年中较为突出，已影响他们的营养摄入和健康。三餐定时定量，保证吃好早餐对于青少年的生长发育、学习都非常重要。此外，还应注意不要盲目节食。

（2）吃富含铁和维生素 C 的食物

青少年由于生长迅速，铁需要量增加，女孩月经来潮后的生理性铁丢失使她们更易发生贫血。即使是轻度的缺铁性贫血，也会对青少年的生长发育和健康产生不良影响，造成青少年体力、身体抵抗力以及学习能力的下降。为了预防贫血的发生，青少年应注意食物多样化，注意调换食物品种，经常吃含铁丰富的食物。维生素 C 可以显著增加膳食中铁的消化吸收率，因此，青少年每天的膳食应增加维生素 C 含量丰富的新鲜果蔬等食物。

（3）每天进行充足的户外运动

青少年每天进行充足的户外运动，能够增强体质和耐力；提高机体各部位的柔韧性和协调性；保持健康体重，预防和控制肥胖；对某些慢性病也有一定的预防作用。户外运动还能接受一定量的紫外线照射，有利于体内维生素 D 的合成，促进骨骼的健康发育。

（4）不抽烟、不饮酒

青少年处于迅速生长发育的阶段，身体各系统、器官还未成熟，对外界不利因素和刺激的抵抗能力都比较差。因而，抽烟和饮酒对儿童青少年的呼吸系统、神经系统、内分泌系统及免疫系统的不利影响远远超过成年人。因此，青少年应养成不抽烟、不饮酒的生活习惯。

五、老年人

《中国老年人膳食指南（2022）》对老年人和高龄老人的划分是分别指 65 岁和 80 岁以上的成年人。随着人类寿命的逐渐延长，老年人口比例不断增加。由于年龄增加，老年人器官功能逐渐衰退，如消化吸收能力下降，心脑功能衰退，视觉、听觉及味觉等感官反应迟钝，肌肉萎缩，瘦体组织量减少等。这些变化可明显影响老年人摄取、消化、吸收食物的能力，使老年人容易出现营养不良、贫血、骨质疏松、体重异常和肌肉衰减等问题，也极大地增加了他们患慢性疾病的风险。因此，合理饮食对于老年人延缓衰老进程、促进健康和预防慢性退行性疾病、提高生命质量具有重要作用。

1. 生理特点

老年人基础代谢下降，能量供给应适当减少；脂质代谢能力降低，易出现血脂、血胆固醇升高等现象；消化系统功能减退，味觉和嗅觉功能减退，矿物质、维生素和蛋白质的生物利用率下降；胃肠蠕动减慢，胃排空时间延长，容易发生胃肠胀气；体内脂肪组织逐渐增加，体内水分减少，肌肉组织的重量减少而出现肌肉萎缩、骨矿物质减少、骨质疏松等。这些变化在女性身上表现得更加明显。

2. 老年人膳食原则

（1）少量多餐，食用细软食物，预防营养缺乏

随着年龄的增加，老年人消化器官生理功能有不同程度的减退，咀嚼功能和胃肠蠕动减弱，消化液分泌减少，每天食物摄入量也随之降低。体弱和高龄老人的这种情况更为突出，因此他们极易出现营养不良或营养缺乏症。

因此，老年人每餐食量应适宜不过饱，适当增加每日餐次，可选择少量多餐的方式，在正餐之间加餐 1~2 次来弥补营养素的缺乏；改进烹调方法，制作细软易消化的食物；对有吞咽障碍的老年人，选择软食、半流质或糊状食物，液体食物应增稠；预防营养缺乏，进行合理营养素补充，老年人在平日进餐过程中，应食用一定量的动物性及大豆类食品，从而增加优质蛋白和一些生物利用率高的微量营养素的摄入量，或者合理使用营养素补充剂，预防老年人消瘦、贫血、骨质疏松等疾病的发生。

（2）主动足量饮水，积极户外活动

水摄入不足会对机体健康产生严重损害。老年人对口渴不敏感，应主动饮水，多次少量。以饮用温热的白开水为主，少喝浓茶与饮料。每日饮水量至少 1200 mL，这是维持机体水平衡的基础量。特殊情况下应喝更多的水，如在夏季和运动前后。

老年人不宜长时间从事静态活动，应根据自身的生理特点和健康状况，选择适当运动强度、运动时间和频率的动态活动。最好坚持每天锻炼，也可每周户外锻炼 3~5 次，每次至少半小时，最好 1 h。根据老年人的生理特点，适合老年人的项目有步行、慢跑、游泳、体操、跳舞、骑自行车等，也可选择太极拳和太极剑等。

（3）延缓肌肉衰减，维持适宜体重

肌肉衰减会引发增加老年人跌倒概率、失能、生活质量下降、增加死亡风险等后果，还会增加罹患关节炎、骨质疏松、糖尿病及心脏病等风险。合理营养和抗阻运动是预防老年人肌肉衰减的重要手段。老年人应保证优质蛋白质食物的摄入，吃足量的动物性食物，如鱼、虾、禽肉、畜肉等。动物性食物都含有消化率高的优质蛋白及多种微量营养素，对维持老年人肌肉合成量十分重要。每天饮用牛奶或摄入乳制品，建议老年人每天饮 300 mL 鲜牛奶或相当量的奶制品（相当于奶粉 30~36 g）。同时，每天吃一些大豆及其制品。老年人应有意识地预防营养缺乏和肌肉衰减，主动运动。老年人不应过度苛求减重，目前将老年人体质指数 BMI 小于 21.0 判定为体重不足，体重不足会导致老年人疾病的易感性增加、骨折率上升、损伤及伤口愈合缓慢、应激承受能力降低、对炎热和寒冷的适应力降低、疾病承受能力降低、活动能力减弱等。因此，老年人应将体重维持在一个稳定水平，以预防慢性疾病的发生和发展，当非自愿的体重下降或进食量明显减少，应主动去体检并去医院进行营养咨询。

（4）摄入充足食物，鼓励陪伴进餐

老年人受生理功能减退的影响，更易出现矿物质和某些维生素的缺乏，因此应精心设计膳食，选择营养食品、精准管理健康。老年人膳食应食物多样化，保证食物摄入量充足。食物摄取的确有困难的老年人，建议在医生或营养师的指导下，选择适合自己的强化食品或营养素补充剂。老年人应积极主动参加家庭和社会活动，主动与家人或朋友一起进餐或活动，积极快乐享受生活。这样可以促进老年人身心健康，减少疾病，提高生活质量，平稳度过衰老过程。

任务四 素食人群的营养膳食

素食人群是指以不食肉、家禽、海鲜等动物性食物为饮食方式的人群。按照所戒食物种类不同，可分为全素、蛋素、奶素、蛋奶素人群等。完全戒食动物性食物及其产品的为全素人群，不戒食蛋奶类及其相关产品的为蛋奶素人群。

素食是一种饮食习惯或饮食文化，实践这种饮食文化的人被称为素食主义者（vegetarian）。目前我国素食人群的数量约为 5000 万人。为了满足营养的需要，素食人群需要认真对待和设计膳食。如果膳食组成不合理将会增加蛋白质、维生素 B_{12}、$n-3$ 多不饱和脂肪酸、铁、锌等营养素缺乏的风险。因此对素食人群的膳食提出科学指导是很必要的。

对于非信仰而采用素食的自由选择者，不建议婴幼儿、儿童、孕妇选择全素膳食。婴幼儿和儿童处于生长发育期，需要充足的营养素保障其生长发育，对于基于信仰已选择了全素膳食的儿童、孕妇，需定期进行营养状况监测，以便尽早发现其潜在的营养问题，及时调整饮食结构。

1. 增加谷类食物，尤其是全谷类食物的摄入量

谷类食物含有丰富的碳水化合物等多种营养成分，是 B 族维生素、矿物质和膳食纤维等的重要来源。为了弥补因不摄入动物性食物带来的某些营养素不足，素食人群应食物多样，适量增加谷类食物的摄入量。全谷物保留了天然谷类的全部成分，因此我们提倡多吃全谷物食物。素食者应比一般人群增加全谷类食物的摄入比例，一天三餐应保证至少一次全谷类食物或杂豆类。建议全素人群（成人）每天摄入谷类 250～400 g，其中全谷类为 120～200 g；蛋奶素人群（成人）建议每日摄入谷类 225～350 g，全谷类为 100～150 g。

2. 增加大豆及其制品的摄入量

大豆含有丰富的优质蛋白质、不饱和脂肪酸和 B 族维生素以及其他多种有益健康的物质，如大豆异黄酮、大豆甾醇以及大豆卵磷脂等；发酵豆制品中含有维生素 B_{12}，素食人群应比一般人群增加更多大豆及其制品的摄入量，并适当选用发酵豆制品。发酵豆制品是以大豆为主要原料，经微生物发酵而成的豆制品。发酵豆制品在加工过程中，由于微生物的生长繁殖，可合成少量的维生素 B_{12}。

3. 蔬菜、水果应充足，常吃坚果、海藻和菌菇

新鲜果蔬对素食者尤为重要，其含有丰富的维生素和矿物质。坚果中富含蛋白质、不饱和脂肪酸、维生素 E、B 族维生素、钙、铁等。海藻富集微量元素的能力极强，且含有丰富的矿物质，还含较多的 DHA、EPA、DPA 等长链 $n-3$ 多不饱和脂肪酸，可作为素食者 $n-3$ 多不饱和脂肪酸的来源之一。菌菇类含有丰富的营养成分和有益于人体健康的植物化学物，如蛋白质、糖类、膳食纤维、维生素、矿物质以及菌多糖等，这些成分大大提升了菌菇的食用价值。菌菇中丰富的维生素与矿物质，可作为素食人群维生素（尤其是维生素 B_{12}）和矿物质（如铁、锌）的重要来源。合理搭配膳食，可避免因缺少动物性食物而引起蛋白质、维生素 B_2、$n-3$ 多不饱和脂肪酸、铁、锌等营养素缺乏的风险。

4. 合理选择烹调油

素食人群易缺乏 $n-3$ 多不饱和脂肪酸，因此建议其在选择食用油时注意选择富含 $n-3$ 多不饱和脂肪酸的食用油，如紫苏油、亚麻籽油、菜籽油、豆油等。推荐素食人群使用大豆油或菜籽油炒菜，用亚麻籽油或紫苏油拌凉菜。

任务五　运动员的营养膳食

合理饮食以保持良好的健康状态，是运动员提高训练效果和竞技能力的物质基础。营养不足或营养过剩均会影响运动员的生理、生化代谢过程以及各种功能的发挥以及他们的竞技状态。

一、运动员的营养需要

1. 能量

在训练过程中，运动员的能量改变具有代谢强度大、消耗率高以及不同

程度运动后恢复期氧消耗过量等特点。多数项目的运动员能量需要量在 3700 ~ 4700 kcal/d。

2. 蛋白质

训练和比赛状态、运动强度和频率，以及运动类型都影响运动员对蛋白质的需要量。运动过程中，机体蛋白质分解代谢增加，尿及汗液中氮排出增加，甚至出现负氮平衡。如果蛋白质供给不足，将影响运动性损伤的修复和运动能力的提高，甚至还有可能引起运动性贫血。然而，蛋白质摄入过多又会加重肝、肾的负担，还会增加酸性代谢产物，使疲劳提前出现。同时导致运动员脱水、脱钙以及矿物质代谢异常等。

3. 脂肪

脂肪能量密度高的食物是运动员的主要能源物质，符合运动员对膳食的体积小、重量轻的要求。但过量的脂肪不易消化吸收，增加氧化供能时的耗氧量，而且会引起血脂和血液黏稠度增高，同时会导致酸性代谢产物蓄积，以致运动员耐力降低，体力恢复速度减慢。因此，运动员应根据运动项目合理调整膳食脂肪的摄入量。

4. 碳水化合物

碳水化合物具有易氧化、耗氧量少、不增加体内酸碱度等特性，所以是运动中重要的能量来源。高强度短时间运动的能量来源主要是碳水化合物，长时间低强度或中等强度运动的初期也是以碳水化合物供能为主，只有在糖原储备下降后，脂肪或蛋白质供能的比例才会逐渐上升。机体糖储备是影响运动员耐力的重要因素。机体糖储备耗竭后，极易引起中枢性疲劳，甚至发生低血糖。因此运动员增加膳食碳水化合物的摄入，有利于糖原合成和糖原储备，从而起到节约蛋白质、稳定免疫功能的作用。

5. 水

运动员水代谢的主要表现是大量出汗。由于运动而引起体内水分和电解质丢失过多的现象被称为运动性脱水。一次高强度大运动量的训练就可丢失水 2 ~ 7 L，当失水量达体重的 5% 以上时，肌肉收缩能力、最大吸氧量和心排出量均下降，影响运动能力。为预防高温环境中出现运动性脱水，运动员可在运动前期、中期和后期补液，使机体水分和电解质达到生理平衡状态。水供给量应根据运动员个体情况、运动特点、训练和比赛的环境等因素制定。大量出汗后补水要少量多次，不可一次性暴饮，以免加重心、肾和胃肠道的负担。同时，还要注意补充适量的矿物质和水溶性维生素。

6. 矿物质

通过出汗导致电解质丢失增加是运动员矿物质代谢的主要特点之一，运动会加快电解质的代谢过程。研究表明，钠、钾、钙和镁在维持神经信息传导和肌肉收缩中起着重要的作用，所以应注意对这些矿物质的补充。

（1）钠

在高温环境中，运动员进行大运动量训练时，会通过排汗丢失大量盐分。如不及时补充钠盐，轻者会出现肌肉无力、食欲减退、消化不良等表现，重者会出现恶心、呕吐、头疼、腹痛以及肌肉抽搐等症状。运动员可通过菜汤、含钠盐的运动饮料等补充钠。

（2）钾

运动员在进行大运动量训练或处于高温环境时，会丢失大量的钾，若不及时补充会发生钾缺乏。缺钾会导致运动员肌肉兴奋性降低、肌肉无力、心脏节律紊乱等。运动员应注意在大量出汗前后适量补充钾盐。

（3）钙

钙在维持神经肌肉细胞兴奋、骨骼肌收缩，保障运动员的运动能力等方面起着重要的作用。运动员极易出现钙缺乏或不足，这与食物钙摄入不足和汗液钙大量丢失有关。如果运动员在高温环境中训练和比赛，出汗量更大，钙丢失会更多。运动员，尤其是女运动员处于长期钙营养不良的状态下会出现骨密度下降的症状，易患骨质疏松和应激性骨折，运动员钙的适宜摄入量为 $1.0 \sim 1.2$ g/d。

（4）铁

铁与运动员的耐氧能力、耐久力以及运动能力有关。运动训练会使运动员铁需要量增加。机体在铁的丢失增加、组织贮备减少、摄入不足以及膳食铁吸收率低的情况下，极易出现缺铁性贫血。大运动量训练往往会加重缺铁性贫血的程度，尤其是女运动员和控制体重的运动员。补铁应在专职运动营养师的指导下进行。一般情况下，推荐的中国运动员铁的适宜摄入量为 20 mg/d，在大运动量训练或高温环境下训练者为 25 mg/d。

（5）锌

锌与维持运动员的肌肉正常代谢、提高肌肉力量密切相关。长期大运动量训练可使机体锌代谢加快、排出增多、肠道吸收率下降，引起血清锌水平低下，严重时可引起低锌血症。运动员可以通过选择富含锌的食物来使锌的摄入达到机体需要量，必要时，也可考虑摄入一定量的膳食锌补充剂。推荐的中国运动员锌的适宜摄入量为 20 mg/d，在大运动量训练或高温环境下训练者为 25 mg/d。

建议运动员通过增加蔬菜、水果摄入量来满足对矿物质的需求，必要时，可以通过摄入含电解质的运动饮料或含盐多的食物来补充。

7. 维生素

适量补充维生素对增强运动竞技能力、延缓疲劳和加速体能恢复有着重要的意义。运动训练会增加机体对维生素的需要量，原因包括胃肠道对维生素吸收功能下降、维生素代谢更新加快、汗液和尿液中维生素排出量增加、维生素需求量增加等。运动员维生素适宜摄入量应高于普通人，且随着运动项目的不同，对维生素的需要也不尽相同。

（1）维生素 B_1 和维生素 B_2

维生素 B_1 和维生素 B_2 与细胞能量代谢密切相关。维生素 B_1 缺乏影响神经系统功能，容易导致疲劳，损害有氧运动能力；维生素 B_2 缺乏直接损害有氧运动和无氧运动能力。我国推荐运动员维生素 B_1 的适宜摄入量为 3 ~ 5 mg/d，维生素 B_2 的适宜摄入量则为 2 ~ 2.5 mg/d。

（2）维生素 C

维生素 C 参与胶原的合成，与运动中组织细胞损伤的修复关系密切。还原型维生素 C 可使小肠对非血红素铁的吸收率提高 2 ~ 4 倍。我国推荐的运动员膳食维生素 C 的适宜摄入量在训练期为 140 mg/d，比赛期为 200 mg/d。

（3）维生素 A

维生素 A 与视觉发育和视觉功能有关，所以对视力要求较高的如射击、击剑和乒乓球等运动项目的运动员对维生素 A 的需要量比较高。一般运动员维生素 A 的适宜摄入量为 1000 μgRE/d，视力活动紧张项目的运动员为 1800 μgRE/d。

二、运动员的膳食原则

在满足运动员能量及营养素的数量与质量需要的平衡膳食基础上，应考虑不同运动项目在力量、耐力、协调力、爆发力、反应力以及特殊用眼等方面对营养的特殊需要，从而有针对性地制定膳食调整方案，确保运动员处于最佳的健康和竞技状态。

1. 力量型运动项目

举重、投掷、短跑、划船、摔跤和武术等项目要求较大的力量和较好的神经肌肉系统的协调性，并且要在短时间内产生爆发力。这类运动强度较大，缺氧严重，氧债大，以无氧供能为主。我国建议该类运动项目的运动员蛋白质推荐摄入量为 2.0 g/kg 体重，其中优质蛋白应占 30%～50%，但不宜过高；同时，要适当增加支链氨基酸的摄入。食物中果蔬来源的碳水化合物应占总能量的 15%～20%，以满足运动员对碳水化合物，维生素以及钾、钠、钙、镁等矿物质的需要。同时，运动员还应注意维持适当的体重，预防运动性脱水等问题。

2. 灵敏技巧型运动项目

击剑、射击、体操、跳高、跳远、跳水、花样滑冰和乒乓球等项目要求较高的灵敏性、技巧性、反应力和快速适应性，运动员神经活动异常活跃，但能量消耗增加不大。为控制体重和体脂水平，体操、跳高和跳远等项目的运动员膳食要严格控制总能量的摄入，保证食物蛋白质尤其是优质蛋白质的摄入。在减体重期，应增加蛋白质供能比例，蛋白质所提供的能量应为总能量的 15%～20%；维生素及钙、磷等矿物质供给应当充足。进行击剑、射击、乒乓球等运动期间，视力活动活跃，应提供富含维生素 A 或 β - 胡萝卜素的食物，且应以动物性食物为主，必要时服用适量的维生素 A 补充剂，如鱼肝油等。

3. 耐力型运动项目

马拉松、长距离自行车、摩托车、长跑、竞走、长距离游泳和滑雪等项目具有运动时间长、能量消耗较大、耐力要求高、出汗量大等特点，是一种以有氧代谢为主的运动。膳食首先要满足能量的需要，给运动员提供丰富的产能食物或血糖指数高的食物，推荐每千克体重摄取糖 8～10 g。要保证摄入丰富的蛋白质、铁、钙、维生素 E、维生素 C 和维生素 B_6 等，以保证血红蛋白和呼吸酶维持较高水平，避免发生缺铁性贫血，增强机体耐力，促进疲劳消除；适当增加食物脂肪的摄入，以缩小食物体积，减轻胃肠负担；还应供给一些富含蛋氨酸的食物，以促进肝脏中脂肪的代谢。脂肪供能比应高于其他运动项目，应占总能量的 30%～35%。同时，应该特别注意运动过程中的适量补水，以运动饮料、菜汤等补充形式为好。

4. 团队型运动项目

篮球、足球、排球、橄榄球和冰球等项目要求集灵敏性、反应力、技巧和力量等多方面的素质于一体，运动强度较大，应变性强，运动持续的时间长，团队协作要求高，能量消耗较大且转换率高，故应全面考虑营养素的供给，尤其要注意补充富含碳水化合物的食物。在运动前期、中期和后期，要注意及时补充水和糖。

任务六 特殊环境人群的营养膳食

特殊环境人群是指处在特殊的自然环境或者工作环境中的各类人群，如在高温环境、低温环境、高原环境、有毒有害作业环境的人群，以及运动员和脑力劳动者等。人体在长期受到这些环境因素作用时，在生理、生化和营养素代谢上就会发生不同程度的损害，甚至导致病理性改变或疾病。特殊环境下的机体，需要通过生理上的适应性改变，来维持机体处于特殊环境下的生活或作业状态，这些改变使机体对营养与膳食存在特殊要求，而适宜的营养与膳食可增强机体对特殊环境的适应能力和对有毒物质的抵抗力。

一、高温环境人员的营养与膳食

高温环境是指由自然热源（如太阳光）和人工热源（如锅炉房、锻造厂等）引起的生活或工作环境，前者一般是指在热带或酷暑 35 ℃以上的生活环境，后者为 32 ℃以上的工作环境，相对湿度超过 80%、环境温度大于 30 ℃的环境也可视为高温环境，包括夏季野外作业（如集训和行军）、高温车间或场所作业（如炼钢、炼铁、炼焦和铸造）等。

1. 生理和代谢特点

高温环境下，人体中的水与电解质随着排汗丢失量增加；心率加快、血压降低等心血管系统反应也会发生；高温还会引起消化道血液不足，胃肠道功能减弱，消化腺功能减退，营养素的消化吸收利用降低，食欲减退；高温环境下容易出现注意力下降、反应迟钝、疲劳等神经系统症状。此外，高温也使得人体的免疫功能下降，机体合成的抗体减少，机体抵抗力减弱，拮抗和排泄生产环境中毒性物质的能力降低。

2. 高温环境人员的膳食原则

高温环境人员的膳食营养重点是增加水和矿物质的摄入，也应适量增加蛋白质、碳水化合物和维生素的摄入量，并控制脂肪的摄入量。同时，应注意选择清淡易消化的食物。

（1）满足产能营养素需要

当环境温度超过 30 ℃时，机体能量消耗增加趋势明显，环境温度每升高

1℃，能量推荐摄入量应增加0.5%。碳水化合物供能不低于总能量的58%；脂肪占总能量的20%~25%，不宜超过30%；蛋白质分解代谢增强，故蛋白质推荐摄入量应达总能量的12%，且应适量增加优质蛋白质的摄入，最好占到总蛋白的一半以上。

（2）保证充足的维生素

高温环境下与能量代谢相关的B族维生素（如维生素B_1、维生素B_2、烟酸等），维生素C，维生素A等的需要量增加。因此，膳食中应增加富含维生素B_1（如全谷类、豆类和瘦肉类），维生素B_2和维生素A（如动物肝脏和禽蛋类），维生素C（如新鲜的果蔬类）等的食物的摄入。必要时，适当给予维生素制剂或强化剂。

（3）补充水和电解质

高温环境下机体大量排汗，水和无机盐丢失严重。因此应当及时补水和补盐以避免水和电解质紊乱。水的补充量以补偿出汗丢失的水量，保持体内水的平衡为原则。高温作业者凭口渴感饮水是主要的依据，但同时也要参照劳动强度及具体生活环境建议的补水量，如中等劳动强度、中等气象条件时日补水量为3~5 L，强劳动及气温特别高时日补水量应在5 L以上。补水的方法应为少量多次，以免影响食欲。饮水的温度以12~18 ℃为宜。

在高温环境中，在补水的同时，应结合机体出汗状态补充盐分，以保持机体水电解质平衡。关于氯化钠的补充量，如出汗量小于3 L/d，需要食盐15 g/d；出汗量为3~5 L/d，则需要食盐15~20 g/d。饮料中氯化钠的浓度一般以0.1%为宜。应多摄入富钾的食物（如蔬菜、水果及谷豆类），避免出现中暑症状。钙的推荐摄入量为1000 g/d，铁可达16~18 mg/d。可通过汤的形式来补充盐分，如菜汤、肉汤、鱼汤交替供应。在饭前饮用少量的汤还可以增加食欲。必要时，也可通过复合剂或葡萄糖电解质溶液进行盐分的补充。

二、低温环境人员的营养与膳食

低温环境是指环境温度在10℃以下的外界环境。我国大部分地区低温环境是季节性的，北方地区冬季持续时间较长，南方地区持续时间较短。此外，职业性接触低温、南极考察、冷库作业等也属于在低温环境中工作。

1. 生理和代谢特点

低温环境下胃液的分泌有所增加，食物在胃内的消化较为充分，食欲增加；低温刺激可引起血压上升、心率加快；寒冷加大冬季哮喘发病的危险性；

寒冷可减弱肌肉收缩力、协调性，机体易出现疲劳；低温也使得机体能量消耗增加。

2. 低温环境人员的膳食原则

（1）保证充足能量

同一人群在低温条件下比常温下的能量供给高 10%～15%，能量增加部分应主要通过提高脂肪和碳水化合物的供给来满足。低温环境下摄入一定量的脂肪有助于提高机体的耐寒能力，膳食中脂肪的供应量应占总能量的 35%，碳水化合物约占总能量的 45%～50%。为了适应寒冷地区能量需求大、食量多、劳动强度大、时间长等特点，每日可安排四餐，早餐占一日能量的 25%、间餐占 15%、午餐占 35%、晚餐占 25%。

（2）均衡膳食

低温可引起蛋白质代谢增强，与能量相关的维生素消耗增加，肾脏泌尿作用增强，血锌、镁、钙和钠含量下降，体内钙和钠营养水平明显不足。因此，低温人群膳食要本着平衡膳食的原则，适当增加能量，适量增加肉、蛋、鱼及豆制品的摄入。低温环境下维生素需要量比常温下高 30%～50%，特别强调抗氧化维生素（如维生素 C、维生素 E 和胡萝卜素）的摄入，它们与脂肪具有协同作用，可提高耐寒能力。还应增加新鲜果蔬和乳制品的摄入，以保证钙、钾、锌、镁等矿物质的摄入。

三、铅作业人员的营养与膳食

日常生活中铅及其化合物主要存在于冶金、印刷及蓄电池、陶瓷、玻璃、油漆、染料制作等行业。人体因职业接触铅时，铅可通过呼吸道和消化道进入人体，尤以经呼吸道为主，严重时会引起神经系统的损害和血红蛋白合成障碍等病理改变。

1. 铅的毒性

铅对血液系统的影响主要表现在红细胞溶血、低血红蛋白性贫血，神经系统出现神经衰弱综合征、多发性神经炎，消化系统出现食欲减退、腹痛、中毒性肝炎，泌尿系统出现肾功能衰竭等。长期铅暴露还会导致免疫系统的功能受损，影响女性及男性的生殖能力。

长期铅作业人群，血液中铅含量可能升高，会直接降低机体对锌、铁、钙等矿物质的吸收率；铅可促进维生素 C 不可逆的氧化过程，长期接触铅，可引起机体血液和尿中维生素 C 水平下降，出现维生素 C 缺乏症；铅也可使

体内维生素 D_3 减少，影响钙的吸收和利用。

2. 铅作业人员的营养需要和膳食原则

在接触少量铅时，食物选择以富含磷、硫的肉类和谷类等为主，使沉积于骨骼中的铅转入血液，形成可溶性的磷酸氢铅，经尿排出。在急性铅中毒时，以富含钠、钾和钙等的水果、蔬菜以及奶类等食物为主，使血中高浓度的磷酸氢铅转变为磷酸三铅沉积骨中，缓解铅的急性毒性，随后采取富含钠、钾和钙食物和富含磷和硫的食物交替摄入的方法，促进体内铅的逐步排出。

（1）补充充足的优质蛋白

铅作业人员膳食蛋白质供给量需充足，因为蛋白质不足会降低机体的排铅能力，增加铅在体内的贮留和机体对铅中毒的敏感性。充足的蛋白质，特别是含硫氨基酸（如蛋氨酸、胱氨酸等）的优质蛋白质，对降低体内的铅含量非常重要。因此，铅作业人员蛋白质的供给量应占总能量的 14%~15%，其中动物蛋白等优质蛋白应占总蛋白质摄入量的一半以上。

（2）丰富的碳水化合物和一定量的脂肪

碳水化合物可提供解毒反应过程中需要的能量和结合反应所需的葡萄糖醛酸，提高机体对毒物的抵抗力，碳水化合物供能应占总热能量的 65% 以上。脂肪会促进铅在小肠的吸收，加重铅毒作用，因此应限制脂肪的摄入，建议脂肪供能小于总能量的 20%。铅作业人员应摄入富含碳水化合物而脂肪含量较少的谷类食品。

（3）适量的矿物质

急性铅中毒时，应该多摄入富含钠、钾、铁、锌、钙等的食物；当铅中毒急性期已过，应提供富含磷和硫的食物，促进铅的排出。充足的钙对铅作业人员十分重要，可避免因食物钙不足导致血钙降低，大量骨铅随骨钙溶出入血所引起的中毒现象。建议铅作业人员摄入钙 800~1000 mg/d。另外，应增加锌、铁等矿物质的摄入，这些矿物质可以减少人体对铅的吸收，并促进铅的排出。

（4）供给充足的维生素

专家建议职业接触铅的人员每天应供给 150~200 mg 维生素 C，即每日除供给 500 g 蔬菜外，还应至少补充 100 mg 维生素 C。同时，也应补充保护神经系统和促进血红蛋白合成的营养素，如维生素 B_1、维生素 B_{12} 和叶酸等。

（5）适量膳食纤维

膳食纤维中的果胶、植酸等可沉淀肠道内的铅，减少铅吸收，加速铅的排出。因此，铅作业人员应该保证一定量蔬菜、水果、谷类和豆类的摄入。

四、接触电离辐射人员的营养与膳食

电离辐射可引起生物体内物质分子的电离和激发，对于含水分较多的组织，辐射会导致一系列的病理生理变化，最终发展为放射损伤。当人体受到长时间的超过最大允许量的照射，机体受到辐射损伤得不到及时恢复时，这些损伤就可能发展为慢性放射病。为了提高机体对辐射的耐受性并减轻辐射造成的损伤，促进恢复，无论是接触辐射的工作人员还是接受放射治疗的患者都需要适宜的营养改善措施。

1. 电离辐射的危害

电离辐射可直接和间接造成 DNA 损伤，并形成大量活性氧自由基，是增加多种慢性疾病发生概率的重要因素之一。研究表明，大剂量辐射可导致高脂血症和高血糖症等疾病。而且会对矿物质和维生素代谢产生影响。大剂量照射使得血清中的铁、锌、铜、硒等矿物质丢失增加，导致电解质紊乱，也会使机体产生大量的活性氧自由基，明显增加抗氧化维生素的消耗。另外，血液中 B 族维生素的含量也会减少。

2. 膳食营养需要

（1）保证充足的产能营养素供给

能量和蛋白质摄入不足会增加机体对辐射的敏感性，增加机体能量消耗，加重组织损伤，延缓恢复。一般建议蛋白质供能占总热能的 12% ~ 18%，以补充优质蛋白质为主；碳水化合物占 60% ~ 65%，应选择防辐射效果好的果糖和葡萄糖；注意适量增加必需脂肪酸和油酸的摄入，控制血脂成分升高，不建议增加脂肪占总能量的比例。

（2）注意选择富含抗氧化营养素的果蔬食物

保证足量的维生素 C、维生素 E、维生素 A 和 β - 胡萝卜素的摄入，以减少辐射对机体的损伤；同时，也应选择富含维生素 B_1 和维生素 B_2 的食物，增加机体的防辐射能力，提高生存能力。可多选用卷心菜、胡萝卜、海带、紫菜、柑橘及茶叶等食物，这些天然植物性食物的抗辐射作用越来越受到人们的关注。同时可摄入含类黄酮、异硫氢氰酸酯、含硫氨基酸、酚类化合物等植物性生物素的食物，它们具有抗氧化、抗诱变、抗肿瘤等多种生物学功效。

（3）补充适量的矿物质

适量增加微量元素（如锌、铁、铜、硒和碘）和常量元素（钠和钾）的摄入量，并注意矿物质之间的平衡。

模块四　营养与疾病

【能力培养】

1. 知晓营养与疾病的基本关系；

2. 了解与营养相关的疾病的膳食治疗基本原则和方法。

任务一　营养与肥胖

大量研究资料表明，人体慢性疾病的发生、发展与膳食行为密切相关。合理的膳食结构对于预防疾病，乃至促进某些疾病的康复，都起着不可忽略的重要作用。

一、营养与肥胖的关系

肥胖是由于长期能量摄入过多，超过机体能量消耗，体内多余能量转化为脂肪，并过度积聚而形成的营养代谢失衡性疾病。肥胖不仅是一种独立的疾病，而且是高血压、心脑血管疾病、糖尿病等多种慢性病的重要病因。肥胖的标准可通过体质指数、腰围、腰臀比等进行判定。

肥胖发生的外部因素主要包括饮食营养和体力活动，社会环境、生活方式和行为心理等因素也起着重要作用，但这些因素主要是通过影响饮食营养和体力活动而发挥作用的。

1. 膳食结构不合理

合理的膳食结构是根据膳食参考摄入量而确定的食物摄入种类、数量和比例，它不仅可维持机体的正常营养和健康状态，而且有助于预防和控制肥胖的发生。目前大多数国家普遍存在膳食结构不合理的问题，多表现为谷类和根茎类食物消费较低，动物性食物尤其是畜肉和蛋类食物消费量较大，油脂类消费量也较大。这种不合理的膳食结构造成脂肪等高能量密度食物的摄入增加。

2. 食物总能量和脂肪摄入过多

摄食过多又称过食。由于摄取的食物过多，即摄入的能量过剩，体内多余的能量会以脂肪的形式储存于脂肪组织，导致体内脂肪增加。摄食过多通常包括长期摄入高脂肪（包括烹调油）及高碳水化合物食物（如蔗糖、含糖饮料和甜点）等。

3. 不良的进食习惯

随着社会经济发展水平的提高，人们每餐食物分量增加。快餐、含糖饮料等摄入量增加均会导致能量摄入过多。另外，宗教信仰、受教育程度及文化习俗等也会影响人们对食物的选择。有些民族的风俗就是喜欢吃牛羊肉、喜欢饮酒，这种习惯也容易导致肥胖。肥胖也与个人饮食习惯密切相关，如进食速度过快、暴饮暴食、进食时间过长、吃零食、吃夜宵、晚餐过多等习惯，都易诱发肥胖。

4. 体力活动等因素

现在社会生活安定，人们生活水平逐步提高，劳动强度低，运动减少，生活工作压力较大，部分人很难抽出时间去运动和锻炼。体力活动的减少导致能量消耗减少，这也是导致肥胖发生的一个不可忽视的因素。

二、肥胖的营养防治

肥胖对健康的危害很大，容易增加慢性病的患病风险。因此，肥胖的预防和治疗非常重要。专家一致认为，肥胖的预防重于治疗，预防效果也大于治疗。一旦患了肥胖，应当通过饮食管理来减肥，争取早日康复。

1. 控制总能量摄入

预防和治疗肥胖需要控制能量摄入。一般情况下，合适的能量摄入量计算公式如下。

每日应摄入的总能量(kJ) = 理想体重(kg) × (83.72 ~ 104.65)(kJ/kg)

全天能量分配以早餐占 30%、午餐占 40%、晚餐占 30% 为宜。开始减重阶段，为解决饥饿问题，可在午餐或早餐中留相当于 5% 能量的食物，约合主食 25 g，在下午加餐。

2. 适当的营养素分配比例

（1）供能营养素的能量分配比例

三大供能营养素的分配原则是蛋白质占总能量的 20%，脂肪占 20%，碳水化合物占 60%。在蛋白质的选择中，动物性蛋白质应占总蛋白质的一半左右。动物性食品以鱼、虾等水产品，禽类和瘦肉为宜。要减少烹调油，一天不超过 25 g，适当增加粗粮及杂粮，限制甜食、含糖饮料。

（2）增加膳食纤维

膳食纤维能增加胃肠道的饱腹感，也具有降脂减重的作用。故肥胖人群应多食用富含膳食纤维的食物，最好能保证每天的膳食纤维摄入量为 30 g 左右，相当于 500 ~ 750 g 绿叶蔬菜和 100 g 粗粮、杂粮中所含的膳食纤维。或者多用粗粮、杂粮、杂豆、薯类来代替细粮主食。

（3）改变不良的生活习惯

每克酒精能为人体提供 29.3 kJ 热量，烈性酒几乎是纯热能食物。因此肥胖人群更应该戒酒。与此同时，还应改变一些不良的饮食和生活习惯，如进食速度快、暴饮暴食、喜食油炸食品等。

任务二　营养与心脑血管疾病

与膳食营养密切相关的心脑血管疾病主要有高血压、冠心病、脑卒中等。这些威胁当代人健康和生命的慢性病在肥胖人群中患病率明显增加。所以，这些疾病在很大程度上可通过膳食营养调整进行防治。

一、高血压

当收缩压≥140 mmHg 和（或）舒张压≥90 mmHg，即可诊断为高血压。

1. 高血压与膳食营养因素的关系

（1）超重与肥胖

体重增加是导致高血压的一个重要危险因素。随着体重的增加，出现高血压的趋势也增加，尤以 20 ~ 40 岁开始增加体重者危险性最大。高血压病人中有 60% 以上为肥胖或超重人群。体脂含量与血压水平呈正相关，体脂的分布与高血压的发生也有关。研究表明，腰围 ≥90 cm 的男性或 ≥85 cm 的女性，发生高血压的风险是腰围正常者的 4 倍。

（2）矿物质

人群调查发现，钠的摄入量与血压水平和高血压患病率呈正相关。食盐摄入量的增加可引起血压升高。50 岁以上的人及家族性高血压者对盐的敏感性较正常人高。过多摄入食盐还可改变血压昼高夜低的规律，是老年高血压发生脑卒中的危险因素。

钾盐摄入量与血压水平呈负相关。低钾饮食是血压升高的因素之一，如同时习惯高盐饮食，则对血压的影响会更大。高钠低钾膳食是我国大多数高血压患者发病的主要因素之一。

钙摄入量低会增强高盐膳食对血压的升高作用，钙摄入不足可使血压增高，补充钙对钠敏感的高血压降压效果尤为显著。

膳食镁与血压呈负相关，一般认为提高膳食镁的摄入有助于降血压。素食者通常摄入镁和膳食纤维较多，因此其血压通常比非素食者低。

（3）其他膳食因素

脂肪摄入过多可引起肥胖，过多脂肪可引起血脂异常和动脉粥样硬化，相继引起高血压。但增加多不饱和脂肪酸和减少饱和脂肪酸的摄入有利于降低血压。

过量饮酒是高血压发病的危险因素之一，高血压患病率随着饮酒量增加而升高。虽然少量饮酒后短时间内血压会有所下降，但过量饮酒会使血压明显升高，长期少量饮酒可使血压轻度升高。

膳食纤维能减少脂肪吸收，减轻体重，间接具有辅助降压的作用。

2. 高血压的膳食营养防治

高血压的防治包括合理饮食，改善生活方式，消除不利于心理和身体健康的行为习惯，以及药物控制。

（1）控制体重

控制体重可使高血压的发病率降低 28% ~ 40%，体重减轻 10% 为大多数治疗方案的目标，可主要通过控制饮食和增加体育锻炼来实现。高血压人群在饮食方面要遵循平衡膳食的原则，控制高热量食物的摄入，适当控制主食量。一般的体力活动即可增加能量消耗，对健康十分有益。建议每天应进行适当的（约 30 min）体力活动，规律的、中等强度的有氧运动是控制体重的有效方法。减重的速度因人而异，通常以每周减重 0.5 ~ 1 kg 为宜。

（2）限制钠盐摄入量

《中国居民膳食指南（2022）》建议，每人每日食盐摄入量不超过 5 g。高血压患者应严格控制食盐摄入量，可通过减少烹调用盐，减少味精、酱油等含钠盐的调味品用量，少食或不食含钠盐量较高的各类加工食品（如咸菜、火腿、香肠、腐乳等），增加蔬菜和水果摄入量来实现。对于肾功能良好者，还可使用含钾的低钠盐。

（3）增加钾、钙等矿物质的摄入量

钾具有舒张血管、降低血压的作用，高血压人群每天应适量增加水果、蔬菜等富含钾的食物（如豆类、杏干、蚕豆、扁豆、冬菇、竹笋、紫菜等）

的摄入。提倡多摄入富含钙的食品，如牛奶和乳制品，最好每天能食用 250 mL 牛奶或相当量的乳制品。

（4）减少膳食脂肪摄入量，增加优质蛋白质的摄入

低脂低胆固醇饮食对于血压控制非常重要。高血压人群应减少脂肪摄入量，尤其应减少烹调油用量。脂肪摄入量控制在总能量的 25% 以下，且应保持良好的脂肪酸比例，减少饱和脂肪酸的摄入量。动物性蛋白质以禽类、鱼类、牛肉等为主，多食大豆蛋白，少吃或不吃肥肉、动物油及油炸食品、甜点等高热量零食。

（5）限制饮酒

实验表明，限制饮酒可显著降低高血压的发病风险。中国营养学会建议男性每日酒精摄入量不应超过 25 g，女性不应超过 15 g。高血压患者不提倡饮酒，因为饮酒会降低降压药物的疗效。

二、高脂血症

高脂血症主要根据血清总胆固醇（TC）、甘油三酯（TG）水平和低密度脂蛋白胆固醇（LDL – C）浓度进行诊断。

1. 高脂血症与膳食营养的关系

过去研究认为膳食总脂肪的摄入与高脂血症的发生密切相关。近年来关于脂肪酸的组成与高脂血症的关系研究表明，膳食脂肪的种类比脂肪摄入量更为重要。

高脂膳食可升高血脂，不同脂肪酸对血脂的影响也有所不同。研究表明，饱和脂肪酸是导致血胆固醇升高的主要脂肪酸，单不饱和脂肪酸能够降低血胆固醇的含量，长链多不饱和脂肪酸，尤其是 $n-6$ 与 $n-3$ 系列多不饱和脂肪酸在防治高脂血症方面可起到重要作用。但多不饱和脂肪酸含有较多双键，容易发生氧化，故过多摄入多不饱和脂肪酸会导致机体氧化应激水平升高，从而增加心血管疾病的发病风险。此外，反式脂肪酸（如黄油、氢化植物油、人造奶油等可能含有）可使低密度脂蛋白胆固醇水平升高，增加心血管疾病的发病风险。

2. 高脂血症的营养防治

（1）控制能量摄入，保持健康体重

超重和肥胖人群患高脂血症的风险明显高于体重正常者，因此，限制总能量和脂肪摄入量，保持健康体重是预防高脂血症的重要措施。

（2）减少膳食脂肪和胆固醇摄入，调整脂肪酸比例

血脂正常者脂肪摄入量应控制在总能量的25%，而肥胖、血脂异常及高血脂家族史者，应控制在20%，胆固醇每天摄入量应小于300 mg。其中烹调油每天不超过25 g，且应限制食用油炸食品。膳食脂肪应调整脂肪酸比例为：饱和脂肪酸：单不饱和脂肪酸：多不饱和脂肪 = 1：1：1。在膳食总脂肪量不变的前提下，多选择富含单不饱和脂肪酸的橄榄油或山茶油具有很好的降脂作用。

（3）增加植物蛋白的摄入量

蛋白质摄入量应占总能量的15%左右，可适当提高植物性蛋白质（大豆及豆制品）的摄入。大豆中富含异黄酮，有利于调节血脂，从而达到预防高脂血症的目的。

（4）其他膳食原则

高脂血症患者应养成清淡的饮食习惯，每人每天盐用量不超过5 g，多食用粗粮、杂粮、新鲜蔬菜和水果，保证膳食纤维、维生素C的充足摄入。

三、冠心病

1. 冠心病与膳食营养的关系

超重、肥胖、高血压及高脂血症是冠心病的强危险因素。研究表明，饮食结构不合理，如总脂肪摄入量过高、脂肪酸比例不恰当、高胆固醇膳食、高糖膳食、动物蛋白过量摄入等均会增加冠心病的患病风险。

2. 冠心病的膳食营养防治

防止动脉粥样硬化，预防冠心病，应尽量做到合理膳食，减少脂肪的摄入，脂肪占总能量的比例应在25%以下；限制饱和脂肪酸的摄入，减少烹调用油、肥肉的摄入量，适当增加单不饱和脂肪酸（橄榄油等）的摄入量，胆固醇摄入量限制在300 mg/d以下；鼓励多吃各类杂粮，适当增加大豆及其制品的食用频率；维持理想体重或适宜体重，防止超重和肥胖；少吃多餐，细嚼慢咽；保持心态平和，避免精神紧张和情绪激动；禁烟酒；每天保证适当的体力活动。

四、脑卒中

脑卒中又称中风，是一种急性脑血管疾病，是由于脑部血管突然破裂或因血管阻塞导致血液不能流入大脑而引起脑组织损伤的一种疾病。

高血压是最主要的危险因素，无论是收缩压还是舒张压的增高均可增加脑出血或脑梗死的危险性。冠心病、糖尿病是脑卒中的肯定危险因素。血脂异常，特别是高胆固醇血症、低密度脂蛋白增高以及高密度脂蛋白降低都是危险因素。此外，吸烟、饮酒等行为也是脑卒中的重要危险因素。

脑卒中的预防主要是危险因素的防治。控制血压对脑卒中预防的效果显著。因此，合理膳食，防止超重和肥胖，禁烟、限酒、限盐，多食新鲜水果蔬菜，有规律地进行身体锻炼等均可降低罹患心脑血管疾病的危险。

任务三　营养与糖尿病

糖尿病是一种多病因的代谢性疾病，特点是慢性高血糖，伴随因胰岛素分泌过高或作用障碍引起的糖、脂肪和蛋白质代谢紊乱。糖尿病发病原因比较复杂，遗传因素、肥胖、体力活动缺乏、生理因素、社会环境因素及营养因素等都是糖尿病的危险因素。糖尿病的临床表现为"三多一少"，即多食、多渴、多尿、少体重，在古时被称为"消渴症"。该病若不及时治疗和有效控制，会带来一系列并发症，危害人体的心血管、眼、肾、神经系统、皮肤等。近年来，糖尿病发病逐渐呈现年轻化的趋势。

1. 糖尿病与营养的关系

（1）碳水化合物

糖尿病代谢紊乱的主要标志是高血糖，患者碳水化合物代谢出现异常，表现为糖原合成减少、分解增加。当患者摄入过量碳水化合物时，机体调节血糖的功能失控，易出现高血糖；但碳水化合物摄入不足时，体内需要动员脂肪和蛋白质分解供能，易引起酮血症。

食物中不同类型的碳水化合物被摄入后，血糖上升的速度和幅度也不尽相同。一般情况下，GI 低的食物引起的血糖升高反应越小。因此，低 GI 的食物可有效控制餐后血糖，有利于保持血糖浓度的稳定。

（2）脂肪

正常人的脂类代谢处于动态平衡状态。糖尿病患者由于肝糖原合成和贮存减少，机体的脂肪组织会释放游离脂肪酸引起血脂浓度上升，脂肪从脂肪组织转入肝脏中，从而导致脂肪肝。此外，糖尿病患者由于糖代谢异常，丢失了大量葡萄糖，会引起能量供应不足，动员体脂分解，引起大量酮体的产生和积累，从而产生酮血症和酮尿。为了预防酮血症或酮症酸中毒，需要适量地供给碳水化合物，减少体脂的过多动员氧化。

（3）蛋白质

蛋白质代谢与糖代谢和脂代谢密切相关，当糖代谢和脂代谢出现紊乱时，蛋白质的代谢也会处于不平衡的状态，同样可引起胰岛素分泌量的变化，促使糖尿病发生。

（4）矿物质和维生素

目前研究表明，铬、硒等矿物质对糖尿病有积极的预防和治疗作用。B族维生素、维生素 C、维生素 E、烟酸等缺乏，均有可能诱发或加重糖尿病及其慢性并发症。

（5）膳食纤维

膳食纤维具有降低血糖和延缓碳水化合物吸收、降低餐后血糖及改善葡萄糖耐量的作用。

2. 糖尿病的膳食营养防治

糖尿病是一种复杂的慢性代谢性疾病，糖尿病的治疗应是综合治疗，主要包括健康教育、饮食治疗、运动治疗、药物治疗以及自我监测等综合措施，其中饮食治疗是控制血糖最基本，也是最有效的治疗措施之一。合理的营养治疗能够帮助患者形成良好的饮食习惯，并通过良好的营养供给改进患者的健康状况，从而减少急性及慢性病并发症发生的风险。

（1）合理控制总能量，预防肥胖

合理控制总能量摄入是糖尿病营养治疗的首要原则。总能量的摄入应根据患者的标准体重、工作强度、生理条件而定，应根据糖尿病患者的体型和理想体重计算每日能量的供给量。

（2）保证三大产能营养素比例合理

糖尿病患者应在总能量摄入合理控制的基础上，保证三大产能营养素的合理比例。碳水化合物摄入量应适当提高，应占总能量的 55% ~ 60%，这有助于提高胰岛素的敏感性，改善葡萄糖耐量。除了注意碳水化合物的摄入量，还应该注意食物种类、淀粉类型、烹调方式等对餐后血糖的影响。为防止或延缓糖尿病患者的心脑血管并发症，务必限制膳食脂肪摄入量，尤其是饱和脂肪酸的摄入。膳食脂肪应占总能量的 20% ~ 25%，其中饱和脂肪酸的比例应小于 10%，烹调用油以及食物蛋白质应保证充足供应。糖尿病患者蛋白质的消耗增加，容易出现负氮平衡，为维持肌肉的体积和能量消耗的需要，蛋白质摄入量应占总能量的 12% ~ 20%，其中优质蛋白不少于 30%，如瘦肉、蛋、奶及大豆制品。

（3）保证维生素和矿物质的充足补充

糖尿病患者体内物质代谢相对旺盛，再加上其主食和水果摄入量的限制，容易出现维生素和矿物质的缺乏。因此，供给充足的维生素也是糖尿病治疗的原则之一，尤其是维生素 C、维生素 E、部分 B 族维生素等。此外，部分矿物质也与胰岛素的合成和分泌有很大的关系。因此，在保证矿物质基本供给量的基础上，还应该适当的增加钾、镁、钙等元素的供给，但应该限制钠盐的摄入，以预防高血压、高脂血症、动脉粥样硬化等并发症的发生。

（4）增加膳食纤维供给量

研究表明，膳食纤维能够降低餐后血糖和胰岛素水平，此外还有降低胆固醇的作用，因此建议成年人每天膳食纤维摄入量不低于 30 g。膳食纤维可通过全谷类食物、水果、豆类和蔬菜进行补充。

（5）禁止饮酒

酒精属于高能量食物，容易导致能量摄入过多。此外，酒精还会使糖负荷后的胰岛素分泌增加，长期饮酒还会引起肝功能受损。因此，血糖控制不佳的糖尿病患者不应饮酒。

（6）合理的饮食餐次

糖尿病患者因根据血糖升高时间、用药时间以及病情稳定情况，结合自身日常饮食习惯合理分配餐次，至少一日三餐，如有可能可实施少量多餐。少量多餐的饮食原则有利于改善糖耐量，并预防低血糖的发生。

任务四　营养与痛风

痛风是长期高尿酸血症引起的痛风性关节炎和肾脏病变，与嘌呤代谢紊乱及（或）尿酸排泄减少所致的高尿酸血症直接相关，严重者可出现关节破坏、肾功能损害，常伴发高脂血症、高血压病、糖尿病、动脉硬化及冠心病等。

1. 痛风与营养的关系

（1）高嘌呤食物摄入过量

摄入含有大量嘌呤的食物，嘌呤会经过代谢形成尿酸。过多的嘌呤会使肾脏功能减退，尿酸水平明显增高，甚至诱发痛风急性发作。因此对于高尿酸血症或痛风病人，高嘌呤食物应严格控制摄入，患者应根据自己的病情，在医生指导下选择食物，食物中嘌呤含量顺序大致为：内脏 > 肉 > 鱼 > 干豆 > 坚果 > 叶菜 > 谷类 > 水果。

（2）饮酒

血尿酸值与饮酒量密切相关。流行病学研究表明，乙醇在代谢过程中因快速消耗能量 ATP，使尿酸产生增加。此外，酒精也会抑制肾脏对尿酸的排泄。因此，痛风患者应严格限制酒精摄入。不同酒精饮料嘌呤含量不同，一般规律为：陈年黄酒 > 啤酒 > 普通黄酒 > 白酒。

（3）高热量膳食及肥胖

高热量膳食容易导致能量过剩，这对于高尿酸血症患者而言，是非常不利的，容易诱发痛风发作。肥胖者容易发生高尿酸血症和痛风。肥胖者体内内分泌系统紊乱，会使酮体生成过多，从而抑制尿酸的排泄。因此控制合理的体重对于痛风患者来说非常必要。

（4）其他常见的诱发因素

剧烈运动、酗酒、缺氧、受凉、体重减轻过快、间断性饥饿减重等也易诱发痛风。

2. 痛风的膳食营养防治

（1）限制总能量，预防超重或肥胖

痛风患者中约有一半的患者超重或肥胖，故应适当降低体重，总热量摄入应较正常体重者低 10% ~ 15%。超重、肥胖者减重时，应与实际活动消耗保持平衡，切忌减得过快，否则易使机体产生大量酮体，反而促使尿酸水平升高，诱发痛风急性发作。

（2）合理的膳食结构

在总能量限制的前提下，痛风患者应采取低脂肪、低蛋白的膳食结构，蛋白质占总能量的 10% ~ 15%，不宜过多；脂肪应小于总能量的 25%。此外，还应注意补充维生素与微量元素。痛风患者大多伴有高血压，故应采用少盐膳食且禁止饮酒。

（3）增加果蔬类食物摄入

水果和蔬菜富含多种微量元素、维生素和膳食纤维，其本身就属于低嘌呤食物，而且还能够促进尿酸盐的溶解和排泄。

（4）低嘌呤饮食

高尿酸血症及痛风患者应了解各种食物中嘌呤的含量，这样才能更好地选择食物。在痛风急性期，嘌呤摄入量应控制在 150 mg/d 以内。以下为不同嘌呤含量的食物分类，可供高尿酸血症及痛风患者选择食物时参考。

第一组：低嘌呤食物，每100 g含量小于50 mg，包括谷类、薯类、蔬菜类、水果类、乳类、坚果等。

第二组：中嘌呤食物，每100 g含量为50~150 mg，包括米糠、麦胚、粗粮、豆类及其制品、蘑菇类、肉类。

第三组：高嘌呤食物，每100 g含量为150~1000 mg，包括动物内脏、海产品、鱼干、肉汁、浓鸡汤、肉汤、火锅汤等。

（5）保证足量饮水

饮水充足可增加尿酸溶解，有利于尿酸排出，高尿酸血症及痛风患者每日饮水量应在2000 mL以上。为了防止夜间尿液浓缩，夜间也应补充水分。

任务五　营养与癌症

癌症的形成与发展受多种因素相互影响，包括遗传、环境、精神心理等。膳食营养因素约占癌症发病原因的1/3，而且在肿瘤的发生、发展恶化及治疗的全过程均发挥作用，膳食营养可影响恶性肿瘤的启动、促进、进展的任一阶段。食物中既存在致癌因素，也存在抗癌因素，两者均会影响癌症的发生。

1. 癌症与营养的关系

膳食营养成分与肿瘤密切相关。流行病学资料表明，脂肪的摄入量与结肠癌、直肠癌、乳腺癌、肺癌、前列腺癌等的危险性呈正相关；蛋白质摄入过低或过高都会促进肿瘤的生长，食道癌和胃癌患者发病前蛋白质摄入量比正常对照组低，而过多摄入动物性蛋白会使患结肠癌、乳腺癌、胰腺癌的危险性升高。高淀粉摄入人群胃癌和食管癌发病率较高。膳食纤维在防癌方面起着非常重要的作用。具有抗氧化活性的维生素A、维生素C、维生素E及类胡萝卜素，足量摄入也能够起到预防癌症的作用。矿物质中的硒有抑制诱癌作用，硒摄入量与多种癌症呈负相关。缺乏叶酸、维生素B_1、维生素B_2、维生素B_{12}、钙、铁、锌等与肿瘤的发生也有一定的联系。

（1）致癌因素与抗癌因素

食物中的致癌因素有黄曲霉毒素，杂环胺类化合物，N-亚硝基化合物，食物残留的某些农药、重金属、激素、抗生素、二噁英、丙烯酰胺及食品接触材料中的某些物质；食物中也存在一些抗癌的非营养成分，如类黄酮、多酚类、皂苷类、有机硫化物等。

（2）膳食模式

膳食模式与癌症密切相关。流行病学资料表明，以植物性食物为主的多数发展中国家居民中胃癌、食道癌发生率高，乳腺癌、前列腺癌发生率低；以动物性食物为主的多数发达国家，居民乳腺癌、前列腺癌、结肠癌发病率高，而胃癌、食道癌发病率低；地中海膳食模式的居民癌症死亡率比经济发达国家膳食模式的居民低。

2. 癌症的膳食营养防治

大量的研究结果表明，多数癌症是可以预防的，膳食营养因素在癌症预防方面起着非常重要的作用。

（1）能量摄入要与体力活动相平衡，防止超重和肥胖。

（2）食物尽可能多样化，并且应以植物性食物为主。

（3）经常适量食用鱼、虾、禽肉类，适量食用大豆及其制品。

（4）控制脂肪的摄入量，合理选择烹调用油。

（5）限制红肉摄入，减少加工类肉制品的摄入。

（6）不吃霉变食物，科学储藏食物。

（7）食物烹调过程中应提防高温、焦煳等，减少熏烤类食物的摄入。

（8）限制食盐的摄入量，减少腌制类、香肠类食品的摄入。

（9）戒烟戒酒，加强体育锻炼。

模块五　营养食谱制定

【能力培养】

1. 知晓营养配餐的基本原则及要求；

2. 掌握营养配餐的基本思路与方法。

任务一　营养配餐的基本原则及要求

一、食物多样，膳食平衡的原则

根据《中国居民膳食指南（2022）》，日常饮食应覆盖五大类人体必需的基本食物，包括谷薯类、蔬菜类、水果类、禽畜鱼蛋类、奶豆坚果类及烹调用油盐等。推荐的食物品种应丰富，每周在 25 种以上，以保障能量和营养素的充分供给。食物只有多样化才能做到膳食平衡，热量适当、营养素种类齐全、数量充分、比例恰当。若膳食中营养素不平衡，某些营养素摄入过多或缺乏，就会影响机体正常的生理功能发挥，甚至引发疾病。食物多样的饮食原则与《黄帝内经》中"五谷为养，五果为助，五畜为益，五菜为充"的平衡膳食理念是一致的。

二、满足用餐者实际需求的原则

在编制食谱时，要充分了解用餐者的年龄、性别、工作性质、劳动强度、生理状态或疾病情况，根据其具体情况，按照中国营养学会制定的营养素供给量进行食谱编制。具体实际配餐过程中，还要综合考虑当地食物供应情况、食堂设备、厨师技术水平、用餐者膳食习惯及经济情况等诸多因素，然后编制切实可行的营养食谱。

三、合理能量来源分布及少油盐糖的原则

膳食能量来源分布是评价膳食模式合理性的基本指标。《中国居民膳食营养素参考摄入量（2013 版）》建议的能量来源：碳水化合物占 50% ~ 65%，脂肪占 20% ~ 30%（1 ~ 3 岁为 35%），蛋白质占 10% ~ 20%。限制油、盐、糖的摄入量对于慢性病的预防具有非常重要的作用，因此，世界各国膳食指南和相关国际组织的推荐，都建议尽可能做到少油、少盐、少糖。

任务二　营养配餐的方法

一、确定用餐者一天能量需要量

营养配餐首先应该考虑用餐者一天适宜的能量摄入量，能量需要量可参考《中国居民膳食营养素参考摄入量（2013 版）》规定的标准。这个需要量标准仅是一个参考目标，实际运用中要结合用餐者的性别、年龄、生理状态、体重情况、身体活动程度、工作性质、饮食习惯等因素加以调整。表 3 - 3 显示的是中国居民膳食能量 RNI。

表3-3　中国居民膳食能量 RNI

年龄（岁）	身体活动程度	RNI（kcal/d）	
		男	女
18 ~	轻体力活动	2400	2100
	中体力活动	2700	2300
	重体力活动	3200	2700
50 ~	轻体力活动	2300	1900
	中体力活动	2600	2000
	重体力活动	3100	2100
60 ~	轻体力活动	1900	1800
	中体力活动	2200	2000
70 ~	轻体力活动	1900	1700
	中体力活动	2100	1900
80 ~		1900	1700

二、计算三大产能营养素每日需要量

根据三大产能营养素能量占比，结合当地生活水平及用餐者实际情况，计算三大产能营养素一天能量的供给量，再根据营养素的能量供给量及能量折算系数（每克蛋白质、脂肪、碳水化合物提供的热量分别为 4 kcal、9 kcal、4 kcal），计算出每天蛋白质、脂肪、碳水化合物的需要量。

三、确定主副食品的种类和数量

根据用餐者膳食习惯和地区饮食特点，并由计算出的三大产能营养素需要量，查阅食物营养成分表，确定主食和副食的品种和数量。由于粮谷类食物是碳水化合物的主要来源，因此主食的数量主要根据主食原料中碳水化合物的含量确定，再利用蛋白质总需要量减去主食中蛋白质的质量，得出的副食中的蛋白质量并由此来计算副食的种类和数量。

四、确定烹调油用量

由营养成分表可知各种食物的脂肪含量，用脂肪总需要量减去主副食脂肪量，即为每日烹调用油量。

五、计算三大产能营养素在三餐中的需要量

知道了三大产能营养素每天需要量后，可根据三餐能量分配确定各餐三大产能营养素的需要量。一般三餐能量按照早、中、晚三餐 30%、40%、30% 的比例来分配。

六、食谱的评价与调整

根据以上步骤设计出营养食谱后，还应对其进行评价，确定编制的食谱是否科学合理。具体应参照营养成分表核算食谱提供的热量和各种营养素含量，并与《中国居民膳食营养素参考摄入量（2013 版）》进行比较，相差在 10% 以内均可认为合理，否则需要增减食品的数量或替换食品的种类。

在制定食谱时，无须严格要求每份营养餐食谱的能量和各类营养素均与《中国居民膳食营养素参考摄入量（2013 版）》保持一致。通常情况下，每天的能量及蛋白质、脂肪、碳水化合物的量不应该出入很大，其他营养素可以周为循环单位进行计算评价。

此外，营养食谱的评价方法包括食物组成分析、能量来源分析、蛋白质来源分析、营养素供给分析等，均可利用《中国居民膳食指南（2022）》提出的食物结构、数量和观点进行比较和评价，《中国居民膳食营养素参考摄入量（2013 版）》也是评价膳食营养摄入状况的参考标准。

食物结构分析：膳食模式和数量是否符合《中国居民膳食指南（2022）》的建议，特别是谷物、深色蔬菜、牛奶、豆类的摄入量是否满足要求。

能量来源分析：计算三大产能营养素来源——碳水化合物、脂肪和蛋白质的功能比是否恰当，食物来源与《中国居民膳食指南（2022）》的参考相比是否适宜。

蛋白质来源分析：来源于动物和大豆及豆制品的蛋白质是否占一半以上，优质蛋白质比例是否合理。

营养素供应分析：膳食提供的主要营养素是否符合《中国居民膳食营养素参考摄入量（2013 版）》的要求，主要营养素如钙、铁、维生素 C 等的食物来源是否恰当。同时，也要考虑盐、油、糖的摄入量是否适宜。

七、营养餐的制作

制定好营养食谱后，还需要运用科学合理的烹饪方法来进行营养餐的制作。在烹调过程中，厨师需要综合考虑食物中的各种营养素在加工和烹饪过程中可能会发生的物理或化学变化。只有了解这些变化，才能运用科学的烹饪方法，尽可能降低营养素的损失。此外，烹饪时也应保证菜肴色、香、味俱全，这样才能保证食物的足量摄入，达到营养配餐预期的营养素摄入量。

项目四 / 酒店食品安全管理

【主要内容】

食品污染的概念、分类、危害以及预防酒店食品污染的具体措施；酒店从业人员在采购食品时应掌握的基本安全知识。

【学习目标】

1. 掌握预防食品污染的相应措施和方法；

2. 学会识别市售食品的质量安全标志，认识各类食品的安全级别；

3. 学会判断各种食品的新鲜度，了解各种禁用食品的鉴别方法；

4. 掌握酒店各种食品及原料的储藏方法。

模块一　食品污染

【能力培养】

1. 认知食品污染的概念及分类；

2. 掌握食品生物性、化学性、物理性污染的途径及预防措施。

任务一　认知食品污染的概念及分类

一、食品污染概念

所谓食品污染，是指食品从种植、养殖到生产、加工、储存、运输、销售、烹调直至食用的整个过程的各个环节，都有可能会受到某些有毒有害物质的侵入，从而使食品的营养价值和卫生质量降低，对人体产生不同程度的危害。食品污染贯穿食品原料从产地到餐桌的全过程。

二、食品污染的分类

食品污染按其性质可分为三类。

1. 生物性污染

食品的生物性污染包括微生物、寄生虫和昆虫的污染。微生物污染主要有细菌与细菌毒素、真菌与真菌毒素及病毒等污染。其中，细菌、真菌及其毒素对食品的污染是最常见、最严重的。细菌污染是食品加工销售过程中最重要的污染来源之一，主要来自食品从业人员不洁的手、工具、容器设备及不合规的操作。病毒污染的来源主要有甲型肝炎病毒、轮状病毒、口蹄疫病毒、禽流感病毒等。寄生虫或虫卵主要是通过病人或病畜的粪便污染水体或土壤，再间接或直接污染食品的，危害较大的有蛔虫、绦虫、旋毛虫及虫卵等。昆虫污染的来源主要有粮食中的螨类、蛾类、谷象虫，以及动物性食品和某些发酵类食品中的蝇、蛆等。

2. 化学性污染

化学性污染涉及范围较广，情况也较为复杂，主要包括食品中的农药、兽药残留，工业三废（废气、废水、废渣）排放造成的有毒金属和有机物污染，食品接触材料中的有害物质融入食品造成的污染，滥用食品添加剂造成的污染，食品加工储存过程中产生的有害物质（如腌渍、烟熏、焙烤的食物产生的亚硝胺、多环芳烃、杂环胺、丙烯酰胺等有害物质）造成的污染，掺假、制假过程中加入的物质（如面粉中掺入的吊白块及奶粉中三聚氰胺等）造成的污染。

3. 物理性污染

物理性污染主要包括杂质污染和放射性污染。杂质污染来自食品生产、加工、储藏、运输、销售过程中的污染物，如粮食收割时混入的草籽、案板上的木屑等。食品的放射性污染主要来自放射性物质的开采、冶炼、生产、应用及意外事故造成的污染。

食品污染造成的危害主要有两个方面：一是影响食品的感官性状和营养价值；二是对机体健康的不良影响，包括急性和慢性中毒危害以及致癌、致畸、致突变等危害。

任务二　生物性污染及预防

一、细菌性污染及预防

天然食品内部一般没有或很少有细菌，食品中的细菌主要来自生产加工、运输、储藏、销售、烹饪等环节的外界污染。食品中的细菌绝大多数为非致病菌，它们常常与食品出现特异的颜色、气味、组织状态以及相对致病性有关，是评价食品卫生质量的重要指标，也是研究食品腐败变质原因、过程及控制方法的主要对象。

1. 常见的食品细菌

污染食品的细菌主要包括假单胞菌属、黄杆菌属、微球菌属和葡萄球菌、芽孢杆菌属、肠杆菌科、弧菌属、乳杆菌属类等。其中假单胞菌属细菌具有分解蛋白质、碳水化合物和脂肪的能力，是重要的食品腐败性细菌，它广泛分布于食品中，尤其是在蔬菜、家禽和海产品中，是导致新鲜冷冻食物腐败的重要细菌。黄杆菌属为植物致病菌，是引起蔬菜和水果腐败的常见菌。微球菌属和葡萄球菌一样对食品要求较低，它们是食品中极为常见的细菌，能分解食品中的糖类并产生色素。芽孢杆菌是肉类及罐藏食物中常见的腐败菌。肠杆菌科多与水产品、肉及蛋的腐败有关，其中大肠杆菌是食品中常见的腐败菌，也是食品和饮用水被粪便污染的指示菌之一。弧菌属主要来自海水或淡水，可在低温和食盐浓度低于5%的水中生长，是鱼类和水产品中常见的腐败菌。乳杆菌属，主要见于乳品中，可使其产酸变质，该属中的许多菌可用于生产乳酸或发酵食品，污染食品后也可引起食品腐败变质。

2. 食品细菌污染指标

反映食品卫生质量的细菌污染指标有三个，菌落总数、大肠菌群和致病菌。

菌落总数又称"细菌总数"或"杂菌总数"。菌落总数是食品的一般卫生指标，是判断食品被细菌污染的程度及清洁状态的标志，也可以预测食品的耐储藏性或可储藏期限。一般来讲，食品中细菌数量越多，食品腐败变质的速度就越快。

大肠菌群涉及的细菌都是直接或间接来自人和温血动物的肠道，在食品中检出大肠菌群时，可推断食品可能受到人和温血动物粪便污染，还可推测肠道致病菌污染食品的可能。

致病菌是指可通过被污染的食品引起人类患病的一类细菌的总称。我国国家标准中的致病菌一般指肠道致病菌和致病球菌，主要包括沙门菌、志贺菌、金黄色葡萄球菌、致病性链球菌等。如果摄入含有致病菌的食物可能导致人食物中毒甚至死亡。

菌落总数和大肠菌群是评价食品卫生程度和安全性的指标，允许在食品中存在，但不能超过国家标准规定的量；致病菌不允许在食品中检出。

二、真菌、真菌毒素对食品的污染

真菌是指具有真正细胞核、能产生孢子而没有叶绿素、能进行有性或无性繁殖、常具分枝的丝状营养体。真菌毒素主要是指真菌在其所污染的食品中产生的有毒代谢产物，真菌毒素通常具有耐高温的特点。人和动物一次性摄入含有大量真菌毒素的食物常会发生急性中毒，而长期摄入含少量真菌毒素的食物则会导致慢性中毒，还有可能致癌、致畸、致突变等。

1. 真菌生长及产毒条件

（1）水分

食品中的水分对真菌的繁殖与产毒具有重要的作用。以最易受真菌污染的粮食为例，水分为17%~18%是真菌繁殖产毒的最佳条件。一般来说，粮食类水分在14%以下、大豆在11%以下、干菜和干果类在30%以下时，微生物是较难生长的。

（2）温度

不同种类的真菌其最适温度不一样，大多数真菌繁殖的最适宜温度是25~30℃。0℃以下或30℃以上时，真菌产毒能力减弱或消失。一般来说，产毒温度略低于生长最适温度，如黄曲霉最适生长温度是37℃左右，但其产毒温度为28~32℃。

（3）相对湿度

在不同的相对湿度中，易于繁殖的真菌也不相同。如毛霉、酵母等易在90%或以上相对湿度的环境中繁殖，大部分曲霉、青霉主要在80%~90%的相对湿度下繁殖，而灰绿曲霉、局限青霉等干生性真菌则易在80%以下的相对湿度下生长。一般在非密封状态下，粮食中的水分与环境中的相对湿度可逐渐达到平衡，在相对湿度为70%及以下时，真菌即不能繁殖。

（4）基质

真菌在天然食品上比在人工合成的培养基上更易繁殖，但不同的真菌菌属易在不同的食品中繁殖，如玉米和花生中黄曲霉及其毒素检出率高，小麦和玉米以镰刀菌及其毒素污染为主，青霉及其毒素主要在大米中出现。

（5）通风情况

大部分真菌繁殖和产毒需要有氧条件，酵母则大多在无氧条件下即可繁殖。

2. 主要产毒真菌及毒素

目前已知的产毒真菌主要有曲霉菌属（黄曲霉、赭曲霉、杂色曲霉等）、青霉菌属（岛青霉、桔青霉、扩展青霉、黄绿青霉等）、镰刀菌属和其他菌属。

目前已知的真菌毒素大约有 200 种，真菌毒素通常具有耐高温、无抗原性、主要侵害实质器官的特性，比较重要的真菌毒素主要有黄曲霉毒素、赭曲霉毒素、杂色曲霉素、展青霉素、桔青霉素等。

黄曲霉毒素是黄曲霉和寄生曲霉产生的一类代谢产物，是我国粮食和饲料中常见的真菌。因其具有极强的毒性和致癌性，且耐热性强，在一般烹调加工温度下不被破坏，280℃才发生裂解，因而倍受重视。黄曲霉毒素主要污染粮油及其制品，其中以玉米、花生和棉籽油最易受到污染，其次是稻谷、小麦、大麦、豆类等，坚果和动物性食物也有被污染的可能。在我国，受黄曲霉毒素污染严重的地区是长江流域以及长江以南的广大高温高湿地区。黄曲霉毒素具有很强的急性毒性，也有明显的慢性毒性和致癌性，尤其是较强的肝脏毒性，它甚至可诱发肝癌。黄曲霉毒素可通过碾压加工、加水搓洗、植物油加碱、紫外照射、氨气处理等方法进行去毒，但食物防霉是预防黄曲霉毒素污染食品的最根本措施，要严格控制粮食安全水分含量，如玉米水分在 12.5% 以下，花生仁在 8% 以下时，真菌即不易繁殖。

三、食品的腐败变质及预防措施

食品腐败变质是指食品在以微生物为主的各种因素下，自身发生了物理或化学变化，从而降低或丧失其营养价值的过程。如鱼、禽、蛋、肉、乳的腐败，粮食的霉变，果蔬的腐烂及油脂的酸败等。防止食品腐败变质的主要措施有以下五种。

1. 低温储藏

低温可降低酶的活性和食品内化学反应的速度，延长微生物繁殖时间，从而延缓食品腐败变质的过程。常见的低温储藏方法主要有两种：冷藏和冻藏。冷藏温度一般为 $-1 \sim 10℃$，病原菌和腐败菌大多为嗜温菌，大多在 $10℃$ 以下难以生长繁殖，且酶的活性也大大降低，从而延缓食品腐败。冻藏是指在 $-18℃$ 以下储藏，此温度下几乎所有微生物都停止发育，微生物活动受到抑制，食品内部形成的冰晶体甚至导致部分微生物的裂解死亡，故冻藏食品可较长期储藏。

2. 加热杀菌储藏

高温使得微生物体内的酶、脂质体和细胞膜破裂，蛋白质凝固，细胞内反应停止，从而达到良好的储藏效果。食品加热杀菌的方法主要有巴氏杀菌、加压杀菌、超高温瞬时杀菌和微波杀菌等。

3. 腌渍储藏

通过加盐或糖的方式提高渗透压，使微生物菌体原生质脱水、凝固并与细胞膜分离而死亡。一般盐腌浓度达到 10%，糖含量达 $60\% \sim 65\%$ 后，大多数微生物的生存及繁殖会受到抑制从而可达到防腐的效果。但此类食品应在密封和干燥的条件下储藏，否则容易吸水而降低防腐作用。

大多数微生物不能在 pH 4.5 以下正常发育，因此可通过加酸防腐，如蔬菜制作成泡菜和渍酸菜等。

4. 干燥脱水储藏

干燥脱水储藏是通过降低食品水分以抑制微生物的繁殖生长，从而使食品在常温下长期保存。食品干燥脱水的方法主要有日晒、阴干、烘干、冷冻干燥等。

5. 辐照储藏

食品辐照储藏主要用于食品杀菌、灭虫，抑制蔬菜发芽，延迟果实后熟等方面，用来延长食品储藏期。食品辐照杀菌具有穿透力强、可带包装杀菌、感官性状及营养成分变化小及无非食品成分残留等优点，故近年来广泛用于熟畜禽肉类、冷冻分割禽肉类、果蔬粮食及其制品等食品的杀菌。

四、病毒污染

我国食品的病毒污染以肝炎病毒的污染最为严重，有显著的流行病学意义。甲型肝炎、戊型肝炎被认为是通过肠道传播的，即粪－口途径，其中相当一部分人是通过被污染的食品感染的。其他病毒污染食品造成食源性疾病的情况较为少见。

一般情况下，病毒只能在活的细胞中复制，不能在人工培养基中繁殖。因此，人和动物是病毒复制、传播的主要来源。引起小儿麻痹症的脊髓灰质炎病毒可在污泥和污水中存留 10 天以上，在这种环境中生长的蔬菜就可能带有该病毒。

常见污染食品的病毒包括肝炎病毒、轮状病毒、诺如病毒、口蹄疫病毒、猪瘟病毒及朊病毒等。病毒污染涉及范围较广，且危害程度较重，易形成大面积感染致病。

五、寄生虫污染

寄生虫是寄生在人或动物体内的有害生物，可诱发人畜共患病和其他食源性疾病，因此寄生虫是食品卫生检验的重要项目。寄生虫病一般是因为进食生鲜的或未经彻底加热的还有寄生虫虫卵或幼虫的食品而感染的一类疾病，在发展中国家是严重危害人民健康的公共卫生问题。在我国，随着人们生活水平的提高及饮食来源和方式的多样化，由食源性寄生虫病造成的食品安全问题日益显著。据统计，全国人均寄生虫感染率高达 62.6%，某些省市感染率超过 50%。因食用生鱼片、鱼生粥、醉蟹、生蛇胆、蛇血等各种生冷风味饮食或未经充分加热蒸煮的菜肴而感染寄生虫病的事件屡见不鲜。近年来食源性寄生虫病呈迅速增长的态势，这也是影响我国食品安全的主要因素之一。

常见的污染食品的寄生虫有吸虫、绦虫、线虫等。其中猪带绦虫、旋毛虫、弓形虫原虫等常寄生于畜肉中，肝吸虫、线虫等常寄生在鱼贝类中，姜片虫则常寄生在菱角、茭白、荸荠等水生植物的表面，果蔬则有可能引起蛔虫病的传播。寄生虫会寄生在人体的肠道内，吸食人体的营养，而食源性寄生虫会寄生在人体的各个器官，对脏器造成严重危害，甚至致人死亡。

寄生虫污染的防治措施主要有三：一是加强卫生宣传教育，改变不良生活卫生习惯，不食生的或半生不熟的鱼、虾、蟹、畜肉等动物性食品，不食不洁的生菜和瓜果，不食生的菱角、荸荠等水生植物；二是饲养家畜和其他动物时，不喂食生鱼或生的动物内脏等废弃物，动物养殖要避免用人粪做饲料，加强防鼠灭鼠措施；三是加工烹调要注意卫生操作，生熟分开，包括菜刀、砧板及盛放器皿等，并且食品要充分加热煮透。

六、昆虫、螨虫及有害动物污染

食品生产企业、餐饮行业仓储、经营场所中的苍蝇、蟑螂、蛾类、甲虫等昆虫和老鼠等动物是造成食品污染的主要媒介，会严重危害食品卫生安全，应采取严格的防范和灭杀措施。

蟑螂是餐饮企业中最为常见的一类害虫，尤其经常栖息在厨房等食品加工重地，传播各种病原菌，还会引发人的哮喘和过敏反应，危害人体健康。因此，餐饮企业需在实施规范卫生操作的基础上，使用化学药剂并保持环境卫生来进行对蟑螂的防治。

甲虫、蛾类、蛆虫等害虫也会污染食品，使食品的感官性状恶化，营养价值降低，甚至丧失食用价值，而且有些昆虫的粪便中还含有有毒物质，会对肝脏造成危害。

食用被螨虫污染的食品会损害人体肠黏膜而造成溃疡，引起腹痛、腹泻等症状，螨虫侵入肺部还会引发肺螨病，侵入泌尿系统可引发尿路感染等。

鼠类可传播鼠疫、流行性出血热、伤寒等疾病，严重危害人类健康。因此，防鼠灭鼠也是餐饮企业防治生物性污染的重要措施。

任务三　化学性污染及预防

一、农药、兽药残留

1. 农药、兽药残留概述

在目前使用的农药中，人工合成的化学农药占绝大多数，按化学组成及结构来分主要有有机氯类、有机磷类、拟除虫菊酯类、氨基甲酸酯类等。食品中的兽药残留主要有抗生素类、抗寄生虫类和激素类等。

使用农药可减少农作物因病虫害造成的损失，提高产量；使用兽药可控制动物疾病、促进生长、提高饲料利用率，因此使用农药、兽药对于增加食物供应非常必要。但农药和兽药的不合理使用也带来了一些不良后果，食品中农药、兽药残留可引起急性、慢性众多，且可能会致癌、致畸、致突变。部分农药、兽药滥用，使得动植物对药物依赖性加重，形成恶性循环，甚至造成污染环境，破坏生态平衡。

2. 农药、兽药残留来源及影响因素

食品中农药残留的来源有二：一是农作物施药直接污染，污染程度受农药自身性质（如稳定的有机氯、有机汞等农药要比易降解的有机磷残留时间长）；农药的剂型及施用方法（农药喷洒比拌土施撒残留多）；药物浓度及施药频率（药物浓度越大，施药频率越高，距收获期越短，残留量越高）；气象条件（气温、降雨、风俗、日照等均会影响农药的清除和降解）；农作物特性（品种、生长发育阶段、食用部分等）等因素的影响。二是通过食物链污染，如饲料被农药污染而使肉、蛋、奶受到污染，含有机汞、有机氯等农药成分的工业废水污染江河湖海，进而通过食物链的生物富集作用逐级浓缩，最终污染水产品。三是其他来源的污染，如食品在储藏、加工、运输、销售过程中因混装、混放而受到容器及交通工具的污染等。

动物性食物中兽药残留的来源主要有三：一是滥用药物，防治动物疾病时的过量用药、长期用药、不遵守休药期规定，以及在饲料中添加抗生素等药物来抑菌均易造成兽药残留。二是使用违禁或已被淘汰的药物，如防治鱼病使用孔雀石绿、促进甲鱼生长使用违禁的己烯雌酚等。三是违规使用饲料添加剂，如为增加瘦肉率而在动物饲料中添加瘦肉精（克伦特罗等）、用抗生素菌丝体及其残渣作为饲料添加剂来饲养食用动物等。

二、有毒金属污染及预防

自然界中 80 多种金属元素可通过食物、饮水、呼吸道和皮肤接触等途径进入人体，其中一些金属元素是人体必需的，但在过量摄入的情况下会对人体产生毒性作用或潜在危害。而有些金属元素即使在较低摄入量下也会对人体产生明显毒副作用，如铅、汞、镉、砷等，这些金属被称为有毒金属。

有毒金属污染食品通常是因为自然环境本身有毒金属含量较高，食品在加工、贮存、运输等过程中接触金属容器、管道等，或是农药使用和工业三废中含有毒金属。食物链的富集作用会使有毒金属在食品及人体中达到很高的浓度，如鱼虾等水产品中汞、镉等有毒金属的含量要比其生存环境浓度高出数百甚至数千倍。

有毒金属往往具有强蓄积性，摄入被其污染的食品对人体可产生多方面的危害，包括一次大剂量摄入造成的急性中毒，以及低剂量长期摄入后导致的慢性中毒和远期效应（致癌、致畸、致突变）。由于食品中有毒金属污染量通常较小，因此长期的低剂量摄入在体内蓄积导致慢性危害和对健康的远期或潜在危害较多。日本在 20 世纪 50 年代发生的水俣病就是因患者食用了被含甲基汞的工业废水污染过水产导致的；骨痛病是由于镉污染环境通过食物链引起人体慢性镉中毒；加工皮蛋使用的黄丹粉，含铅的马口铁、搪瓷等食品接触容器，印制食品包装时使用了含铅油墨和颜料等可造成铅中毒；含砷工业废水灌溉农田或用被砷污染的容器、包装材料等包装食品也可造成人的砷中毒。

三、N–亚硝基化合物污染

N–亚硝基化合物主要包括 N–亚硝胺和 N–亚硝酰胺两大类，它们对动物有较强的致癌作用。亚硝胺主要存在于一些加工食品中，如烟熏、烘烤、发酵类制品，其中以咸鱼、咸肉、腌菜等食品含量较高。

1. 污染来源

N–亚硝基化合物的前体物：环境和食品中的 N–亚硝基化合物是由亚硝酸盐和胺类在一定条件下合成的。蔬菜在腌制过程中亚硝酸盐含量明显升高，不新鲜蔬菜中的亚硝酸盐含量也明显升高，故蔬菜的储藏和处理方式对硝酸盐和亚硝酸盐含量有很大影响；动物性食物经常用硝酸盐和亚硝酸盐作为防腐剂和护色剂，故应限量使用并密切关注残留问题。

食品中的 N–亚硝基化合物：肉、鱼等动物性食物中含有丰富的胺类化合物，在酸性环境下能与亚硝酸盐生成亚硝胺；某些乳制品（如干酪、奶粉等）含有微量的挥发性亚硝胺。

2. 预防措施

（1）防止食物被微生物污染

某些微生物可还原硝酸盐为亚硝酸盐，且分解蛋白质产生胺类物质，因此预防食品的微生物污染，防止食品霉变是重要的预防措施。

（2）控制食品加工过程中硝酸盐和亚硝酸盐用量

在加工工艺允许的情况下，尽可能使用亚硝酸盐的替代品，减少亚硝基化前体的量，从而减少亚硝胺的合成。

（3）使用钼肥

使用钼肥有利于降低蔬菜中硝酸盐和亚硝酸盐的含量，从而减少亚硝胺的合成。研究发现，白萝卜和大白菜等使用钼肥后亚硝酸盐含量平均降低 1/4以上。

（4）阻断亚硝基化反应

维生素 C、维生素 E、酚类、黄酮类化合物具有较强的阻断亚硝基化反应的作用，因此适量增加这些物质的摄入对于阻断亚硝基化反应具有重要的意义。

（5）制定食品中允许量标准并加强监测

我国现行的食品卫生标准对 N－亚硝胺严格限量。因此，食品企业应加强对食品中 N－亚硝基化合物含量的监测，严禁食用 N－亚硝基化合物含量超标的食物。

四、多环芳烃对食品的污染及预防

多环芳烃化合物是一类具有较强致癌作用的食品化学污染物，目前已鉴定出数百种，其中苯并芘是典型代表。

1. 污染来源

多环芳烃主要由各种有机物如煤、柴油、汽油及香烟不完全燃烧产生。食品中多环芳烃主要来源于食品在烘烤或熏制时直接受到污染、食品成分高温烹调加工发生热解热聚、植物性食品吸收环境中污染的多环芳烃、食品加工过程中受润滑油和包装材料等污染、柏油路晾晒粮食、水污染水产品、植物和微生物可合成微量多环芳烃等途径。其中食品成分高温烹调加工发生热解热聚是食品中多环芳烃的最主要来源。以苯并芘为例，不同食品苯并芘含量顺序如下：烧烤油＞熏红肠＞叉烧＞烧鸡＞烤肉＞腊肠，其含量还与烧烤燃料有关，顺序为：煤柴＞炭＞草＞电＞红外线。

2. 预防措施

流行病学研究表明，食品中苯并芘含量与胃癌等多种癌症发生有关，因此预防多环芳烃污染食品非常必要。预防措施主要有三：一是防止污染，加强环境治理，改善熏制、烘烤食品加工工艺，避免食品直接接触炭火或烟，不在柏油路晾晒粮食以防沥青污染，使用食用油做润滑剂防污染等；二是使用活性炭吸附去除食品中的部分多环芳烃；三是制定食品中多环芳烃化合物的限量标准。

五、食品容器、包装材料污染及预防

食品容器、包装材料在食品加工、运输、包装和盛放过程中与食品接触时，其中所含的有毒化学物质会向食品迁移，从而造成食品污染。

1. 塑料污染

塑料可用作食品容器及包装材料，经常含有低分子化合物、添加剂、印刷油墨和胶黏剂中的有毒化学物质等，容易造成有害物质迁移污染，可能对人体具有一定的毒性作用。其中聚乙烯、聚丙烯塑料结构稳定，毒性极低；聚苯乙烯塑料不耐煮沸，耐油性也有限，故不适合盛放高油脂的、酸性的、碱性的食品；含氯塑料在加热和作为垃圾焚烧时会产生二噁英；有些劣质塑料为了降低成本，添加大量工业级碳酸钙、滑石粉、重金属、回收废塑料等作为填充物，致使溶出蒸发残渣中有害物质含量严重超标。

2. 橡胶污染

橡胶是一种具有高弹性的高分子化合物，分为天然橡胶和合成橡胶，可用于瓶盖、奶嘴、高压锅垫圈及输送食品原料、辅料和水的管道等的制作。天然橡胶本身比较稳定，其毒性来源于橡胶基料中的杂质和加工时使用的添加剂；合成橡胶毒性来源于单体和添加剂，橡胶制品常用的填充剂炭黑含有较多的苯并芘。

3. 其他食品容器包装材料污染

陶瓷和搪瓷的表面涂有釉彩，它由彩色颜料和助溶剂制成。彩色颜料多为金属氧化物，助溶剂为含铅化合物，有毒金属可溶出污染食品，故陶瓷和搪瓷食具的卫生标准中都规定了铅、镉的溶出限量。

任务四 物理性污染及预防

食品物理性污染按照污染物的性质分为放射性污染和杂质污染，物理性污染也是威胁人类健康的重要食品安全问题之一。

一、放射性污染

1. 放射性污染的来源及途径

食品中的放射性污染主要分为天然放射性污染和人工放射性污染。天然放射性物质在自然界中分布很广，存在于岩石、土壤、大气、水体及动植物组织中。正常情况下食品中存在的天然放射性物质的核素含量很低，一般不会引发食品安全问题。引起人们关注的是食品可以吸附或吸收外来的放射性核素，从而造成放射性污染。放射性污染主要来源于人工放射性物质，如核电站和核工业废物的排放、核泄漏事故等造成的污染。如2011年日本福岛核电站事故及 2023 年核废水的预期排放都会造成水体放射性污染。

放射性污染主要通过水及土壤污染农作物、水产品、饲料等，放射性物质再经过生物圈进入食品，并通过食物链转移。而且放射性核素向动植物转移的过程往往表现出生物富集效应，尤其是水生生物对放射性物质的富集作用更强，从而使得生物体内的放射性物质含量显著高于周围环境中的核素水平。

2. 放射性污染的危害

食品放射性污染对人体的危害主要是源于摄入污染食品后放射性物质对人体各种组织、器官和细胞产生的小剂量、长期的内照射作用，主要会对人体的免疫系统、生殖系统造成损伤，还有致癌、致畸、致突变的可能性。

3. 放射性污染预防措施

预防食品放射性污染的措施主要是加强对放射性污染源的卫生防护和经常性的卫生监督管理，定期进行食品卫生监测，严格执行国家卫生标准，加强对放射性污染的监督，使食品中放射性物质的含量控制在允许范围之内。

二、杂质污染

食品杂质污染主要来自食品生产、储存、运输、销售中杂质污染物和掺杂、掺假污染物，如粮食收割时混入的草籽，食品运输过程中的尘土等杂物，食品加工过程中加工管道中的金属颗粒物，切割食品原材料时砧板上的木屑，食品接触人员非正常操作造成的指甲、废纸、个人物品和杂物的污染等以及食品掺杂、掺假造成的污染，如粮食中掺入的沙石、肉中注入的水、牛奶中掺入的大量糖等。掺杂、掺假会导致消费者对食品质量和安全不信任，打击消费者和食品供应的信心，甚至引发消费者恐慌，诱发群体性事件从而影响社会稳定。加强和完善食品掺杂、掺假风险防控体系建设对于推进我国食品质量安全长效治理非常必要。

模块二　采购食品安全管理

【能力培养】

1. 知晓无公害、绿色、有机食品的区别与联系；

2. 了解食品新鲜度，学会掺假食品的识别与鉴定；

3. 了解酒店各类食品卫生管理方法。

任务一 认知安全食品的级别

为了从源头上保证食品的质量安全，必须重视各类食品原料的卫生安全，严格把控食品采购环节。作为食品采购人员，应熟知市场食品安全级别。目前我国食品大致可分为无公害食品、绿色食品和有机食品。

1. 无公害食品

公害是指对公共健康的危害。无公害食品是指无污染、无毒害、安全优质的食品。在我国，无公害食品生产地环境清洁，按规定的技术操作规程生产，将有害物质控制在规定的标准内，并通过部门授权审定批准，可以使用无公害食品标志。也就是说，产地环境、生产过程和产品质量符合国家有关标准和规范的要求，经认证合格获得证书并允许使用无公害农产品标志的优质农产品及其加工制品是无公害食品。

无公害农产品在生产过程中允许限量、限品种、限时间使用人工合成的、安全的化学农药、兽药、肥料、饲料添加剂等。无公害食品是对食品安全质量的最基本要求，是食品在市场上流通的最基本的条件和准入制度。无公害农产品的标志是由中华人民共和国农业部和国家认监委联合制定发布，是施加于获得全国统一无公害农产品认证的产品或产品包装上的证明性标记。

2. 绿色食品

绿色食品是指遵循可持续发展原则，按照绿色食品标准生产，经过专门机构认定，允许使用绿色食品标志的无污染、安全、优质、营养的食品。国外绿色食品也被称为生态食品、健康食品、自然食品等。绿色食品比一般食品更强调"无污染"或"无公害"的安全卫生特征。

中国绿色食品发展中心将绿色食品分为 AA 级和 A 级两个等级，其中 AA 级绿色食品是我国最高级别的绿色食品，等同于国际上的有机食品。

AA 级绿色食品指生产地的环境质量符合《绿色食品 产地环境质量》（NY/T 391—2021）的要求，生产过程中不使用化学合成的肥料、农药、生长激素、饲料添加剂、食品添加剂和其他有损人体健康的物质，按照有机生产方式生产，产品质量及包装符合绿色食品产品标准，经专门机构认定，许可使用 AA 级绿色食品标志的产品。

A 级绿色食品是指生产地的环境高质量符合《绿色食品 产地环境质量》的要求，生产过程中严格执行绿色食品生产资料使用准则和生产操作规程的要求，限量使用限定的化学合成生产资料，产品质量及包装符合绿色食品的产品标准，经专门机构认定，许可使用 A 级绿色食品标志的产品。

不同等级绿色食品的主要区别是，A 级绿色食品在生产过程中允许限量使用限定的化学合成物质，AA 级在生产过程中严禁使用任何化学合成的物质。

为了区别于一般食品，绿色食品具有统一的标识。标志图形由三部分组成，即上方的太阳、下方的叶片和中心的蓓蕾。标志为圆形，代表保护、安全。AA 级绿色食品标志与标准字体为绿色，底色为白色；而 A 级绿色食品标志与标准字体为白色，底色为绿色。整个标志描绘出和谐生机，寓意绿色食品是来源于纯净、良好环境的安全、无污染食品。

绿色食品是我国政府推出的安全优质农产品的精品品牌。绿色食品的生产实施"从土地到餐桌"全程质量控制，通过产前环节的环境监测和原料检测，产中环节的具体生产、加工操作规程的落实，以及产后环节的产品质量、卫生指标、包装、保鲜、运输、储藏及销售控制，确保绿色食品的整体产品质量并提高整个生产过程的标准化水平和技术含量。开发绿色食品有利于保护生态环境和人类健康，也有利于促进我国食品产业的发展，增强我国的国际竞争力。

3. 有机食品

有机食品不是化学上的概念，而是一种有机的耕种和生产加工方式。有机食品指来源于国际有机农业生产体系，按照有机农业生产规范进行生产加工，并经过独立认证机构认证的安全健康食品。有机食品是国际通行的概念，我国有机食品认证始于 1994 年，其安全质量标准要比绿色食品更高。有机食品必须符合国家食品安全标准和有机食品技术规范要求，在生产中不得使用基因工程技术，不得使用化学合成的农药、化肥、生长调节剂、饲料添加剂等物质，遵循自然规律和生态学原理，协调种植业与养殖业的平衡，采用可持续发展的农业技术生产加工。

中国有机食品的认证标志分为中国有机产品认证标志和中国有机转换产品认证标志两种。中国有机产品认证标志由三部分组成，即外围的圆形、中间的种子图形及其周围的环形线条。标志外围的圆形形似地球，象征和谐、安全；圆形中的"中国有机产品"字样采用了中英文结合的方式，既表示中国有机产品与世界同行，也有利于国内外消费者识别；标志中间类似于种子的图形代表生命萌发之际的勃勃生机，象征了有机产品是从种子开始的全过程认证，同时昭示出有机产品如同萌发的种子，正在中国大地上茁壮成长；种子图形周围圆润自如的线条象征环形道路，与种子图形合并构成汉字"中"，体现出有机产品植根中国，有机之路越走越宽广。同时，处于平面的环形又是英文字母"C"的变体，种子形状也是"O"的变形，意为"China Organic"。绿色代表环保、健康，表示有机产品给人类的生态环境带来完美与协调。橘红色代表旺盛的生命力，表示有机产品对可持续发展的作用。

有机转换食品是指从开始有机管理至获得有机认证之间的时间所生产的产品，在此期间经过认证的产品必须标注有"中国有机转换产品"的字样，方可进行销售。按照国家相关规定，经过有机认证后，从生产其他食品到生产有机食品需要三年的转换期，也就是说，在被认证后的三年过渡期内，基地的农产品生产要按照有机食品的生产标准进行，但尚未获得标注有机食品的资质，需要标注"中国有机转换产品"字样。

有机食品是纯天然、无污染、高品质、高质量、安全营养的高级食品，其与其他农产品的区别主要有以下三个方面。

第一，有机农产品在生产加工过程中禁止使用农药、化肥、激素等人工合成物质，并且不允许使用基因工程技术；其他农产品则允许有限使用人工合成物质，并且不禁止使用基因工程技术。

第二，有机农产品在土地生产转型方面有严格规定。考虑到某些物质在环境中会残留相当一段时间，土地从生产其他农产品到生产有机农产品需要3年的转换期，而生产绿色农产品和无公害农产品则没有土地转换期的要求。

第三，有机农产品在数量上须进行严格控制，要求定地块、定产量，其他农产品没有如此严格的要求。

任务二　食品鲜度及掺假食品的识别与鉴定

食品的新鲜度是指食品从植物原料采摘、动物从原料宰杀，还有其他食品从收货到餐桌的时间，经历时间越短新鲜度越高。食品新鲜度不仅关系到食品的外观及商品价值，而且与食品的安全质量和营养价值密切相关。餐饮企业采购回来的食品原材料如果存在新鲜度较差的情况，会给企业带来一定的食品安全风险，从而给消费者的用餐健康带来安全隐患。鉴于不同食品新鲜度的评判指标各不相同，这就要求餐饮企业的采购员熟悉各类食品的新鲜度评判方法，也需要烹调加工岗位人员能够对各类食品的新鲜度做出及时判断，预防食品中毒等食品安全事件的发生。

1. 畜肉类新鲜度判定

（1）鲜、冻片畜肉鲜度判定

鲜、冻片畜肉鲜度判定见表4-1。

表4-1 鲜、冻片畜肉鲜度判定

项目	鲜片畜肉	冻片畜肉（解冻后）
色泽	肌肉色鲜红或深红，有光泽；脂肪呈乳白色或粉红色	肌肉有光泽，色鲜红；脂肪呈乳白，无霉点
弹性（组织状态）	指压后的凹陷立即恢复	肉质紧密，有坚实感
黏度	外表微干或微湿润，不粘手	外表及切面湿润，不粘手
气味	具有鲜畜肉正常气味，煮沸后肉汤透明澄清，脂肪团聚于液面，具有香味	具有冻畜肉正常气味，煮沸后肉汤透明澄清，脂肪团聚于液面，无异味
挥发性盐基氮含量（mg/100 g）	≤20	
水分含量（%）	≤77	

骨髓和腱的检查：鲜、冻片畜肉可作为带骨肉感官检验的参考判断指标。

新鲜肉骨内充满骨髓，骨髓结实，黄色或白色，折断处有光泽，不陷入骨的折断边缘内；腱有弹性、结实，关节表面光滑有光泽，关节液呈透明状。

腐败时骨腔内骨髓不充满，质地柔软，用手指触摸呈烂泥状，色泽常呈污灰色，腱湿润，关节表面附有大量黏液，关节液如血浆状。

（2）畜类内脏鲜度判定

畜类内脏包括心、肝、肺、肾、胃和肠，其组织一般含水量较高，酶活性大，纤维细嫩，容易受到污血、粪便、胃内容物污染，极易腐败变质。

畜类内脏鲜度判定见表4-2。

表4-2 畜类内脏鲜度判定

名称	新鲜	变质
肠	乳白色，稍软，略带坚韧，黏液无变质异味，无脓点、出血点、伤斑	淡绿色或灰绿色，组织软化，有腐败臭味
胃	乳白色，黏膜清晰，质结实无异臭	灰绿色，无光泽，组织松弛，有臭味

续表

名称	新鲜	变质
肾	淡褐色，有光泽、弹性，组织结实，无异味	灰绿色，无光泽，组织松弛，无弹性，有臭味
心	淡红色，脂肪乳白色，组织结实，有弹性，气味正常	红褐色或绿色，组织松弛，无弹性，有臭味
肺	粉红色，有弹性，无异味	灰绿色，有臭味，无弹性，无光泽
肝	棕红色，有光泽，润滑，略有弹性，组织结实、紧密	发绿，无光泽，触及易碎，无弹性，有酸败味

（3）禁用肉及鉴别

①注水肉

注水肉又称掺水肉，是指宰前向猪、牛、羊、鸡等动物活体内或屠宰加工过程中向屠体及肌肉内注水所得到的肉。注入肉体的水有自来水、屠宰场血水、食盐水、明矾水、漂白粉水等。有些不法分子甚至往肉中注入卤水，因卤水能使肉色鲜艳，使蛋白质凝固，注入的水不易流出。注水肉的鉴别要点如下：用手触摸注水肉，缺乏弹性，有坚硬感和湿润感，手指压下去的凹陷往往不能完全恢复，按压时常有多余水分流出，如果是注水冻肉，还有滑溜感。

②病畜肉

常见的病畜肉有瘟猪肉、丹毒猪肉。瘟猪肉由猪瘟病毒引起，病猪的肉皮上可见大小不同的出血点。淋巴结呈黑红色，有臭味。被不法商贩用水浸泡后的肉色惨白，肌肉呈发灰的暗红色。丹毒猪肉由猪丹毒螺杆菌引起，病猪肉皮上可见方形红色疹块，突出于皮肤表面。

③死猪肉

猪死后再宰的称为冷猪肉或冷宰肉。其特征是放血不全，肉色较深，瘦肉呈暗红色或黑红色，脂肪呈淡红色，弹性较差，肉中有瘀血。将肌肉切开，切面整齐，这是肌肉没有弹性导致的。在切面上用刀背压挤，可见肉的血管中有暗红色血液渗出，骨髓被染红，带腥味。

2. 鲜、冻禽肉鲜度判定

禽肉的鲜度判定见表4－3。

表4-3　禽肉的鲜度判定

项目	鲜禽产品	冻禽产品（解冻后）
组织状态	肌肉有弹性，指压后凹陷部位立即恢复原位	肌肉经指压后凹陷部位恢复较慢，不能完全恢复原状
色泽	表皮和肌肉切面有光泽，具有禽种固有光泽	
气味	具有禽种固有气味，无异味	
煮沸后肉汤	透明澄清，脂肪团聚于液面，具固有香味	
挥发性盐基氮含量（mg/100 g）	≤20	

禽肉还可通过其他部位进行辅助检查，如头、皮肤、翅、肢及膛内状况。禽喙有霉菌生长或不愉快气味，口腔黏膜无光泽，皮肤有霉斑或稍有霉味，皮肤呈灰黄色，都应认为是鲜度下降。同时，还应注意看禽类的口角黏液是否有腐败气味，内脏、浆膜、腹壁肌肉是否有腐败现象。

3. 蛋类鲜度判定

禽蛋类的鲜度可以通过看、听、转等方式进行感官评价。一是看，把禽蛋朝日光或灯光透视，鲜蛋内部呈微红色，半透明，蛋黄轮廓清晰，坏蛋会有黑斑或丝状物，摇动后混浊发黑。而且鲜蛋外壳质地粗糙，蛋壳上附有一层霜状粉末，带有微薄的粉红色泽（鸭蛋则带绿色或湖水色）；而陈蛋蛋壳比较光滑；遭雨淋或发霉的蛋，外壳会有黑色斑点；臭蛋外壳发乌，壳上像有油渍。二是听，将蛋夹在两指间在耳边轻轻摇晃，新鲜的蛋音实，或是没有声音；而陈蛋因为内部存在空腔，所以会有瓦磕声、水声等声音。三是转，将蛋放在水平面上轻轻一转，新鲜蛋转动两三周后即停住，而且转动时会感到蛋壳有一种阻力；而陈蛋转动得不快不慢，但有一定的惯性，能转数圈；坏蛋转动得较快，且持续时间长。此外，也可以将鸡蛋放入冷水中，下沉的是鲜蛋，上浮的是陈蛋。鲜蛋打开放入碗中后，蛋黄、浓蛋白及卵黄系带清晰可见，浓蛋白边界明显；鲜度不高的禽蛋蛋黄不完整，会有不同程度地散开。禽蛋类鲜度的具体判定指标见表4-4。

表4-4　禽蛋的鲜度判定

种类		特点	处理
新鲜蛋		蛋壳清洁完整；蛋壳上附着一层白霜；灯光透视时整个蛋呈微红色，蛋黄轮廓清晰；打开蛋后，蛋黄凸起完整，系带有韧性，蛋白澄清透明，稀稠分明	可储藏和不受限使用
次劣蛋	劣质蛋	裂纹蛋、硌窝蛋、流清蛋（鲜蛋受压形成）；雪圈蛋、血筋蛋（受精蛋在温热条件下形成）；绿色蛋白蛋（大量饲喂青绿饲料造成）；壳外霉蛋	应在短时间内使用
	次质蛋	重流清蛋、轻度粘壳蛋、散黄蛋、红粘壳蛋、轻度霉蛋	须先经高温处理后使用，如85℃以上高温处理3~5 min
变质蛋		泻黄蛋（蛋黄、蛋白全部变稀且相混浊，有恶臭味）；黑腐蛋；重度霉蛋；重度黑粘壳蛋	禁止使用

4. 水产类鲜度判定

水产类动物含水量较高，体内酶含量丰富，pH值较高，再加上水产动物供销环节复杂多变，交叉污染可能性更大，所以比其他动物性食品更容易发生腐败变质。

（1）鱼类新鲜度的判定

市场上目前出售的鱼类主要有活鱼、鲜鱼和冻鱼三类产品，鲜度主要通过鱼的体表外观、鱼鳃、眼睛、鱼鳞、鱼腹、肌肉组织状态等方面进行综合判定，具体判定标准如表4-5所示。

表4-5　鱼类鲜度判定

部位	新鲜鱼	次鲜鱼
体表	鳞片较完整，与鱼体贴附紧密，不易脱落，且有光泽，鱼体表面有透明黏液	鳞片暗淡不够完整，易脱落，鱼体表有损伤，黏液浑浊，有腐臭味
鱼鳃	鱼鳃色鲜红或暗红，鳃丝清晰，无异味和海水味	鱼鳃色呈褐色或灰白色，黏液浑浊，甚至有酸臭味

部位	新鲜鱼	次鲜鱼
眼睛	新鲜鱼眼球饱满突出，角膜透明清亮，有弹性	眼球凹陷，眼角膜起皱，稍变混浊，眼腔溢血发红
肌肉	坚实有弹性，指压后凹陷立即消失，肌肉切面有光泽，不脱刺，肌纤维清晰	肌肉稍显松散，指压后凹陷消失较慢，肌肉与骨头脱离，内脏粘连
鱼腹	腹部正常，不膨胀，无异味，肛孔有白色凹陷、清洁	腹部松弛膨胀，有破裂，肛门突出

（2）虾类鲜度的判定

虾类鲜度的判定方法如表 4 - 6 所示。

表 4 - 6　虾类鲜度判定

	新鲜虾	低鲜度虾
感官指标	虾头尾完整，头尾与身体紧密相连，虾身较挺，有一定的弹性和弯曲度，虾体外表洁净，颜色鲜亮，虾壳与肉连接紧密，虾肉粘手，有正常的腥味	虾头与体、壳、肉连接松懈，头尾容易分离或脱落，虾身虾壳较软，有的不能保持原有的弹性和弯曲度，虾头发黑，颜色不够鲜亮，虾壳与肉连接相对松散，腥味重

（3）蟹类鲜度的判定

蟹类鲜度的判定方法如表 4 - 7 所示。

表 4 - 7　蟹新鲜度判定

	新鲜蟹	低鲜度蟹
感官指标	新鲜蟹类步足和躯体连接紧密，提起蟹体时，步足不松弛下垂；腹脐上方无胃印；蟹黄呈现凝固状态；新鲜蟹类鳃洁净、鳃丝清晰，白色或稍带黄褐色	不新鲜蟹类在肢、体相接的可转动处会明显呈现松弛现象，以手提起蟹体，可见肢体（步足）向下松垂现象；胃内容物会腐败而在蟹体腹面脐部上方泛出黑印；蟹黄呈半流动状；鳃丝开始腐败而黏结

（4）贝类鲜度的判定方法

贝类鲜度的判定方法如表 4 - 8 所示。

表4-8　贝类鲜度判定

	新鲜贝类	低鲜度贝类
感官指标	贝壳表面无畸形或破碎，离水时双壳紧闭有力，或可以自主开合，壳内肉质饱满，肉色浅且有光泽，有贝壳特有的气味	贝壳表面附着物多，双壳张开且敲打不闭合，肉比较干瘪，肉色暗淡，有异味

5. 粮谷类鲜度判定

粮谷类食物如果含水量大于13%，且储存环境温度在15℃以上，粮粒的呼吸活动会加剧，散布到粮粒表面和粮粒间的水汽和热量会显著增加，就容易引起发霉变质。如果储存温度保持在15℃以下时，一般不会导致霉变。此外，粮食中的秕粒、破损粒、泥块、皮壳等一般比完整谷粒含水量高，附着在表面的微生物也多，更容易引起霉变。有一些粮食的害虫，由于消化分解粮食的生理活动，会增加粮粒间的水汽和热量，这也是导致粮食发霉变质的一个因素。粮谷类食物鲜度的具体判定方法如表4-9所示。

表4-9　粮谷类鲜度判定

名称	高新鲜度	低新鲜度
大米	色泽清白，有光泽，呈半透明状，米粒大小均匀、丰满光滑，少有碎米、爆腰（米粒表面有裂纹）、腹白（米粒上有不透明乳白色的部分），无虫、不含杂质；气味清香，无异味；新米光滑，手摸有凉爽感	白色或淡黄色，透明度差或不透明，米粒大小不匀，饱满度差，碎米多，有爆腰和腹白，有带壳粒；有霉味或其他异味；手摸有涩感
面粉	呈白色或微黄色，不发暗，无杂色；手捏无颗粒感，捏后松开不结块，无虫害和杂质；有面粉固有的清香，无霉味、酸味、苦味等其他异味	呈灰白色或深黄色，颜色发暗，色泽不均匀；面粉组织易成团、结块、发黏；有霉味、酸味、苦味等其他异味

6. 乳类食品鲜度判定

乳及乳制品鲜度的感官评价主要指观其色泽和组织状态、嗅其气味和尝其滋味，应做到三者并重，缺一不可。对于乳类而言，应注意其色泽是否正常、质地是否均匀细腻、滋味是否纯正以及乳香味有无异常。同时应留意杂质、沉淀、异味等情况，以便做出综合性的评价。对于乳制品而言，除注意上述评价内容外，还要有针对性地观察了解酸奶有无乳清分离、乳粉有无结块、乳酪切面有无水珠和霉斑等情况，这些对于感官评价也有重要意义。必要时可以将乳制品冲调后进行感官评价。乳类食品鲜度判定的具体判定标准见表4-10。

表4-10 乳类食品鲜度判定

名称	良质	次质	劣质
鲜奶	色乳白或稍带微黄色，组织均匀，无沉淀、凝块和杂质，无黏稠和浓厚现象；有乳香味，无异味；滋味可口稍甜，无其他异常滋味	白色中稍带青色，均匀无凝块，但可见少量微小颗粒，脂肪表层呈液化状态；乳香味稍淡或有异味；味道微酸或其他异味	浅粉色或黄绿色，或色泽灰暗，黏稠不匀状态，有凝块或絮状物；有明显异味（金属味、鱼腥味等），或其他酸味、咸味和苦味等
奶粉	色泽均匀一致，呈淡黄色，有光泽，分离大小均匀，手感疏松，无结块，无杂质；有纯正乳香味，无异味；甜度适口	色泽呈浅白色或灰暗，无光泽，有松散的结块或少量硬颗粒、焦粉粒、小黑点；乳香味平淡或有轻微异味；甜度过大	色泽灰暗或呈褐色，有不易散开的结块，肉眼可见杂质或异物；有霉味、哈喇味等气味；滋味有苦涩或其他较重异味
炼乳	均匀一致的乳白色或微黄色，有光泽，组织细腻，黏度适中，无脂肪上浮，无沉淀和杂质；具有明显乳香味和纯正的甜味；无任何异味	色泽有轻度变化，呈米色或淡肉桂色，黏度较高，稍有脂肪上浮，有沙粒状沉淀；乳香味淡或稍有异味；滋味平淡	色泽有明显变化，呈肉桂色或淡褐色，呈软膏状，冲调后脂肪分离明显，有结块和杂质；有较重的滋味和其他异味
酸奶	色泽均匀一致，呈乳白色或微黄色，组织均匀细腻，无气泡；有清香、纯正的酸奶味，酸甜适口	色泽不匀，呈微黄色或浅灰色，组织不均匀、不结实，有乳清析出；乳香气平淡或有轻微异味，存在酸味过度或其他不良滋味	色泽灰暗或其他异常颜色，凝乳不良，有气泡，乳清析出严重或乳清分离，瓶口及酸奶表面有霉斑；有霉变、酒精发酵及其他不良气味，存在苦味、涩味或其他不良滋味
奶油	呈均匀一致的淡黄色，有光泽，组织均匀紧密，稠度、弹性适宜，切面无水珠，边缘与中心部位均匀一致；有奶油的纯正香味	色泽不均匀，呈白色或着色过度，无光泽，组织状态不均匀，有少量乳隙，切面有水珠渗出，水珠呈白浊而略黏；香气平淡或无味	色泽不匀，表面有霉斑，组织不均匀，黏软、发腻、黏刀或脆硬疏松，切面有大水珠，呈白浊色，有较大的孔隙和风干现象；有异味（如鱼腥味、酸败味、椰子味等）

7. 果蔬类鲜度判定

果蔬类主要通过目测、鼻嗅和口尝的方法进行感官评定。水果类的目测包括三方面的内容：一是看果品的成熟度及其是否具有该品种应有的色泽及形态特征；二是看果型是否端正，个头大小是否基本一致；三是看果品表面是否清洁新鲜，有无病虫害和机械损伤等。鼻嗅则是辨别果品是否带有本品种所特有的芳香味，有时候果品的变质可以通过其气味的不良改变直接评价。口尝不但能感知果品的滋味是否正常，还能感觉到果肉的质地是否良好，是很重要的一个感官指标。

从蔬菜色泽看，蔬菜都应具有其固有的颜色，大多数有鲜亮的光泽，光泽度可以显示蔬菜的成熟度和新鲜度。从蔬菜气味看，多数蔬菜具有清香、甘辛香、甜酸香等气味，可以凭嗅觉识别不同品种的质量，不应有腐烂变质的亚硝酸盐味和其他异常气味。从蔬菜滋味看，因品种不同而各异，多数蔬菜滋味甘淡、甜酸、清爽鲜美，少数具有辛酸、苦涩等特殊风味以刺激食欲。如失去本品种原有的滋味即为异常，但改良品种应该除外，例如大蒜的新品种就没有"蒜臭"气味或该气味极淡。从蔬菜形态看，应观察其是否有由于客观因素而造成的各种蔬菜的非正常、不新鲜状态，例如蔫萎、枯塌、损伤、病变及虫害侵蚀等引起的形态异常，并以此作为评价蔬菜品质优劣的依据之一。

任务三　明确酒店各类食品的卫生管理方法

食品在生产、运输、储存、加工、销售、消费等环节中都有可能受到生物性、化学性和物理性污染，食品卫生关系到人民群众的身体健康、生命安全。因此，从整个供应链的角度控制食品原材料的卫生安全质量极其重要。

一、植物性食品的卫生管理

1. 粮谷类食品的卫生管理

粮谷类食物存在的主要卫生问题包括霉变、农药残留、重金属污染、仓储害虫及其他杂质污染。霉变在粮谷生长、收获、储藏等环节均会发生，也是造成该类食品储藏过程中损耗增加的重要原因。此外，霉变的粮食还会产生黄曲霉毒素等真菌毒素，严重损害人体健康。微生物、粮食品质和环境条件是影响粮谷霉变的主要因素，如果粮谷类食品本身水分含量高、储存环境相对湿度大、温度高，则会增加霉变几率。因此，控制环境中的水分、温度和气体成分等是预防粮食霉变的基本途径和有效措施。

粮谷类在种植环节使用农药会使农药残存在植物体内、土壤中和环境中，在灌溉环节使用处理不彻底的工业废水或生活污水还会导致粮谷中汞、镉、铅、铬等重金属超标，农药及重金属残留都会对食用者的身体健康造成一定的危害，超过一定量时还会增加慢性疾病的发病风险。此外，粮谷类在储藏过程中还有可能生甲虫（米象、黑粉虫、大谷盗、谷蠹等），蛾类（螟蛾）及螨虫（粉螨）等50余种害虫，这也会使粮谷变质，失去或降低食用价值。粮谷中也可能夹杂其他如泥土、砂石、金属等来自晒场、农具、容器及加工机械的污染物，它们不仅会降低粮谷的商品价值，还可能会危害人的口腔、牙齿及消化道组织。在农田生长期和收割时混入其中的曼陀罗籽、苍耳子、毒麦、麦角等有毒种子也会污染粮谷。粮谷类食物的卫生管理应从以下五个方面着手。

一是控制粮谷安全水分，粮谷水分含量高低与保质期长短和加工特性密切相关。粮谷水分应控制在安全储藏所要求的水分含量12%以下。此外，粮谷籽粒饱满度、成熟度、外壳完整性也会影响储藏性能。因此，应在控制粮谷储藏环境的温度和湿度的基础上，加强入库前的质量检查。

二是保证仓库清洁卫生，保持粮库的清洁卫生，定期清扫消毒可使粮谷在储藏期不易受霉菌和病虫的侵害。仓库建筑应坚固、不漏、不潮，能防鼠防雀；控制仓库内温度、湿度，按时翻仓、晾晒，降低粮温，掌握顺应气象条件的门窗启闭规律；检测粮谷温度和水分含量的变化，加强粮谷的质量检查，发现问题立即采取相应措施。此外，对粮库进行熏蒸也是防治粮食虫害隐患的重要手段，但要严格科学制订熏蒸计划，精确计算用药量，全面检查熏蒸器械，且熏蒸后粮谷中的药剂残留量必须符合国家卫生标准。经过严格检验的合格粮谷才能出库、加工和销售。

三是粮谷运输车辆和工具应专车（具）专用，保证清洁卫生无污染。装过毒品、农药或有异味的车船未经彻底清洗消毒的，不准装运粮谷。粮谷包装必须专用并在包装上标明"食品包装用"字样。包装袋使用的原材料应符合卫生要求，袋上油墨应无毒或低毒，不得向内容物渗透。销售单位应按食品卫生经营企业的要求设置各种经营房舍，维护好环境卫生。加强成品粮卫生管理，做到不加工、不销售不符合卫生标准的粮谷。

四是防止农药、重金属及杂质污染，为控制粮谷中农药的残留，必须合理使用农药，严格遵守《食品安全国家标准　食品中农药最大残留限量》（GB 2763—2021）和《食品安全国家标准　食品中百草枯等43种农药最大残留限量》（GB 2763.1—2018）等相关标准。粮谷加工过程中要安装过筛、吸铁和风车筛选等设备以有效去除有毒种子和夹杂物。

五是粮谷储藏应放置在密闭、干燥容器内，并置于阴凉地，避免与肉、蛋、果蔬等水分含量高的食品同时存放。不宜直接靠墙着地，应放到垫板或架子上，以防吸水受潮，放置储藏期间发生氧化霉变。此外，粮谷不宜与有异味的物品一起存放，避免串味影响品质。

2. 豆类食品卫生管理

豆类食品富含蛋白质、脂肪、异黄酮等营养物质，但也含有胰蛋白酶抑制剂、细胞凝集素、植酸等抗营养因子，豆类还有特有的豆腥味、苦涩味和其他异味等，因此在加工处理过程中应加以重视。研究表明，高温加热处理能够破坏豆中绝大多数的抗营养因子，使其灭活，残存量大幅减少。对大豆进行脱腥和使脂肪氧化酶失活的处理，也可以减少豆腥味和苦涩味的产生。由于豆类含有丰富的蛋白质、脂肪、碳水化合物等营养素，水分含量也相对较高，故容易受到微生物污染而发生腐败变质，若受到致病菌污染还会使人食品中毒或患肠道传染病。

豆制品在生产过程中会使用凝固剂、消泡剂、漂白粉、防腐剂、色素等食品添加剂，如果超剂量、超范围使用，也会对机体健康造成损害。此外，豆制品加工涉及的输送管道、容器及工具应在每班生产结束后清洗和消毒，制定加工环境、车间及操作员工的个人卫生规范，并严格落实到生产中。

3. 果蔬类食品卫生管理

果蔬类水分含量极高（约90%），也容易发生机械损伤，这类食品的保质期普遍较短，储藏环境条件稍有不当就会发生腐败变质。此外，蔬菜在栽培过程中会使用人畜的粪、尿做肥料，或施用化肥、农药等有机物，在灌溉过程中也存在工业废水和生活污水污染的可能，这就使得果蔬类容易受到微生物、寄生虫卵、有机物、重金属等的污染，预防方法主要是科学的田间管理和低温储藏。低温储藏可以使内部热量迅速散失，延缓后熟作用，抑制微生物生长繁殖，延长果蔬的储藏时间。

为了尽可能避免果蔬腐败，新鲜的水果和蔬菜尽量不要长期储存，采后应及时食用，如果一定要储藏的话，应剔除有外伤的果蔬，并保持其外形完整，或以小包装形式、加泡沫保护层等方式进行低温储藏。果蔬冷却间的温度一般在5℃左右，相对湿度维持在85%~95%。有条件的企业可采用气调储藏的方式控制果蔬的呼吸作用，从而进一步延长其保质期。果蔬在食用前应使用流动水进行清洗，对于存在污染可能的果蔬类应在沸水中进行热烫或以清水浸泡后再食用。

4. 油脂类食品卫生管理

油脂类食品原料主要包括动物脂肪和植物油，存在的主要问题是油脂酸败。油脂酸败不仅会产生不愉快的气味和滋味，使感官性状变差（哈喇味），还会导致不饱和脂肪酸、维生素 A、维生素 D、维生素 E 被氧化破坏，会在不同程度上降低油脂的营养价值。酸败产物甚至还含有酮、醛、过氧化物等有害物质，会对人体健康造成不良影响。研究表明，长期摄入变质油脂会增加癌症的发病风险。因此，预防油脂在储藏过程中发生自动氧化而导致酸败越来越受到油脂企业和消费者的关注。油脂酸败的影响因素主要包括本身纯度、加工过程及储藏过程中的环境条件，因此加强油脂的卫生管理，防止酸败是保证油脂卫生质量的关键所在，而且它应贯穿于加工、储藏、食用过程的始终。

预防油脂发生酸败，首先应在油脂加工过程中保证油脂纯度，尽可能去除动植物残渣，尽量避免微生物污染并抑制或破坏酶活性。其次，由于水会促进微生物繁殖和相关酶的活动，因而油脂水分含量应控制在0.2%以下。再次，高温会加速不饱和脂肪酸的自动氧化，低温可抑制微生物活动和酶活性，从而抑制其自动氧化，因此油脂应尽量低温储藏。最后，阳光、空气对油脂变质有重要影响，尤其是紫外线照射可产生自由基，从而进一步加速油脂氧化，故油脂如需长期储藏，应储藏在密封、隔氧、遮光的容器中。铁、铜、锰等金属离子可促进脂肪氧化，在加工和储藏过程中也应避免接触金属离子。此外，生产企业可以通过添加维生素 E、丁基羟基茴香醚 BHA、二丁基羟基甲苯 BHT、没食子酸丙酯 PG 等油脂抗氧化剂来防止脂肪自动氧化并引起油脂酸败，但要注意控制用量。

植物油使用浸出法进行生产的过程中，可能会存在有机溶剂（六号轻汽油）残留的问题，这可能会导致有机溶剂中含有的己烷、庚烷等有害成分污染植物油。使用压榨法时若混入润滑油或机油，则植物油易受到苯并芘等多环芳烃类化合物的污染，从而增加植物油潜在的健康风险。目前我国规定浸出溶剂在油脂中的残留不得超过 50 mg/kg。

生产植物油的原料还容易受到微生物污染，最常见的就是黄曲霉，含有黄曲霉毒素的油料种子榨油后得到的毛油同样有此类毒素，这类毒素具有很强的毒性和致癌性，被其污染的食品必须经过严格有效的去毒处理才可食用。目前，我国《食品安全国家标准　食品中真菌毒素限量》（GB 2761—2017）规定，花生油、玉米油中黄曲霉毒素 B_1 限量为 20 $\mu g/kg$，其他植物油限量为 10 $\mu g/kg$。

油脂反复高温加热也会产生杂环胺、多环芳烃等致癌物质，因此，油脂在烹调加工过程中应控制温度在 200 ℃以下，连续油炸时间最好不超过 20 h，从而最大限度地避免这些有害物质的产生。

此外，部分油脂本身就存在天然有毒有害物质，如油菜籽中含有的芥酸会损害动物的心肌，导致心肌纤维化，还会导致动物生长发育障碍和生殖功能降低；其中的芥子苷会在酶的作用下水解为硫氰酸酯、异硫氰酸酯和腈，腈会抑制动物的生长发育，硫氰化物会阻断甲状腺对碘的吸收，从而导致甲状腺肿大。棉籽油中会含有棉酚这种毒物，过多食用时可引起食物中毒。欧盟规定食用油芥酸含量不得超过 5 %，美国允许使用的菜油芥酸含量在 2 %以下。

二、动物性食品卫生管理

1. **肉及肉制品卫生管理**

动物在养殖、运输、屠宰、储藏、加工、消费环节均存在污染的可能，从而导致肉及肉制品的卫生安全问题。

（1）生物性污染

①细菌污染

肉类食品包括畜禽的肌肉及其制品、内脏等，因富含蛋白质和脂肪，营养丰富，水分含量高，pH 值接近中性，微生物容易在其中生长繁殖。微生物的繁殖会导致肉品腐败变质，因此保证肉类食品的卫生质量是食品卫生工作的重点。细菌是引发肉品腐败变质的主要微生物，如假单胞菌、蜡样芽孢杆菌、乳酸菌、变形杆菌等。肉类食品也可能被致病菌如沙门菌、金黄色葡萄球菌等污染，如在食用前未充分加热，易导致食物中毒。据统计，肉类食品是引起细菌性食物中毒最多的食品。

②人畜共患传染病和寄生虫病

人畜共患的传染病主要有疯牛病、口蹄疫、炭疽、猪瘟、结核、布氏杆菌病等。近年来，世界各地广泛流行、危害较大的动物疫病有疯牛病、口蹄疫、禽流感等。常见人畜共患寄生虫病主要有蛔虫、绦虫、囊虫病、旋毛虫病、猪弓形虫、姜片虫病等，人若食用感染了寄生虫的畜肉，便易感染寄生虫病。预防人畜共患传染病主要措施如下：加强贯彻肉品卫生检验制度，畜肉须有兽医卫生检验合格印戳才允许上市销售，防止病畜肉贩卖；对消费者展开食品卫生宣传教育，强调肉类食前需彻底加热，烹调时防止交叉污染，改变生食或半生食肉类的饮食习惯。对患者应及时驱虫，加强对其粪便的管理。

③有害昆虫

危害肉类食品的昆虫主要是苍蝇、蟑螂、甲虫和螨等。

（2）化学性污染

①天然毒素

动物体内的某些腺体如甲状腺（俗称"栗子肉"）、肾上腺（俗称"小腰子"）和病变淋巴腺（俗称"花子肉"）中分别含有甲状腺毒素、肾上腺皮质激素等有害物质，而且这些有害物质理化性质比较稳定，且耐高温，一般的烹调方法不能达到去毒效果，人食用后会引起食物中毒。因此，屠宰和消费时要特别注意检查并摘除牲畜的有毒腺体，避免人误食引发中毒。

②兽药残留与饲料添加剂

为了防治动物疫病，提高畜产品的生产能力，动物养殖过程中会使用抗生素、抗寄生虫药等药物。此外，动物饲料中也含有一定的兽药、饲料添加剂、残留农药及化学污染物，超过限量标准同样会造成化学性污染。有些养殖户还可能存在使用部分违禁的生长促进剂、激素、抗生素、瘦肉精等的情况，这些违禁药品的使用也会对人体健康造成危害。

③肉品加工过程中的化学性污染

肉品在加工过程中可能存在食品添加剂过量使用或超范围使用的问题，如香肠、火腿等肉制品在加工过程中普遍使用硝酸盐和亚硝酸盐作为发色剂，如不能严格执行食品添加剂使用标准规范，会造成产品中亚硝酸盐含量超标。此外，部分肉制品在熏烤、油炸过程中因加工方法不当，也可造成多环芳烃类物质污染，从而影响人体健康。

（3）掺假

肉类食品常见的掺假就是掺水。一些不法商贩为夸大重量牟取利润而在宰前向畜禽等动物活体内灌水，或屠宰加工过程中向胴体和肌肉内注水，注水量可达肉类净重量的 15%～20%。注入动物体内的水有自来水、屠宰场血水、盐水、明矾水等，注水的方式有活体胃肠内连续灌水，心脏、血管注水，肌肉注射等。按照《畜禽肉水分限量》（GB 18934—2020）的规定，猪肉含水量 >76%，牛肉、鸡肉的含水量 >77%，羊肉含水量 >78%，即可判定为含水量超标。

注水肉颜色一般比正常肉浅，表面不黏，放置后有相当的浅红色血水流出。注水肉降低肉类的口感质量，严重违反食品安全法规，损害消费者权益。同时，注水还容易造成病原微生物的污染，并带来潜在的卫生安全问题。2021 年 8 月 1 日起施行的《生猪屠宰管理条例》对注水行为做出了明确的惩戒规定，严禁生猪定点屠宰厂（场）以及其他任何单位和个人对生猪、生猪产品注水或者注入其他物质。

2. 乳及乳制品卫生管理

乳品包括鲜牛乳、酸奶、乳粉、淡炼乳、奶油、干酪、奶油及其他动物的乳及乳制品。

（1）乳品的安全问题

①乳与乳制品的生物性污染

乳品的主要卫生问题就是微生物污染及有毒有害物质污染等。刚挤出的乳中可能存在细菌、霉菌和酵母菌，这些微生物主要来源于动物机体和环境，包括空气、水等。乳的保存时间与乳中存在的初始菌数量和环境温度密切相关，初始菌数量越少，储存环境温度越低，乳中溶菌酶抑菌作用保持的时间就越长。因此，加强挤乳卫生操作规范，及时冷却，对于抑制微生物的繁殖增长、延长乳品保质期非常关键。乳品被微生物污染包括一次污染（挤前污染）和二次污染（挤后污染）多个环节，对此应进行全过程管理。除了常见腐败细菌、霉菌和酵母的污染，乳品还可能遭受致病菌污染，致使乳品腐败变质，甚至引发食物中毒。动物如患有结核、布氏杆菌病、炭疽、口蹄疫、乳腺炎等人畜共患病，致病菌会通过乳腺进入到乳中，导致乳的病原菌污染。此外，挤奶员的手、用具、容器及空气、水、动物体表面也可能存在伤寒杆菌、痢疾杆菌、溶血性链球菌等致病菌，也可能会造成乳品被致病菌污染。

②乳与乳制品的化学性污染

动物饲养过程中滥用抗生素、驱虫药、激素等兽药，饲料中的农药残留、重金属污染等，以及乳品的掺假行为，如在乳中掺水、盐、淀粉、蔗糖、尿素、明矾、甲醛、硼酸等，都会影响到乳品的质量和消费者的健康。

③乳与乳制品的物理性污染

乳与乳制品加工过程中可能受到外来物（如玻璃或金属碎片、尘土等）的污染，故在生产过程中应采取设置筛网、捕集器、磁铁、电子金属检查器等有效措施防止金属或其他外来杂物混入产品。同时，不应在生产过程中进行电焊、切割、打磨等工作，以免产生异味、碎屑。

（2）乳品的卫生管理

为了保证乳品卫生，我国在2010年就已经制定了《食品安全国家标准 乳制品良好生产规范》（GB 12693—2010），对以牛乳（或羊乳）及其加工制品等为主要原料加工各类乳制品的生产企业的选址及厂区环境、厂房和车间设计布局、内部建筑结构及设施、生产监控设备、卫生管理制度、人员健康和卫生要求、虫害控制、有毒有害物处理、原料和包装材料要求、生产过程的食品安全控制、检验检疫、储藏运输、产品追溯和召回等诸多方面做出明确规定。此外还制定了生乳、巴氏杀菌乳、灭菌乳、调制乳、发酵乳、乳粉等乳制品的食品安全国家标准，对原料乳的感官要求、理化指标、污染物限量、真菌毒素限量、微生物限量、农药残留和兽药残留限量都提出了明确要求。如产犊后七天的初乳、应用抗生素期间和休药期间的乳汁、变质乳不应用作生乳。生乳在挤奶后2 h内应降温至0～4℃，采用保温奶罐车运输，运输车辆应具备完善的证明和记录。贮存和运输过程中应避免日光直射，雨淋，剧烈的温度、湿度变化和撞击等，以防止乳制品的成分、品质等受到不良的影响；不应将产品与有异味、有毒、有害物品一同贮存和运输。应定期检查库存原料和包装材料，包装材料应清洁、无毒且符合国家相关规定，对贮存时间较长，品质有可能发生变化的原料和包装材料，应定期抽样确认品质；及时清理变质或者超过保质期的原料和包装材料。

3. 蛋及蛋制品卫生管理

（1）蛋品的生物性污染

蛋品的主要卫生问题是致病菌和腐败微生物的污染。致病菌以沙门菌多见，金黄色葡萄球菌和变形杆菌也有较高的检出率，而腐败微生物主要包括枯草杆菌等细菌及毛霉、芽枝霉等霉菌。蛋中微生物可来自禽类本身，或产后不洁的产蛋场所及运输和销售环节。饲料储藏不当也会引起微生物及其代谢产物的污染。如发霉的花生、豆饼、玉米、谷物类中含有大量黄曲霉毒素和沙门菌、致病性大肠杆菌等致病菌。

①禽类动物本身

禽类因食用含有病原菌的饲料而患病，病原菌通过血液循环侵入卵巢和输卵管，蛋在形成过程中，微生物进入蛋的内容物。例如，鸡感染白痢沙门菌、伤寒沙门菌等后，致病菌就是通过此种方式侵入蛋黄的。此外，蛋壳形成之前，排泄腔内的细菌也可污染至输卵管导致蛋的污染。

②产后污染

禽蛋在生产、收购、储藏和运输等环节中因外部环境不洁或条件不当而被污染，微生物可通过蛋壳上的气孔或裂纹侵入蛋中，如果禽蛋存放温度较高，蛋内微生物就会生长繁殖，导致蛋腐败变质。因此，鲜蛋要在低温下储藏。

（2）蛋品的化学性污染

蛋品的化学性污染主要包括兽药、农药、有害金属及非法添加物污染等。家禽类动物在养殖过程中使用的金霉素、土霉素、四环素、磺胺类和呋喃唑酮等药物可能会残留于蛋中，饲料中也可能残留农药，或添加三聚氰胺、苏丹红等非法添加物，造成蛋的化学性污染。环境中的汞、铅、镉、砷等有害重金属以及一些农药也可能通过食物链进入家禽体内代谢后，残留于蛋内。加工环节的安全问题，如一些企业为牟取暴利，在蛋品生产加工过程中违规地使用防腐剂、色素、添加剂等，也会造成蛋品的安全性隐患。2006 年河北白洋淀的"红心鸭蛋"，就是不法养殖户在饲料里加了工业染料"苏丹红Ⅳ号"导致的。这类染料是属于三类致癌物，过量摄入会给消费者健康带来极大的隐患。

（3）蛋类的卫生管理

蛋类的卫生管理一方面应加强饲养条件和饲喂环境的卫生管理，保持禽体及产蛋场所的干净卫生，鲜蛋应储藏在温度为 1～5℃、相对湿度为87%～97%的环境中，最大限度地防止沙门菌的污染；另一方面是完善饲料标准化体系，加强饲料安全监管，合理使用抗生素、激素等，避免其在禽蛋中残留而对健康造成威胁。同时，我国在 2015 年制定了蛋与蛋制品的生产卫生规范和食品安全国家标准，规范标准制定了蛋与蛋制品在生产过程中原料采购、加工、包装、贮存和运输等环节的场所、设施、人员的基本要求和管理准则，并对禽蛋原料的感官、污染物限量、微生物限量、食品添加剂和营养强化剂等方面提出了明确要求。

4. 水产品卫生管理

水产品是海洋和淡水渔业生产的鱼类、甲壳类、肠腔动物、棘皮动物、藻类等水生生物及其加工产品的总称。水产品含有较多水分和蛋白质，肌肉组织结构较细，极易腐败变质，也易受到污染，水产品是食品安全的"重灾区"，水产品引起的食源性寄生虫病也屡见报道。

（1）水产品中的天然毒素

部分水产品体内本身就含有天然毒素，如河豚毒素、贝类毒素、组胺等，被人误食后即会引发食物中毒。为防止中毒的发生，河豚需经专业人员宰杀去除内脏、头、皮等有毒部位后方可食用；不新鲜的青皮红肉鱼，如鲐鱼、金枪鱼、鲣鱼、秋刀鱼、鲭鱼、沙丁鱼等，因含有大量的组胺不能食用；海水贝类产品可能会含有贝类毒素，也可能携带甲肝等病毒，务必加热后再食用。

（2）水产品生物性污染

活鱼肉一般是无菌的，但鱼体表面、鳃和肠道中含有一定量的细菌，在温度适宜的情况下这些细菌会繁殖增长，开始发生腐败，使鱼体表面黏液渗出增多，蛋白在酶和细菌的作用下分解产生胺类物质，散发刺激性气味。腐败后的鱼体表黏液混浊并有臭味，鱼鳞易脱落，眼球凹陷混浊，鳃呈褐色并有臭味，腹部膨胀，肛门突出，腐败严重的鱼体肌肉与鱼骨分离。水中来自人畜粪便和生活污水的细菌、病毒、寄生虫及虫卵等病原体也会污染水生生物，以致病性微生物危害最大。1988年初，上海市民因食用被甲肝病毒污染的毛蚶，引起甲型肝炎暴发流行，感染者总数达30万人。

水产品（尤其是淡水产品）中可能会有寄生虫，我国常见的水产品寄生虫有华支睾吸虫（又称肝吸虫）、卫氏并殖吸虫（又称肺吸虫）、姜片虫及广州管圆线虫等。生食或未经充分加热处理，存活的虫卵会随食物侵入人体，致使人感染寄生虫病。

（3）水产品化学性污染

工业的迅速发展和农药的过量使用使得水环境污染加剧、水产品化学污染问题日益严重。目前水产的化学污染问题集中在渔药残留、农药残留、重金属超标和有机物污染等方面。这些污染物往往通过水生生物食物链的富集作用在水产生物体中达到很高的水平，故水产品中有害物质的残留量往往高于肉、蛋、奶等其他动物性食物。此外，还应严厉禁止甲醛、孔雀石绿等非法添加物在水产养殖和加工中的使用，避免其对人体健康产生危害。

鉴于水产品存在的以上卫生安全问题，应从养殖、储藏、加工等环节综合考虑水产品的卫生安全性。

（1）水产养殖安全管理

养殖用水应当符合农业部《无公害食品　海水养殖用水水质》（NY 5052—2001）或《无公害食品　淡水养殖用水水质》（NY 5051—2001）等标准，禁止将不符合水质标准的水源用于水产养殖，水产养殖单位和个人应当定期监测养殖用水水质，养殖用水水源受到污染时，应当立即停止使用；确需使用的，应当经过净化处理以达到养殖用水水质标准。使用渔用饲料应当符合《饲料和饲料添加剂管理条例》和农业部《无公害食品　渔用配合饲料安全限量》（NY 5072—2002），鼓励使用配合饲料，限制直接投喂冰鲜（冻）饵料，防止残饵污染水质，禁止使用无产品质量标准、无质量检验合格证、无生产许可证和产品批准文号的饲料、饲料添加剂，禁止使用假、劣兽药及农业部规定禁止使用的药品、其他化合物和生物制剂，鼓励健康养殖和生态养殖。

（2）水产储藏安全管理

水产品因其高水分、高蛋白的特点容易发生腐败变质，一般都会采用低温冷藏、冷冻、腌渍、干制的方法进行储藏，最大限度地抑制其腐败变质。冷藏条件一般将温度控制在 $-1 \sim 3℃$，相对湿度控制在 $90\% \sim 100\%$，这种条件有利于鱼体鲜度的保持，鱼类产品可储存 10 天左右。冷冻保鲜是将水产在 $-25℃$ 的条件下速冻，然后在 $-18 \sim -15℃$ 下储存，是目前最佳的储藏手段，鱼类产品冷冻储藏期一般可以达到 $6 \sim 9$ 个月。脂肪含量较高的鱼不宜长久储存，这是由于鱼体脂肪酶要在 $-23℃$ 以下时才能受抑制，所以常规的冻结温度仍会导致鱼体的变质。盐腌及干制保鲜均属于脱水性措施，目的就是通过减少水产品的水分含量，抑制酶和微生物的活性，从而保持鱼类产品的品质，并且预防腐败变质的发生。

（3）水产加工安全管理

水产加工应严格进行分区管理，按照生产工艺的先后次序和产品特点，将原料前处理，半成品粗加工、精加工，成品包装等不同清洁卫生要求的区域有效分开设置，各加工区域的产品应分别存放，防止人流、物流交叉污染。生产过程中应避免废水、废弃物对成品、半成品造成污染，如盛放产品的容器不得直接接触地面，应置于隔板或架子上，设备维修后要对相应区域进行清洗消毒，避免污染原料、辅料、半成品、成品，各项工艺操作应有效地防止产品变质和受到有害微生物及有毒有害物品的污染，企业应根据生产的特点制订有效的清洗消毒计划，并指定专人负责实施。前处理、加工、烘干和储藏等工序的时间和温度控制应严格按照产品工艺及卫生要求进行，对在捕捞和生产加工过程中可能产生金属碎片危害的产品应设置金属探测器。包装容器和包装物料应符合卫生标准，不得含有有毒有害物质，在使用前应经过清洗和消毒，内、外包装物料应分别专库存放，包装物料库应干燥、通风，保持清洁卫生。

三、加工食品卫生管理

1. 罐头食品

用罐头储藏食品就是将食品密封在容器中进行高温处理，杀灭绝大部分微生物，同时让其处于防止外界微生物再次侵入的条件下，以获得食品在室温下长期储存的方法。凡用密封容器包装并经高温杀菌的食品均称为罐头食品。食品罐藏能使食品长期保存，且具备较好的颜色和风味，果蔬、肉类等食品经常采用罐装的保存方法。罐头食品因经过了高温杀菌，遭受微生物污染的可能性相对较小，但因目前使用的罐藏容器主要有马口铁、玻璃罐、铝合金及软包装等，故罐头食品主要的卫生安全问题是容器包装材料的金属及有机物的迁移溶出问题。罐头食品生产时常会使用镀锡薄钢板制成的罐头包装材料，因酸性食品的作用、原辅料果蔬或水中较多的硝酸根、氧在酸性介质中对锡有强烈的氧化作用，会造成罐壁及焊锡的异常溶出，罐内壁腐蚀，使得罐内食品含锡量增加。畜禽及水产类罐头的高硫蛋白在加热或杀菌过程中会分解产生挥发性硫，这类物质会与罐内壁锡反应生成紫色硫化锡斑，与铁反应生成黑色硫化铁，因而造成硫化物污染。为此大部分金属食品罐内壁涂有涂料，以保护食品不与金属直接接触，防止金属罐被食品原料腐蚀。在罐头的加工和储藏过程中，食品罐内涂层中的双酚 A 及其环氧衍生物不可避免地会向食品内容物迁移，对人体健康造成潜在危害。在塑料罐头食品中，油脂含量较高的食品可促进塑化剂的迁移，从而致使食品出现安全危害。因此，合理使用包装材料和容器，开发新型安全包装材料，避免硫化物污染、锡超标、塑化剂迁移、内层涂料分解等安全问题至关重要。

2. 熏烤、油炸类制品

熏制、烤制、油炸是食品加工，尤其是肉类食品加工的重要方法，能够赋予食品特殊的风味，增进香气，改善口感，还能促进肉制品发色，保质期也有所延长。熏烤、油炸等加工过程容易产生过氧化物、杂环胺、苯并芘等有害物质，引发食品安全卫生问题。

不当的烟熏工艺技术会使烟气中的有害成分（特别是致癌成分）污染食

品，危害人体健康。熏烟产生的木焦油被视为危险致癌物质，传统烟熏方法中多环芳香类化合物易沉积或吸附在制品表面，其中3，4-苯并芘及二苯并蒽是两种强致癌物，熏烟还可以通过直接或间接作用促进亚硝胺的形成。因此，减少熏烟中有害成分的产生对于确保产品的食用安全非常必要。目前，企业主要通过以下方法来控制烟熏有害成分的形成。一是控制发烟温度，使熏材轻度燃烧，这对降低苯并芘等致癌物是最为有利的。当发烟温度处于400~1000℃时，会形成大量的3，4-苯并芘，一般认为理想的发烟温度为340~350℃。二是采用湿烟法熏制，让高热水蒸气和混合物强行通过木屑，使木屑产生烟雾，并引入烟熏室，以能达到烟熏目的，但又不会产生苯并芘。三是采用室外发烟净化法，将烟气进行过滤、冷水淋洗和静电沉淀等处理，再通入烟熏室熏制食品，这样可以大大降低苯并芘含量。四是制备液态烟熏制剂，过滤去除了焦油小滴和多环烃，无致癌风险，是目前烟熏技术的发展方向。五是使用肠衣对烟熏有害成分进行有效阻隔，将污染物集中在产品表层，有益成分则能渗入产品中，达到烟熏效果。

油炸过程中油脂会发生劣变，也会形成N-亚硝基化合物、多环芳烃等有害化合物。煎炸温度较高，且油脂反复使用，易发生热氧化反应。产生过氧化物、醛类等有害物质。研究表明，油脂在250℃加热40 min醛类物质含量就会超出卫生标准。油脂中的脂肪酸分子在高温下也会聚合成环状物。动物试验表明，这种聚合物会影响机体生长发育，也有可能引发脂肪肝，甚至会导致动物死亡。不同品种油脂的聚合体生成速度也不同，葵花籽油的生成速度高于豆油，含亚麻酸多的油脂更易生成聚合体。控制油炸温度是预防聚合体生成的关键因素，油脂煎炸温度最好能控制在170~200℃，避免250℃以上的高温处理。高蛋白的肉类食品煎炸后，氨基酸经热解作用形成具有致突变作用的杂环胺类物质。因此，煎炸处理要使食物受热均匀，切忌局部加温过高。可尽可能使用油温自动控制设备，减少油反复煎炸的次数。延长炸制油的寿命，除掌握适当油炸条件和添加抗氧化物外，最重要的因素是提高油脂更换率和清除积聚的油炸物碎渣。油脂更换率，即新鲜油每日加入油炸锅内的比例，新鲜油加入应为15%~20%。碎渣的存在会加速油的氧化变质，并使制品附上黑色斑点，因此炸制油应每天过滤一次。真空低温油炸通过降低真空低温油炸锅内的气压降低油的沸点，实现低温油炸的目的，是具有发展前景的现代高新技术，这种技术使得油炸温度大大降低，炸锅内的氧气浓度也大幅降低，油炸食品不易褪色、变色、褐变，油脂氧化、聚合、热分解等劣化程度大大减轻，甚至可以避免氧化作用带来的危害。

3. 调味品

调味品指能增加菜肴的色、香、味，促进食欲，有益于人体健康的辅助食品。调味品主要包括酱油，食醋，味精，食盐（其中包括海盐、井盐、矿盐、湖盐），复合调味品等。

酱油是用大豆、小麦或麸皮，加入水、食盐酿造发酵而成的液体调味品，如不添加防腐剂，酱油在常温下很容易发生霉变。加工酱油的原料受黄曲霉污染也会导致产品中黄曲霉毒素超标。我国酱油生产卫生规范食品安全国家标准中规定原料储藏过程中要注意防潮防霉，定期或不定期检查，及时清理有变质迹象和霉变的原料，用于输送、装载、贮存原材料、半成品、成品的设备、容器及用具，其操作、使用与维护应避免对加工过程中或储藏中的产品造成污染。

食醋是由糯米、高粱、大米、玉米、小麦以及糖类和酒类发酵制成的一种酸味液态调味品。食醋在生产加工过程中可能存在掺杂掺假、以次充好、使用变质原料等问题。食醋生产原料的品质是终产品卫生质量的关键，食醋被黄曲霉毒素污染的主要来源是发霉变质的原料。食醋生产用水不符合卫生要求，发酵条件控制不当，也会使部分杂菌在低酸度的食醋中保留下来，导致产品菌落总数和大肠菌群超过标准，影响食醋卫生质量。因此，保持食醋加工环境和容器、生产用水的清洁卫生、对低酸度食醋进行加热杀菌非常必要。食醋内严禁掺杂矿酸或其他杂酸（如盐酸、硫酸等）。我国禁止生产用冰醋酸兑制的或以其他化学法生产的化学醋。食醋含有的食品添加剂均按《食品安全国家标准　食品添加剂使用标准》（GB 2760—2014）的规定使用。

四、街头食品卫生管理

街头食品是指食品生产经营者在城乡街头或集贸市场以及其他类似公共场所中生产经营的可以直接食用的食品，是食品摊贩与食品加工小作坊制作的食品的总称。街头食品由于价格便宜、美味可口以及食用方便等特点，在世界各国的学校附近、集贸市场、城乡街头等地方普遍存在，成为食品生产经营业不可缺少的一部分。在我国广大城乡，街头食品、风味小吃成为饮食文化的重要组成部分，对于活跃城乡市场经济发展，解决下岗工人再就业问题，方便人民群众生活发挥着重要的作用，是国家社会和经济生活中不可缺少的一部分。尽管如此，街头食品因分布广、数量多、流动性大等特点，卫生监管难度较大。因此,很多街头食品存在卫生安全风险,其公共卫生问题不容忽视。

1. 街头食品的主要卫生问题

(1)街头食品卫生质量差,卫生检测合格率低,易引起消费者各种疾病

街头食品生产活动一般在人流量大的学校附近、城乡集市等地方进行,这些地点往往人员密集,卫生环境较差,无防护措施,细菌易繁殖,而且有些街头食品从业人员职业素养较低,缺乏必要的食品卫生安全知识,法制观念淡薄。部分街头食品摊点使用不新鲜,甚至腐烂变质的食品原料,以次充好,在制作过程中对食材的清洁不够,粗制滥造,给消费者健康造成很大的安全风险。

(2)街头食品所用餐具合格率低

街头食品摊点的顾客数量多且流动迅速,清洁水源供应不足,故餐具数量往往供应不足,而且由于资金等方面的限制,没有良好的消毒条件,未能对餐具进行彻底的清洁、消毒和杀菌,这使得致病菌往往通过消费者的手、口等器官进入到消费者餐具当中,极容易引起消费者发生各种肠道类传染病。全国各地由于街头食品引起的食物中毒案件近年来在媒体曝光的频率也明显提高。

(3)街头食品摊点存在无证经营、卫生管理难度大的特点

街头食品生产比较简单,设备比较低廉,投资成本较低,摊点不固定,卫生监督部门在街头食品管理上应有的地位和权力得不到保证,管理环节较薄弱,部分经营者并未办理许可证,不进行健康检查,不办理健康证,因此,街头食品经营者有时会出现无证经营的情况。街头食品的合格率低,仅为50%左右,造成街头食品合格率低的主要原因是街头食品生产和销售环节的污染。街头食品被微生物污染的原因主要有食品加热时间和温度不够,加工制作、销售或储藏过程中生熟交叉污染,熟食室温下存放时间过长。化学性污染主要是商贩滥用食品添加剂或使用非食用色素、未经批准的食品添加剂以及掺杂掺假以降低成本造成的。

2. 街头食品的卫生安全管理

街头食品管理已经引起各国政府和国际组织,特别是很多发展中国家的广泛关注,许多国家已致力于改善街头食品的卫生与安全。20世纪80年代以来,在联合国粮食及农业组织(FAO)和世界卫生组织(WHO)的倡导和资助下,我国对街头食品进行了重点研究,同时加强了街头食品立法工作,于

1993 年颁布了《街头食品卫生管理暂行办法》，2017 年 FAO 和 WHO 联合出台了《亚洲街头食品卫生操作规范》，对街头食品的重要利益相关方的基本角色和职责、摊位选址、设计、结构和器具，摊点维护和卫生，设备，食品制备、处理、展示和储存，教育及培训等都提出了明确的规定。

（1）一般性要求

①街头食品摊贩

街头食品售卖人都应遵守以下规定。

个人卫生：应穿着干净的衣服，戴发套等。必须使用手套时，应使用一次性清洁手套。应勤剪并清洁指甲，在食品制备过程中不佩戴首饰和饰品。非感染性切口和伤口应用防水敷料完全包扎，敷料应牢牢固定并定期更换。

卫生行为：处理食品时不应进食、咀嚼、吸烟。处理食品时应避免一切不卫生行为，如吐痰，清洁鼻、耳或身体任何其他孔口，触摸身体任何部位、移动电话或钱币等。不应在食品上方或对着食品打喷嚏或咳嗽。在处理食品前后、如厕后、打喷嚏或接触任何表面等活动后，应用肥皂和清洁自来水彻底清洗双手。

健康状况：不应出现黄疸，腹泻，呕吐，发烧，喉痛，耳、眼或鼻有脓物流出，快速频繁咳嗽，肉眼可见的皮肤损伤（疖疮、切口等）等症状。

②消费者

消费者应避免在展示食品附近进食、咀嚼、吸烟、吐痰或接触食品；消费者不应乱扔垃圾，不应在食品附近打喷嚏或咳嗽；消费者应将剩余食品丢入垃圾桶；消费者应向相关主管部门报告摊贩的不卫生行为。

③主管部门

为确保街头食品的适当管理，应采用涉及所有相关主管部门（即食品安全管理人员、地方机构或市政府、城市发展管理部门和警察机构等）的多部门协同合作的方法。主管部门应监督所售街头食品的卫生状况、环境状况、水质安全、垃圾处置情况等，定期教育、鼓励和培训食品摊贩及消费者，让经验丰富的专家和志愿机构参与对摊贩的管理和对消费者的意识培养、激励和培训。

（2）食品摊位的选址、设计、结构和器具

摊/车/亭的结构最好经主管部门批准。街头食品摊应设在干净、通风、没有污染的地区，可以自由进出，且摊点之间要有充足的距离。摊/车/亭应有遮盖物，防止食品污染。放置食品的所有厨具、清洗设备、工作台、架子和案板均应距离地面有足够的高度，以防止食品污染。摊/车/亭应由便于清洗和消毒的安全材料制成。垃圾桶应有盖子，由易于清洁和消毒的材料制成。摊/车/亭应确保生熟食品分开存放。应为摊贩和消费者提供配有水源的卫生设施，卫生设施要与摊点的食品处理区保持安全距离。应配有适当的洗手设施，提供清洁水、肥皂和其他清洁剂；设施应保持干净卫生。

街头食品中心的设计应符合以下要求：提供充足、适当的空间，确保食品制备、处理、存放和提供的宏观布局合理。便于进出材料和货物的有序流动，从而有助于避免食品污染的可能来源。便于对顾客所需设施进行合理布局，如厕所、洗手池和用餐设施，各项设施的位置或安排应避免造成食品污染。为固体废弃物储藏以及厨具和用具的清洁、清洗和消毒留出充足适当的空间，避免造成食品污染。地板由光滑水泥、釉面砖铺成，合理安排下水口，使其便于清除地表存水，利于清洁和打扫。保证充足照明且布局合理，便于食品制备、处理、储藏和提供。厨灶上方有烟罩和烟道，将燃气、油烟从中心内部排至室外。配有充足干净的供水，并有适当的储水设施。配有适当的排水系统，用于处置废弃物。使用适合的台架或盒箱作为多用途容器，或使用密封瓶器。

（3）维护和卫生维护

摊点和工作台表面应保持完好状态，避免由于表面起皮、钉子松动或破损造成食品污染。摊贩应能获得清洁水源的供应。应对水质实行源头、收集到容器内之后以及使用地点三点定期监测。摊贩应了解水和冰的卫生使用及储藏方法。每个摊贩都应采取适当措施清除其摊点内的有害生物，避免污染食品。所有受污染食品均应适当处置。应避免有害生物防控材料（如农药）和燃料、清洁剂等污染食品。所有固体废弃物应适当处置，放入扣紧盖子的适当容器或垃圾桶。市政有关部门应定期清收垃圾。废水等液体废弃物应立即排入污水管或排水管，不得留存。

（4）设备

所有设备（包括容器）使用的材料不应产生有毒物质、异味或味道，防吸附，且不会造成食品污染，抗腐蚀，能承受反复清洗和消毒。所有设备、器具和食品切割表面均应保持清洁，应在日常操作之前和之后以及处理完生食后立即清洁。仅应使用对食品没有污染的清洁剂、洗涤剂等。用具、厨具、餐具、设备等均应采用食品级材料制成，应定期清洁，保持良好状况。应尽量使用一次性材料。

（5）食品制备、处理、展示和储存，原料、配料和包装

所有原料、配料及包装均应符合适用标准。冰应使用饮用水制成。适当情况下，不直接接触食品的冰可用净水制成。有包装的食品配料应在"保质期/最佳食用期"内使用。仅使用经许可的食品添加剂，且添加量不得超过相关规定中限定的水平。食品应用干净、适当的包装包裹起来，避免受到污染。

街头食品制备应只采用安全的原料。生食在烹饪前应用净水彻底清洗。清洗生肉/禽肉时，应注意避免与其他食品交叉污染。冷冻食品仅能解冻一次，且在解冻后立即使用、制备。为避免交叉污染，生食和熟食应分开处理，并分别使用单独的刀具和案板。如无法保证单独使用，则刀具和案板每次使用后都要清洗。食物应充分烹饪或加工，确保食用安全。熟食在提供前仅能重新加热一次。烹饪油的气味、味道和颜色要定期检查，如有必要则应更换烹饪油。热食和冷食应保持理想温度，热食应保证温度在60℃以上。熟食应在卫生地点保存，若2 h内未食用，在提供前应充分加热。

所有食品均应覆盖保护，防止灰尘和尘土。应使用清洁卫生的厨具、餐具、用具等。一次性盘、盖、杯具、吸管、纸巾、杯子、勺、手套等仅应使用一次。即食生食应谨慎处理，做好遮盖工作，在柜/箱内展示。吃剩的食品和未售出的易腐食品不得食用，应以卫生方式处置。生食和熟食应分别处理和储存。调味料和酱料应在适当温度下储存。盛放食品应使用单个的容器或包装。所有熟制和易腐食品均应立即冷藏，温度最好低于5℃。燃料、洗涤剂、肥皂等物品应储存在特定容器中，远离食品处理区。食品运输和储存应确保卫生，并要在规定的保质期内食用。处理其他事物后，应彻底洗手才能处理食品。

（6）教育和培训

所有街头食品摊贩、帮工或食品处理者均应接受基本的食品卫生培训。总体来看，多数食品传播危害都可以通过烹制、热处理、快速冷却、冷藏、避免交叉污染或综合采用上述措施加以预防。培训应由相关主管部门或相关主管部门认可或批准的其他机构提供。街头食品摊贩还应知晓其对消费者的责任。消费者应被告知有义务不得污染街头食品售卖区域。

项目五 / **酒店食品烹饪加工安全管理**

【主要内容】

酒店厨房食品安全管理；食物中毒的预防；常用食品添加剂的类型及合理使用方法。

【学习目标】

1. 掌握酒店厨房食品安全的控制措施；

2. 了解食物中毒的预防及处理方法；

3. 了解食品添加剂的安全使用方法。

模块一 酒店厨房食品安全控制

【能力培养】

1. 了解不同食品初加工的步骤及卫生管理；

2. 了解烹饪环节食品安全管理的办法，掌握厨房工作与服务准则；

3. 了解预防食物中毒的相关办法，掌握酒店中此类突发事件的应急处理方法。

任务一 控制原料初加工卫生质量

食品制作是由数个职能组成的，可在一种或多种类型的厨房进行。一般意义上，我们将食品的制作过程分为三个独立的步骤以便于理解，即初加工、烹饪和保存。食品生产的第一步是初加工，食品原料初加工是指对食品原料进行简单或初步的加工，以便于后续的烹饪处理，经初加工的食品原料一般不可以直接食用。

一、肉类食品原料初加工

肉类食品非常容易滋生微生物，因此在日常工作中，务必对肉类食品进行合理、彻底的初加工，以保证食用的安全性与营养性。肉类食品的原料初加工步骤包括烫洗、刮洗和拔毛。

1. 烫洗

生肉初加工的第一步通常是使用流水进行冲洗，但这种方法不仅无法冲洗掉附着在生肉食品上的细菌，同时会因为水流而造成交叉感染。美国疾控中心的研究结果表明，在烹饪之前对生肉进行冲洗是非必要的，反而会在冲洗的过程中将细菌带到料理台、厨具和其他附近的食物上。

整块的猪肉、牛肉和羊肉等需在65℃左右的高温下进行烫洗，而碎肉需在75℃左右的高温下进行烫洗。高温烫洗是消除某些致病菌和寄生虫的最有效方法，同时固定在器皿中对肉类食品进行初加工，可以有效预防水流水滴引发的交叉感染。

2. 刮洗

刮洗常用来清理残留在生肉食品上的各类检测检疫印章。我国生肉制品在出售前，需经过相应的检测检疫，达到安全食用标准后方可出售。一般来说，我国生肉制品通常会盖有五类印章，分别是销毁章、高温章、食用油章、工艺油章和圆形章，即"放心肉"章。

生肉制品上的印章使用的是食用色素，可食用，不会危及人体健康。但为了食品的美观，在初加工时应适当地用菜刀进行刮洗。

3. 拔毛

拔毛旨在清除生肉食品表皮上残留的毛发。毛发不会对人体健康造成危害，但对食物的口感与美观有较大影响。在毛发残留较少的情况下，可以使用镊子等工具进行拔除；在毛发残留较多的情况下，可采用火烧、小苏打清洗等方法。

二、禽、蛋类食品原料初加工

烹饪用的禽类食品原料分为家禽和野禽两大类，它们的初步加工方法和要求基本相同，只要能够熟练掌握鸡、鸭的初加工方法，就能够掌握整个禽类初加工技术的关键。

1. 放血

禽类初加工的第一步是割颈放血，要在宰杀时割断禽类的气管血管，然后放干净禽血。如果气、血管没有完全割断，禽血就无法放干净，会造成肉色发红，影响成品质量。

2. 煺毛

禽类经宰杀后，需经过热水煺毛的步骤，而是否煺好煺尽则是衡量禽类初加工质量好坏的重要一环。因此，在禽类煺毛的过程中，既要保证煺尽禽毛，又要保证禽皮完整，这样才符合后续菜品制作的要求。掌握和调整水温是热水煺毛的关键，要根据天气、季节的变化和禽类的类别、性质、毛的类型来确定所需的水温和烫毛的时间。

3. 开膛

开膛时要做到下刀准确，符合菜品及烹调的要求。开膛时腋下、腹部、背部都需要根据烹调的要求剖开，可以采取腹开、腋开、脊开三种开膛方法。无论采用哪一种方法，都要注意不能挖破家禽类的苦胆以及肝，挖破苦胆会造成肉味苦而不能食用，挖破肝就无法充分利用肝来制作其他菜肴。

4. 洗涤与内脏处理

宰杀后禽类的血污、肛门、嘴、爪皮以及皮屑等物都要去掉，然后洗涤干净，否则影响造型的美观和菜肴制作的质量。同时，要根据菜肴和烹调的要求，将禽类的上腺以及淋巴去掉，以保证卫生安全。

禽类尤其是家禽的各部位都有不同的用途，其内脏大部分都可以用来制作菜肴，其脚、翼可用来卤、拆、扒等。所以，对禽类的初加工要根据不同的用途对不同部位加以整理，各部位都不可随意抛弃。

5. 去腥

刚宰杀后的禽肉腥气较重，需放入盐、胡椒和啤酒浸泡数小时去腥后烹制。冻禽肉可用姜汁浸泡 5 min，能够有效去除腥味。

禽蛋类食品在使用前应对外壳进行清洗，必要时进行消毒处理。

三、果蔬类食品原料初加工

果蔬类食品包括水果和蔬菜，果蔬类食品的初加工需注意对农药等残留化学物质的清洗，但同时不能因长时间的浸泡冲洗造成果蔬类食品营养的流失。

1. 削剔整理

对于新鲜购置的果蔬类食品，尤其是蔬菜类食品，应进行一定的削剔整理，去除食品表面的污泥及附着物，方可进行下一步。叶菜类要将黄叶、老帮、老根去除，剔去和清除有污物的部分；根茎类要去根和皮；瓜菜类要去皮去瓤；豆类撕去皮和老筋。

对于带皮的果蔬类食品，可以通过削皮的方式减少残留在其表皮上的农药，但去皮也会造成部分营养成分的损失，尤其是膳食纤维和一些维生素、矿物质，需要合理进行选择。

2. 洗涤

果蔬类食品在洗涤时对洗涤用水的澄清、过滤、软化和消毒有一定的要求，在洗涤过程中也会依据食物种类的不同而对水温等有不同的要求。

（1）冷水洗

冷水洗涤是最为常见并且是最为稳定的洗涤方法，在用冷水洗涤时应注意冲洗时水流的大小，并且可以用手轻轻揉搓，这样的外力可以去除果蔬表面残留的农药。

（2）热水洗

热水洗涤相较于冷水洗涤，能够更好地去除果蔬表面的农药残留。但热水洗涤有可能破坏果蔬食品中部分营养素的稳定性，从而造成营养素的过多流失，因此要针对不同的食材选择不同的洗涤方式。

（3）盐水洗

一般蔬菜先用清水冲洗至少 3 遍，然后泡入淡盐水中，再用清水冲洗一遍。包心类蔬菜可先切开，放入清水中浸泡 1~2h，再用清水冲洗，以清除残留的农药。

（4）碱水洗

相较于普通的水和消毒液，碱水对于去除果蔬食品表面的农残是最为有效的。只需要在容器中加入 3~5 g 小苏打，浸泡几分钟，再按照冷水洗涤的方法冲洗干净即可。

四、水产品原料初加工

水产品包括各种海鲜与河鲜食品，其中涉及鱼类食品、虾类食品、蟹类食品、贝类食品及其他水产。对于水产品的初加工，要充分保证其安全可食用性。

1. 鱼类食品的初加工

鱼类食品可分为有鳞鱼和无鳞鱼，无鳞鱼表皮一般带有较多黏液。鱼类的整体结构大致可分为头部、躯干和尾部三部分，主要器官包括鱼鳍、鱼鳞、侧线、鱼鳃、鱼眼、鱼嘴、触须等。鱼类食品的初加工包括放血、去鳞、去腮、取内脏和洗涤整理五步，其中放血、去腮、取内脏三步可以有效去除鱼类食品的腥味与脏污，保证鱼类食品的食用安全。对于特殊的鱼类食品如河豚，因其毒素较多，致命性较强，在初加工时应特别注意，且应由受过专业训练的人员处理。

2. 虾类食品的初加工

虾类食品包括淡水虾和海虾，在初加工时可以用清水加盐进行清洗，注意除去泥肠以及对虾头进行特别清洗，以保证完全洗净沙污。

3. 蟹类食品的初加工

蟹类食品在初加工时可以使用刷子、竹帚等工具将其身上的泥沙刷尽，以保证其口感与安全性。

4. 贝类食品的初加工

贝类食品包括腹足类、瓣鳃类和头足类，在初加工时，应通过浸泡、刷洗和摘除特殊器官的方法，保证去除沙污。

食品初加工步骤应严格注意按照食品加工区域分类进行，生熟食品不得交叉加工，防止污染。肉类、水产品类与果蔬类食品原料的清洗必须分别在专用清洗池内进行。切配加工必须在专用操作台上进行，切配加工后的食品原料应当保持整洁，放在清洁的容器内。

任务二　掌握烹饪环节食品安全管理办法

烹调、加工食物的主要目的包括产生、增强或改变风味，促进消化，杀灭有害微生物等。过度烹调或加工不当会破坏食物中的营养素，并使食物的颜色、质地和风味变差。因此，食品烹饪制作应掌握以下基本原则：确保食品原料质量，变质食品不下锅、不蒸煮、不烧烤；确保食品初加工步骤已完成；使用适当的调味品；使用正确的加工方法和设备；遵循标准配料表进行加工；菜品分量按需烹煮；菜品做好后尽快上菜；上菜时保证热菜要热、冷菜要冷。

在食品烹饪环节，应从从业人员和烹饪过程两个环节入手，严格进行烹任环节食品安全管理。

一、从业人员健康管理制度

（1）接触直接入口食品的从业人员必须每年进行健康检查，取得健康证明后方可参加工作，不得超期使用健康证明。

（2）患有痢疾、伤寒、病毒性肝炎、甲型病毒性肝炎、戊型病毒性肝炎等消化道传染病的人员，以及患有活动性肺结核、化脓性或渗出性皮肤病等有碍食品安全的疾病的人员，不得从事接触直接入口食品的工作。

（3）当从业人员出现咳嗽、腹泻、干呕等有碍于食品安全的症状时，应当立即脱离工作岗位，待查明病因、排除病症或治愈后方可重新上岗。

（4）食品从业人员必须具备良好的卫生习惯和职业素养，应做到仪表整洁，上岗时穿戴统一工作服，并经常换洗。在岗工作时不能嚼口香糖、进食、吸烟、饮酒，并及时做好个人清洁卫生。在进行烹饪操作时，应规范烹饪步骤与操作方法，防止对食物造成污染。

（5）经营者应建立食品从业人员档案，加强日常的监管工作。

二、烹饪食品的卫生规范

（1）食品烹饪时尽可能少用手接触，应使用正确的用具来处理食品。

（2）进行食品烹饪的器具应在使用前进行充分清洁和消毒，以避免食品的交叉污染。

（3）加工易腐食物的时间应尽可能靠近上菜时间，为杀灭所有存在的细菌，所有食物的中心温度通常应该达到60℃；禽肉类等食品的中心温度应该达到74℃；猪肉应该加热到68℃以上。为保障食品安全，肉类食品的中心温度应该用烹饪用温度计来检查。

（4）在加热潜在有害食品时，中心温度应至少达到63℃并维持15s。

（5）潜在有害食品需在2h内再次加热，中心温度应达到74℃。

任务三　预防酒店餐饮食物中毒

一、食物中毒

食物中毒对于一家酒店而言，是非常严重的公共卫生事件，食物中毒事件往往会极大地影响一家酒店的口碑与收益，甚至导致酒店被迫关张。因此，防止和避免食品中毒事件的发生，是每个酒店管理者的首要任务之一，是酒店餐饮卫生管理的重中之重。

1. 食物中毒的特征

由于食入或误服被细菌或细菌毒素污染或含有毒性的食物，引起机体中毒的现象被称为食物中毒。食物中毒多为暴发性的，往往一家或一群人在同食某一含毒食物后同时发病。食物中毒原因不同，症状各异，但多以急性胃肠道症状为主。

食物中毒一般据有下列流行病学和临床特征：

(1) 潜伏期短、暴发性强，短时间内多人同时发病；

(2) 各个病人的临床表现极为类似；

(3) 各个病人在近期内食用过相同的食物，发病范围相对局限；

(4) 一旦停止食用这类食物，发病情况立即得到缓解；

(5) 无人传人现象；

(6) 发病曲线呈现突然上升又迅速下降的趋势，一般无传染病流行时的余波。

2. 食物中毒的原因

据统计，在所有食物污染中，微生物污染是造成食物中毒的最主要原因。食品的微生物污染多是对食物原材料的处理不当所致，其中以冷却不当为主要致病原因。同时，食物中毒多发生于卫生条件较差、没有良好生产规范的酒店。其发生时间多为夏季，原因是高温容易导致微生物的滋生。因此，酒店管理者应多注意食品原材料的处理与存放、酒店卫生环境的清洁与保持、食品从业人员的职业素养等几个方面。

(1) 食物本身含有毒素

分为有条件的有毒动植物，如未煮熟的扁豆、发芽的马铃薯等，以及本身具有毒素的动植物，如毒蕈、河豚等。此类中毒多为误食或加工不当造成的，季节性、地区性比较明显，偶然性较大。

(2) 食品处理过程中交叉污染所致

在食品加工过程中，因未按照标准程序操作造成交叉污染，多为熟食被生食污染，果蔬类食品被禽肉类食品污染。

(3) 食品储藏不当所致

食品储藏过程中的湿度、温度与日晒情况，均会影响食品质量的稳定性。

（4）食品烹饪不当所致

食品在烹饪过程中未充分加热。

（5）从业人员带菌污染食物所致

食品从业人员在操作食物的时候很有可能导致食品被病菌所污染，加强食物行业的监督管理对于食物中毒的预防来说非常重要。

二、预防食物中毒

1. 有毒食物中毒的预防

（1）毒蕈种类繁多，且毒素未知，因此在选择菌菇类食物时，应购买已证明可食用无毒的蕈类，不选用可疑蕈类。

（2）食用白果应加热成熟，切不可生食，同时尽量少食。

（3）马铃薯发芽和发青部位含有龙葵素毒素，加工时应完全去除。

（4）苦杏仁、黑斑甘薯、鲜黄花菜、未腌透的腌菜不能食用。

（5）秋扁豆、四季豆在烹调时不可快炒，应彻底加热。

（6）死甲鱼、死黄鳝、死贝类不能食用。

（7）河豚有剧毒，应谨慎食用。

（8）含组氨酸高的鱼类不新鲜时不选用。

（9）未经检疫的肉类不得加工食用。

2. 食品加工不当食物中毒的预防

（1）对食品原材料的选购严格把控，确保低温运输与储藏。

（2）食品初加工阶段应完全按照规范处理食品，避免交叉污染。

（3）烹调过程中仔细检查中心温度，保证充分杀灭细菌。

（4）对食品加工的卫生环境和相关从业人员进行严格管理，防止病菌污染食品。

三、酒店食物中毒事件的处理

如酒店发生疑似突发食物中毒事件，酒店员工与管理人员应保持冷静、忙而不乱，尽快告知顾客相关情况，澄清是否为食物中毒，缩小事件的影响范围。在安慰、帮助相关顾客的前提下，做到不影响其他顾客与酒店的正常运作。对此类疑似食物中毒的情况，基本处理工作和步骤如下：

（1）询问客人具体症状和身体状态。

（2）弄清楚客人吃过的食物，就餐时间、地点和就餐方式，同时关注客人的发病时间、持续时间、用过的药物及过敏史等情况。

（3）对于病情严重的客人应立即送医，并记录医院与医生的相关信息。

（4）保留食物样品。

（5）记录客人的基本信息，如姓名、电话、地址等以便后续追踪。

（6）立即成立突发事件处理小组和质量检查小组，对全过程进行重新检查。

（7）与医院进行信息互通，以确定是否系食物中毒，如果确定应立即报告卫生主管部门。

（8）查明同样的食品供应的份数与去向，收集样品进行化验。

（9）查明可疑食品的制作员工，对所有参与食品制作和处理的员工进行体格检查，确定是否涉及人为污染。

（10）从厨房设备上提取样本进行化验。

（11）分析并记录整个过程，明确食品可能受到污染的环节。

（12）分析并记录厨房生产和销售最近一段时间的卫生检查结果。

模块二　酒店食品添加剂安全管理

【能力培养】

1. 了解食品添加剂概念、分类与毒性；

2. 了解酒店餐饮中经常使用的食品添加剂种类；

3. 了解酒店食品添加剂安全管理的办法。

任务一　了解食品添加剂的概念

虽然不同国家和组织对食品添加剂的定义表述不同，但大体含义基本相同。FAO 和 WHO 联合食品法规委员会将食品添加剂所下的定义为有意识地、一般以少量添加于食品，以改善食品的外观、风味、组织结构或储存性质的非营养物质。联合国食品添加剂法规委员会（CCFA）规定食品添加剂的定义为"有意识地加入食品中，以改善食品的外观、风味、组织结构和储藏性能的非营养物质"。

根据《食品安全国家标准　食品添加剂使用标准》（GB 2760—2014），

我国对食品添加剂的定义为：为改善食品品质和色、香、味，以及为防腐、保鲜和加工工艺的需要而加入食品中的化学合成或者天然物质。食品用香料、胶基糖果中基础剂物质、食品工业用加工助剂也包括在内。

一、食品添加剂合理使用助力食品工业发展

食品添加剂在食品中的应用使得我们的饮食丰富多彩并且更易接受，可以说，当今社会大众接触到的每一种食品都与食品添加剂息息相关，普通人每天可能会摄入十几种到几十种食品添加剂。纵观食品添加剂工业与食品工业发展的历史，我们不难看出，食品工业的需求带动了食品添加剂工业的发展，而食品添加剂工业的发展，也推动了食品工业的进步。由于食品工业的迅速发展，食品添加剂的种类和用量日益增多，使用范围也日益扩大，它们已成为现代食品工业生产中必不可少的物质。

1. 改善和提高食品色、香、味及口感等感官指标

食品的色、香、味、形态和口感是衡量食品质量的重要指标，食品加工过程一般都有碾磨、破碎、加温、加压等物理过程，在这些加工过程中，食品容易褪色、变色，有一些食品固有的香气也散失了。此外，同一个加工过程难以满足产品的软、硬、脆、韧等口感的要求。因此，适当地使用着色剂、护色剂、食用香精香料、增稠剂、乳化剂、品质改良剂等可明显提高食品的感官质量，满足人们对食品风味和口味的需要。

2. 保持和提高食品的营养价值

食品防腐剂和抗氧化保鲜剂在食品工业中可防止食品氧化变质，对保持食品的营养具有重要的作用。同时，在食品中适当地添加一些营养素，可大大提高和改善食品的营养价值，这对于防止营养不良和营养缺乏，保持营养平衡，提高人们的健康水平具有重要的意义。

3. 有利于食品储藏和运输，延长食品的保质期

各种生鲜食品和各种高蛋白质食品如不采取防腐保鲜措施，出厂后将容易腐败变质。为了保证食品在保质期内保持应有的品质，可适当使用防腐剂、抗氧化剂和保鲜剂。

4. 增加食品的花色品种

食品超市的货架，摆满了琳琅满目的各种食品。这些食品根据加工工艺、品种及口味的不同，一般都要相应选用各类食品添加剂，尽管添加量不大，但不同的添加剂能获得不同的花色品种。

5. 有利于食品加工操作

在食品加工中使用消泡剂、助滤剂、稳定剂和凝固剂等，有利于食品的加工操作。例如，当使用葡萄糖酸－δ－内酯作为豆腐凝固剂时，可有利于豆腐生产的机械化和自动化。

6. 满足不同人群的需要

食品应尽可能满足人们的不同需求。例如，糖尿病人不能吃糖，则可用无营养甜味剂或低热量甜味剂，如用三氯蔗糖或阿力甜取代蔗糖，或用山梨糖醇、木糖醇等制成无糖食品。对于缺碘地区供给碘强化食盐，可防止当地居民的缺碘性甲状腺肿大。为了满足婴幼儿生长发育所必需的各种营养素，生产添加有矿物质、维生素的婴幼儿配方奶粉。

7. 提高经济效益和社会效益

合理食品添加剂的使用不仅增加食品的花色品种，提高其品质，而且在生产过程中使用稳定剂、凝固剂、絮凝剂等添加剂能降低原材料消耗，提高产品收率，从而降低生产成本，可以产生明显的经济效益和社会效益。

二、食品添加剂不合理使用带来的危害

虽然食品添加剂在食品工业中的应用极大地推动了食品工业的发展，但是目前我国也存在一些超范围、超限量使用食品添加剂的问题。这些问题的存在必然危害消费者的健康、损害我国食品添加剂行业的声誉并影响食品工业的健康发展。

1. 食品添加剂超范围使用

《食品安全国家标准　食品添加剂使用标准》（GB 2760—2014）规定了食品添加剂的使用范围和使用量，按照相关规定，扩大使用范围需要向卫生部申报批准，但某些不法食品生产企业不按规定执行，而是随意扩大食品添加剂的使用范围。不经全国食品添加剂标准化技术委员会审查、卫生部批准而扩大使用范围，将可能引发某些卫生安全问题，对消费者的健康构成潜在的威胁。超范围使用的品种主要是合成色素、防腐剂和甜味剂等。

2. 食品添加剂超限量使用

超限量使用食品添加剂的现象目前在我国仍存在。其中最突出的是面粉处理剂、防腐剂和甜味剂。酱腌菜生产历史悠久，品种繁多，近年来产品逐渐趋向低盐化。酱腌菜是常温保存的产品，盐分含量的降低可使产品保存周期缩短。为此，部分生产条件较差的企业，通过加大防腐剂的使用量来抑制

产品中的微生物，如使用不当即可造成产品中苯甲酸钠等防腐剂的超标。

3. 食品添加剂标志不规范

部分企业在使用食品添加剂，特别是防腐剂、合成色素、甜味剂等品种后，故意不在食品标签上标注，隐瞒使用食品添加剂，违反了《食品安全国家标准　预包装食品标签通则》（GB 7718—2011）等相关规定。这种行为等于剥夺了消费者的知情权和选择权，侵犯了消费者权益。这种现象在蜜饯、酱腌菜、果冻、饮料、乳制品中较严重。也有一些企业为迎合消费者的心理，故弄玄虚，竞相在广告或标签的醒目处印上"本产品绝对不含任何食品添加剂"之类的文字，以标榜自己的产品安全无害。这无疑给消费者发出了"食品添加剂不安全"的错误信号。

4. 非食品添加剂用于食品加工中

苏丹红、三聚氰胺等非食品添加剂使用事件的发生使消费者对食品添加剂产生强烈的质疑。这种将食品添加剂的安全性问题与非法添加物造成的卫生安全问题混为一谈，不仅让消费者产生了很大的误解，而且对食品工业的健康发展造成不良影响，三鹿婴幼儿奶粉事件就是最典型的案例。不法分子利欲熏心，颠倒是非，把不是食品添加剂的物质冠以"华丽"的名称后混淆黑白、滥竽充数，在国内外造成了极其恶劣的影响，给中国乳制品企业带来了难以估量的经济损失。这种问题我们一定要引以为戒。

三、食品添加剂的分类及使用原则

1. 我国食品添加剂的分类

食品添加剂有多种分类方法。按来源分，我国将食品添加剂分为天然食品添加剂和化学合成食品添加剂两类。天然食品添加剂是指利用动植物或微生物的代谢产物等为原料，经提取后获得的天然物质。化学合成的食品添加剂是指采用化学手段，通过氧化、还原、缩合、聚合、成盐等合成反应而得到的物质。

根据添加剂的功能，我国《食品安全国家标准　食品添加剂使用标准》（GB 2760—2014）将食品添加剂分为酸度调节剂、抗结剂、消泡剂、抗氧化剂、漂白剂、膨松剂、胶基糖果中基础剂物质、着色剂、护色剂、乳化剂、酶制剂、增味剂、面粉处理剂、被膜剂、水分保持剂、防腐剂、稳定剂和凝固剂、甜味剂、增稠剂、食品用香料、食品工业用的加工助剂和其他等22类。

在食品添加剂的各种分类方法中，按功能、用途的分类方法最具有实用价值，因为分类的主要目的是便于按食品加工的要求快速地查找出所需要的添加剂。但此分类方法既不宜将添加剂分得过细，也不宜分得太粗。过细，会使同一物质在不同类别中重复出现的概率过高，给食品添加剂带来一些混乱；太粗，食品添加剂选用时会存在较大困难。因此，应以主要用途适当分类。

2. 食品添加剂的使用原则

随着食品工业的发展，人们食用的食品品种越来越多，追求的色、香、形、营养等品质越来越高，随食品进入人体的食品添加剂数量和种类也越来越多。日常生活中，普通人每天常摄入几十种食品添加剂，因此食品添加剂的安全使用极为重要。根据《食品安全国家标准　食品添加剂使用标准》（GB 2760—2014），食品添加剂使用时应符合以下基本原则：

（1）不应对人体产生任何健康危害；

（2）不应掩盖食品腐败变质；

（3）不应掩盖食品本身或加工过程中的质量缺陷或以掺杂、掺假、伪造为目的而使用食品添加剂；

（4）不应降低食品本身的营养价值；

（5）在达到预期效果的前提下尽可能降低在食品中的用量；

在下列情况下可使用食品添加剂：

（1）保持或提高食品本身的营养价值；

（2）作为某些特殊膳食用食品的必要配料或成分；

（3）提高食品的质量和稳定性，改进其感官特性；

（4）便于食品的生产、加工、包装、运输或者储藏。

四、食品添加剂的生产现状与发展趋势

食品添加剂是现代食品工业的基础，它对于改善食品的色、香、味、营养、加工性，延长食品保质期，提高食品的档次起着非常重要的作用。随着食品工业的发展，食品添加剂也随之发展。现在食品添加剂工业已经发展成为一个重要的精细化工行业，反过来极大地促进了食品工业的快速发展。2020 年全球食品添加剂市场规模为 982 亿美元。

欧美等发达国家是国内食品添加剂企业早期发展的主要市场。欧美国家食品添加剂的使用与健康化进程早于我国，食品添加剂的总体增长速度超过食品工业的发展速度。日本食品工业也非常发达，在酸味剂、增味剂、营养强化剂和乳化剂方面有较大的技术优势。

我国食品添加剂的研制、开发起步较晚，但近年来发展很快。截至 2020 年，我国批准使用的食品添加剂已有 2400 多种，包括防腐剂、甜味剂、着色剂、增稠剂、膨松剂和抗氧化剂等，可满足消费者在品质方面的要求。资料显示，2020 年我国食品添加剂主要品种产量为 1337 万吨，同比增长 5.4%，销售额为 1279 亿元，同比增长 4.9%；从细分领域分析，2020 年我国着色剂产量达 42.4 万吨，同比持平，但产值达 47.9 亿元，同比增长 10.2%。

从发展趋势上，我国食品添加剂行业逐步规范成形并稳步发展。供给端看，工业技术发展、行业标准完善、相关法律法规健全以及参与企业数量不断增长；需求端看，消费者对"快捷""健康""安全"的追求以及不断涌现的对预制菜、无糖饮料、零添加调味品等新兴品类的需求，共同推动了食品添加剂行业市场规模的不断扩张及种类的不断迭代丰富。

1. 大力开发天然食品添加剂

人们对饮食质量要求越来越高，天然绿色食品添加剂将是主要发展方向，茶多酚、甜菊糖、红曲红等天然食品添加剂广受青睐。我国资源丰富，天然添加剂的生产具有很大优势。但天然食品添加剂存在着提取成本高、产量低、市场占有率低等问题，发展受到了阻碍，需要发挥政府的政策引导作用，加大科技投入，支持天然食品添加剂研究，带动产业整体提升，为我国食品添加剂安全提供保障。

2. 大力开发高效、安全的食品添加剂合成技术

食品添加剂的安全源自两个方面，一是食品添加剂自身的安全性，二是食品添加剂中杂质的安全性。在一般的食品添加剂毒理学研究中，使用的往往是纯品，但实际生产中要得到纯品，在技术上和线路上都有很大的难度。一般认为，在添加剂的生产中，化学合成反应中的杂质有较大的不稳定性，杂质的安全性问题较大。在微生物发酵生产中，虽然杂质也同样有较大的不确定性，但其安全性问题可能较小。目前生物发酵生产食品添加剂发展迅猛。

3. 研究食品添加剂复配技术

要开发食品添加剂的新功能或者要降低食品添加剂的成本，一般可以采用两种途径：一是开发新化学结构的物质，二是开发复配型、改良型的食品添加剂。开发新化学结构的食品添加剂往往要经过漫长的安全性评价和市场推广过程，成本很高，一般的食品添加剂生产企业无力承担。开发复配型和

改良型的食品添加剂则在安全、成本、市场和时间方面都有一定的优势。例如，乳化剂的复配，增稠剂的复配，面粉改良剂的复配，甜味剂、防腐剂的微胶囊化都在实践中发挥了很好的作用。

4. 开发专用复合食品添加剂

同功能的食品添加剂种类繁多，在很多场合又同时需要此种功能，但一般应用厂家在食品添加剂的选择中，往往面临技术、原料、实验手段、检测手段等方面的限制，这就需要生产厂家开发系列高效的专用复合食品添加剂，一方面方便应用厂家，另一方面也促进了食品添加剂的发展，同时可以避免一些技术性的食品安全问题。国外在专用复合食品添加剂方面已经比较成熟。

5. 开发功能性食品添加剂

在国家大力扶持营养产业以及随着我国居民健康观念不断加强的基础上，相较于普通食品添加剂，功能性食品添加剂（配料）或营养强化剂在未来发展中拥有广阔市场，尤其是新冠疫情使消费者对营养均衡、免疫力提升的功能性食品认可度提高，且随着科技人才、生产设备等的投入不断加大，使得功能性食品添加剂发展空间加大，如类胡萝卜系列产品、红曲红等市场需求稳定上升。

任务二　明确酒店餐饮业常用食品添加剂类型

一、防腐保鲜类食品添加剂

1. 食品防腐剂

防腐剂是指加入食品中能够杀死或抑制微生物，防止或延缓食品腐败的食品添加剂。防腐剂主要利用化学的方法来杀死有害微生物或抑制微生物的生长，从而防止腐败或延缓腐败的时间。

食品防腐剂按作用可分为杀菌剂和抑菌剂两类。杀菌剂是指具有杀死微生物作用的食品添加剂，抑菌剂是指能抑制微生物生长繁殖的添加剂，两者并无绝对严格的界限。

杀菌剂和抑菌剂因使用浓度的高低、作用时间的长短和所针对微生物种类等的不同而较难区分，所以多数情况下通称防腐剂。例如，同一物质，浓度高时可杀菌，而浓度低时只能抑菌；作用时间长时可杀菌，缩短作用时间则只能抑菌。由于各种微生物性质的不同，同一物质可能对一种微生物具有杀菌作用，而对另一种微生物仅有抑菌作用。

食品防腐剂按性质可分为有机化学防腐剂、无机化学防腐剂和经微生物发酵制成的防腐剂。有机化学防腐剂主要包括苯甲酸及其盐类、山梨酸及其盐类、对羟基苯甲酸酯类、丙酸及其盐类、单辛酸甘油酯、双乙酸钠和脱氢乙酸等。其中苯甲酸及其盐类、山梨酸及其盐类、丙酸及其盐类由于在中性pH 的食品里是没有防腐作用的，也被称为酸型防腐剂。无机化学防腐剂主要包括亚硫酸及其盐类、亚硝酸盐类和各种来源的二氧化硫等。经微生物发酵制成的防腐剂主要指由微生物产生的具有防腐作用的物质，以乳酸链球菌素、纳他霉素、甲壳素和鱼精蛋白为代表。

食品防腐剂必须具备的条件如下：①符合食品卫生标准；②安全、毒副作用小；③性质稳定、不与食品成分发生不良化学反应；④防腐效果好，在低浓度下仍有抑菌作用；⑤本身无刺激异味；⑥使用方便，价格低廉。

2. 食品抗氧化剂

食品在生产、储存、运输和流通过程中，除会受细菌、霉菌等作用发生腐败变质外，与空气中的氧作用也会出现油脂酸败、褪色、褐变、风味劣变及维生素被破坏等现象，不仅会使食品外观和营养发生各种变化，还会产生一些有害的物质，引起食物中毒。为了防止和减缓食品氧化，可以采用降温、干燥、充氮、密封、避光等方法，但在氧化变质前添加抗氧化剂是一种简单、经济而又较理想的方法。

防止食品发生氧化变质的方法有物理法和化学法。物理法是指对食品原料、加工环节及成品采用低温、避光、隔氧或充氮包装等方法；化学法是指通过在食品中添加抗氧化剂以达到防止食品氧化变质的目的。因此食品抗氧化剂是指添加到食品中能阻止或延缓空气中氧气对食品的氧化，提高食品品质的稳定性，延长食品储藏期的一类食品添加剂。

抗氧化剂种类繁多，目前尚无统一的分类标准。依据溶解性的不同，可分为水溶性抗氧化剂和脂溶性抗氧化剂两类。水溶性抗氧化剂包括抗坏血酸及其盐类、异抗坏血酸及其盐类、茶多酚、二氧化硫及其盐类等；脂溶性抗氧化剂包括丁基羟基茴香醚、二丁基羟基甲苯、特丁基对苯二酚和没食子酸丙酯等。依据来源的不同，抗氧化剂又可分为天然抗氧化剂和人工合成抗氧化剂。天然抗氧化剂包括茶多酚、植酸、脑磷脂等；人工合成抗氧化剂包括丁基羟基茴香醚、二丁基羟基甲苯、特丁基对苯二酚等。依据作用机理的不同，抗氧化剂可分为自由基抑制剂、金属离子螯合剂、氧清除剂、单重态氧淬灭剂、过氧化物分解剂、酶抗氧化剂和紫外线吸收剂等。

食品抗氧化剂应具备以下条件：①有优良的抗氧化效果；②本身及分解的产物都无毒、无害；③稳定性好，与食品可以共存，对食品的感官性质没有影响；④使用方便，价格便宜。

二、护色调色类食品添加剂

1. 护色剂

护色剂也称为发色剂或助色剂，是为增色、调色或加深颜色而加入到食品中的物质，主要是指向食品中添加的非色素类的能使肉类制品发色的化学物质。常用的护色剂有硝酸盐和亚硝酸盐，此类物质具有一定的毒性，特别是可与胺类物质生成强致癌物质亚硝胺。

食品中除使用护色剂外，还常常配合使用一些能促进发色的还原性物质，以获得更佳的发色效果，这些物质称为发色助剂。

我国《食品安全国家标准 食品添加剂使用标准》（GB 2760—2014）规定普通食品常用的护色剂有亚硝酸钠、亚硝酸钾、硝酸钠、硝酸钾。常用的发色助剂有抗坏血酸及其钠盐、异抗坏血酸及其钠盐、烟酰胺等。硝酸盐和亚硝酸盐是我国已经使用几百年的肉制品护色剂，但是因为安全性的原因，绿色食品中禁止使用亚硝酸钠、亚硝酸钾、硝酸钠和硝酸钾。

2. 着色剂

着色剂又称食用色素，是指给食品着色、改善食品色泽的食品添加剂。

食品的色泽是食品重要的感官性状之一，也是评价食品品质的指标之一。天然食品一般都具有良好的色泽，在加工过程中由于受热、氧等因素的影响，易发生褪色甚至变色现象，使食品感官质量下降。根据长期的经验，人们可以根据其色泽评判食品的营养价值、变质与否以及商品价值的高低。例如，白色的食物一般多含碳水化合物、植物蛋白、植物油成分；红、黄色的食物多含动物蛋白、脂肪、不饱和脂肪酸、脂溶性维生素、微量元素等成分；绿色食物中多含纤维素、叶绿素、维生素、微量元素；黑色食物中多含氨基酸、矿物质、B族维生素等。变质的食品所含有的天然色素受到微生物和理化因素的破坏会颜色消失或变成其他不正常的色泽，因此人们可在一定程度上根据食品颜色的变化情况判断食品的食用价值。特别是对于未加工的食品以及现代透明包装的食品，颜色成为鉴别其新鲜程度和品质优劣的外在特征。

3. 漂白剂

漂白剂是指能破坏或抑制食品的发色因素，使色素褪色或使食品免于褐变的食品添加剂。漂白剂不同于以吸附方式除去着色物质的脱色剂。按作用机理的不同，可分为氧化型漂白剂和还原型漂白剂。氧化型漂白剂作用较强烈，食品中的色素受氧化作用而分解褪色，但同时也会破坏食品中的营养成分，而且残留量较大。主要包括漂白粉、过氧化氢、高锰酸钾、次氯酸钠等。还原型漂白剂作用比较缓和，具有一定的还原能力，食品中的色素在还原剂的作用下形成无色物质而消除色泽，但是被其漂白的色素物质一旦再被氧化，可能重新显色。已列入我国《食品安全国家标准　食品添加剂使用标准》（GB 2760—2014）的还原型漂白剂全部以亚硫酸制剂为主，主要包括硫磺、二氧化硫、亚硫酸氢钠、亚硫酸钠、偏重亚硫酸盐（焦亚硫酸盐）和低亚硫酸盐（连二亚硫酸钠、次硫酸钠、保险粉）。

三、调味增香类食品添加剂

1. 食品用香料

香味是食品重要的感官品质。食品用香料、食品香精是形成食品香味的重要来源之一。食品用香料一般都不直接用于食品加香，而是调配成食品香精以后再添加到食品中，食品用香料和食品香精是原料和产品的关系。香味化合物在食品组成中含量很小，但其地位却举足轻重。

食品用香料按其来源和制造方法等的不同通常分为天然香料、天然等同香料和人造香料三大类。

（1）天然香料

用纯物理方法从天然芳香原料中分离得到的物质。通常认为天然香料的安全性较高，如精油、酊剂、浸膏和香树脂等。大多数香料是天然的，自然界可以合成众多类型食品的香味。90%以上有化学定义的单体香料化合物存在于食品中，由食品本身而来的香料摄入大于外加的香料摄入。

（2）天然等同香料

用合成方法得到或天然芳香原料经化学过程分离得到的物质，这些物质与供人类消费的天然产品（不管是否加工过）中存在的物质在化学结构上是相同的。如2-甲基-3-呋喃硫醇是金枪鱼、牛肉、猪肉等的芳香成分，因此，2-甲基-3-呋喃硫醇是一种天然等同香料。目前允许使用的食品香料多数是天然等同香料。

（3）人造香料

在供人类消费的天然产品（不管是否加工过）中尚未发现的香味物质，如3－环己基丙酸烯丙酯。随着科学技术和人们认识的不断深入发展，有些原属于人造香料的品种，在天然产品中发现有所存在，也可列为天然等同香料。例如我国允许使用的人造香料己酸烯丙酯，国际上现已将其列为天然等同香料。

2. 酸度调节剂

酸味是各类食品风味的基础，是由具有酸味的成分赋予的。用于改变或维持食品酸碱度的物质称为食品酸度调节剂，以赋予食品酸味为主要目的的食品添加剂被称为酸味剂。酸味剂能赋予食品酸味，给人爽快的感觉，可增进食欲，促进唾液的分泌，有助于钙、磷等物质的溶解，促进人体对营养物质的消化、吸收，同时还具有一定的防腐、抑菌和络合金属离子的作用等。

3. 甜味剂

甜味是甜味剂分子刺激味蕾而产生的一种复杂的物理、化学和生理过程。

甜味是易被人们接受且人们最感兴趣的一种基本味，不但能满足人们的嗜好，还能改进食品的适口性和食品的某些食用性质，甜味剂是一类十分重要的食品添加剂。

甜味剂是指以赋予食品甜味为主要目的的食品添加剂，甜味剂应包括下面三类内容。

（1）糖

指碳水化合物中的单糖和双糖。糖类是最具代表性的物质，糖可以以单糖为基本单位进行聚合，但只有低聚糖有甜味，甜味随聚合度的增高而降低，直至消失。糖类中一般能形成结晶的都具有甜味。除了蔗糖外，我们经常用的糖还有乳糖。乳糖易溶、风味清爽、甜度较低，可用于糖果、巧克力的制作。近年来，乳糖已在亚洲各国的食品中使用，甚至被作为汤料的载体、天然着色剂的填充料等，具有广阔的发展前景。

（2）糖替代品

指碳化水化合物中经氢化的单糖和双糖。

（3）高强度甜味剂

指无热量的非营养甜味剂，包括合成的和天然的高强度甜味剂。

需要注意的是葡萄糖、果糖、蔗糖、麦芽糖和乳糖等糖类物质，虽然也是天然甜味剂，但是因长期被人们食用且是重要的营养素，在我国通常被视为食品而不列为食品添加剂。

4. 增味剂

增味剂也称风味增强剂或鲜味剂，是指能增强食品风味或鲜味的添加剂。它能使食品出现鲜味，增强食品口味，从而引起强烈食欲。鲜味剂的种类很多，但对它的分类还没有统一的规定。如可按来源分成动物性增味剂、植物性增味剂、微生物增味剂和化学合成增味剂等，也可按化学成分分成氨基酸类增味剂、核苷酸类增味剂、正羧酸类增味剂等。

四、结构改良类食品添加剂

1. 乳化剂

乳化剂是能使两种或两种以上互不相溶的组分的混合液体形成稳定的乳状液的一类物质。乳化剂大多为表面活性剂，其主要功能是发挥乳化作用。食品乳化剂能稳定食品的物理状态，改进食品的组织结构，简化和控制食品的加工过程，改善风味、口感，提高食品质量，延长食品的货架寿命。食品乳化剂在食品工业领域发挥着巨大的作用，它能使两种以上互不相溶的溶液形成稳定的混合体系，从而为开发丰富多彩的食品新品种提供前提条件。食品乳化剂从来源上可分为天然食品乳化剂和人工食品乳化剂。

2. 增稠剂

食品增稠剂通常指能溶解于水中，并在一定条件下充分水化形成黏稠、滑腻溶液的大分子物质，又称食品胶。增稠剂可提高食品的黏稠度或使食品形成凝胶，从而改变食品的物理形状，赋予食品黏润、适宜的口感，并兼有乳化、稳定或使溶液中某种分子呈悬浮状态的作用。

增稠剂都是亲水性高分子化合物，也称水溶胶。按其来源可分为天然增稠剂和化学合成（包括半合成）增稠剂两大类。天然来源的增稠剂大多数是从植物、海藻或微生物中提取的多糖类物质，如阿拉伯胶、卡拉胶、果胶、琼胶、海藻酸类、罗望子胶、甲壳素、黄蜀葵胶、亚麻籽胶、瓜尔胶、槐豆胶和黄原胶等。合成或半合成增稠剂有羧甲基纤维素钠、海藻酸丙二醇酯，以及变性淀粉，如羧甲基淀粉钠、羟丙基淀粉醚、淀粉磷酸酯钠、乙酰基二淀粉磷酸酯、磷酸化二淀粉磷酸酯、羟丙基二淀粉磷酸酯等。

我国增稠剂的生产开发近年来发展很快，目前允许使用的有 55 种，但仍处于较年轻的阶段，从品种到质量，从应用的深度和广度，都还有进一步发展的巨大潜力。

3. 消泡剂

消泡剂是在食品加工过程中用于降低表面张力，消除泡沫的物质。泡沫的大多是在外力作用下，溶液中所含表面活性物质在溶液和空气交界处形成气泡并上浮，或者由如明胶、蛋白质等胶体物质成膜、成泡所致。在食品加工时，发酵、搅拌、浓缩等过程中可产生大量气泡，影响正常操作的进行，必须及时消除或降低泡沫的产生。

消泡剂大致可分为两类：一类能消除已产生的气泡，如乙醇等；另一类则能抑制气泡的形成，如乳化硅油等。我国许可使用的消泡剂有乳化硅油、高碳醇脂肪酸酯复合物、聚氧乙烯聚氧丙烯季戊四醇醚、聚氧乙烯聚氧丙醇胶醚、聚氧丙烯甘油醚和聚氧丙烯氧化乙烯甘油醚等。

4. 稳定剂和凝固剂

稳定剂和凝固剂是指为使加工食品的形态固化，降低或消除其流动性，使组织结构不变形，增加固形物而加入的物质。稳定剂和凝固剂的作用主要有以下三点。

（1）稳定剂和凝固剂的分子中多含有钙盐、镁盐或带多电荷的离子团，在促进蛋白质变性而凝固时，这种添加剂可起到破坏蛋白质胶体溶液中的夹电层，使悬浊液形成凝胶或沉淀的作用。

（2）有些稳定剂和凝固剂如乳酸钙等，在溶剂中可与水溶性的果胶结合，生成难溶的果胶酸钙。

（3）有些稳定剂和凝固剂如葡萄酸内酯可在水解过程中与蛋白质胶体发生反应，形成稳定的凝胶聚合体物质。

5. 膨松剂

膨松剂是指在以小麦粉为主要原料的焙烤食品中添加，并在加工过程中受热分解，产生气体，使面坯起发，形成致密多孔组织，从而使制品具有膨松、柔软或酥脆感的一类添加剂。膨松剂也称疏松剂、膨胀剂或面团调节剂。我国允许使用的膨松剂有：碳酸氢钠（钾）、碳酸氢铵、轻质碳酸钙（碳酸钙）、硫酸铝钾（钾明矾）、硫酸铝铵（铵明矾）、磷酸氢钙、酒石酸氢钾、焦磷酸二氢二钠等。

6. 水分保持剂

水分保持剂是指添加于食品中用来保持食品水分的食品添加剂。水分保持剂在加强食品水分稳定性的同时，有效地保持了食品的新鲜度，从而改善了食品的品质，并延长了其货架期，主要用于肉类和水产品加工。

我国允许使用的水分保持剂主要有磷酸盐类及乳酸盐类。磷酸盐类包括正磷酸盐、焦磷酸盐、聚磷酸盐和偏磷酸盐等。磷酸盐是一类具有多种功能的食品添加剂，在食品加工中广泛用于各种肉禽、蛋、水产品、乳制品、谷物产品、饮料、果蔬、油脂以及变性淀粉，添加后具有明显的品质改善作用。肉制品加工过程中添加磷酸盐可使肉的 pH 值上升，高于肉蛋白的等电点，从而使肉的持水能力得到改善，品质也相应提高。磷酸盐还能增加离子强度，有利于肌原纤维蛋白的溶出，并在有食盐存在时与肌浆蛋白形成一种特殊的三维格网状结构，使水聚集在网格状结构内部，也就提高了持水性。同时磷酸盐能螯合二价钙离子，使肉中肌纤维结构趋于松散，可溶进更多水分，减少肉、禽制品加工时的原汁流失，增加保水性，从而改善产品的品质，并延长其货架期。缩合磷酸盐是亲水性很强的物质，可稳定食品中的水分；乳酸类因价格偏高大幅度增加产品成本，所以应用受到一定的限制。近年来，随着食品行业的迅猛发展，乳酸类水分保持剂价格大幅度降低，其应用程度得到了大幅度提高。乳酸类水分保持剂在保持水分的同时，还能有效地抑制李斯特菌、金黄色葡萄球菌、肉毒梭菌等引起食品腐败变质等细菌的生长，防腐效果较为显著。

五、营养强化剂和酶制剂

1. 营养强化剂

营养强化剂是指为增强营养成分而加入食品中的天然的或者人工合成的食品添加剂。通常把属于天然营养素范围的食品添加剂称为食品强化剂。食品强化剂主要有维生素类、氨基酸类、无机盐类和脂肪酸类。根据不同人群的营养需要，向食物中添加营养强化剂，用以提高食品营养价值的过程称为营养强化，营养强化剂不仅能提高食品的营养质量，而且可以提高食品的感官质量和改善其保藏性能。

2. 酶制剂

一切生物的全部新陈代谢都是在各种各样酶的作用下进行的，任何生物都能产生多种酶并保存这些酶。从生物（包括动物、植物、微生物）中提取的具有生物催化能力（即酶活力）的物质，称为酶制剂。专用于加速食品加工过程和提高食品质量的制品，称为食品酶制剂。酶是生物细胞原生质合成的具有高度催化活性的蛋白质，因其来源于生物体，通常被称为"生物催化剂"。因此，食品酶制剂可被看作一种天然食品添加剂。

食品酶制剂的原料有动物性、植物性和微生物性三种，以往常限于以动物脏器（如取自小牛第四胃的皱胃酶、由猪或牛胰腺提取的胰蛋白酶等）和高等植物（如无花果蛋白酶、菠萝蛋白酶等）作为提取酶的原料，随着发酵工业和生物工程的发展，微生物已成为酶制剂的主要来源。由微生物生产的酶制剂的优点是微生物生长快，生长和产酶过程容易控制，所产的酶更容易提取。

不同来源酶制剂的组成可以是所用材料的整细胞、部分细胞或细胞提取液，剂型可为固体、半固体或液体，颜色从无色至褐色。按生物化学的标准来衡量，食品加工中所用的酶制剂是一种粗制品，大多数酶制剂含有一种主要酶和几种其他酶。如木瓜蛋白酶制剂，除木瓜蛋白酶外，还含有木瓜凝乳蛋白酶、溶菌酶及纤维素酶等。

六、其他食品添加剂

1. 面粉处理剂

面粉处理剂是一类使面粉增白，促进成熟、提高烘烤质量的食品添加剂。面粉处理剂主要是一些氧化剂，不仅具有氧化漂白作用，还能将面筋蛋白中的硫基氧化，有利于蛋白质网状结构的形成，提高面食制品的质量。此外，还能抑制面粉中蛋白质分解酶的作用，改善面团的弹性、延伸性等。具有还原作用的 L - 半胱氨酸盐也能促进面筋蛋白网状结构的形成，防止面团老化，缩短发酵时间。

新制的面粉，特别是用新小麦磨制的面粉，筋力小，弹性弱，光泽性差，面团的吸水能力低，黏性不大，发酵耐力差，极易塌陷，做成的面包体积小、易收缩变形，组织不均匀。因此，新面粉必须经过后熟或促熟过程。现在，国内外均采用添加促熟剂的方法来增强面粉的筋力，这类促熟剂也被称为增筋剂。

2. 被膜剂

被膜剂或涂膜剂可被覆于食品表面，发挥保质、保鲜、上光、防止水分蒸发等作用。虫胶、桃胶和蜂蜡等是天然的被膜剂，而石蜡和液体石蜡则是人工被膜剂。

人们为了储存水果和禽蛋，往往在其表面涂以被膜剂，使其表面形成薄膜，用来抑制水分蒸发（或抑制水果的呼吸作用），防止细菌侵袭，达到保持新鲜度的目的。而对于糖果、巧克力等食品，在其表面涂被膜剂后不仅有利于保持食品质量稳定，而且还可使其外表光亮美观。

任务三　在酒店中合理使用食品添加剂

一、食品添加剂的安全性问题

食品添加剂促进了食品工业的发展，也大大改善了人们的生活质量，但在人们享受食品添加剂所带来的多种好处的同时，也应看到其弊端和不足。大多食品添加剂都具有一定毒性，只是程度不同而已，有些食品添加剂还具有特殊的毒性。此外，食品添加剂具有叠加毒性，即两种以上的化学物质组合后可能会产生新的毒性。食品添加剂表现出来的叠加毒性比想象中要大许多，食品添加剂的一般毒性和特殊毒性均存在叠加毒性，当它们和其他化学物质如农药残留、重金属等同时摄入时，会使原本无致癌性化学物质转化为致癌物。有些食品添加剂自身毒性虽低，但由于抗营养因子以及食品成分或不同添加剂之间的相互作用和影响，可能会产生意想不到的有毒物质。过量的食品添加剂产生的毒性使人体的健康不断受到威胁，概括起来有致癌性、致畸性和致突变性等"三致"作用，这些毒性的共同特点是对人体产生潜在的毒害，即要经历较长时间才会显露出来。这也是人们关注食品添加剂安全性的主要原因。

1. 食品添加剂的危害

食品是人类生存的基本要素，但食品中可能含有或者因被污染而含有危害人体健康的物质。在人类发展的初级阶段，即便是在生存条件恶劣、食品供应十分匮乏的情况下，人们也不会主动食用对自身健康有不良影响的有毒有害物质。规避风险是人类的本能，也可以说是自然界一切动物的本能。社会的进步使人们对自身健康予以更多的关注，科学技术的发展使人们对食品安全性问题有了更多的认识，人们都希望食品安全性有切实的保障，所消费的食品不会对人体健康产生危害。

这里所说的危害是指可能对人体健康产生不良后果的因素或状态，食品中具有的危害通常称为食源性危害。就目前来讲，食源性危害大致可分为物理性、化学性以及生物性危害三类。关于这三类危害特征的划分，我国卫生主管部门在有关卫生标准中已有规定，美国国家食品微生物标准顾问委员会和其他国际组织也有较详细的解释。危害特征的划分是风险分析中风险评估的主要内容，是实施风险管理措施（比如 HACCP）的主要依据。

就目前的控制手段而言，物理性危害可以通过一般性的控制措施，如良好操作规范（GMP）等加以控制；化学性危害的风险评估，有关国际组织进行了大量工作，已经形成了一些相对成熟的控制方法。目前风险评估面临的主要难点是食品中有关生物性危害的作用和结果，因为与公众健康有关的生物性危害包括致病菌、病毒、原生动物、藻类以及它们产生的某些毒素。这些生物性危害的界定和控制均有较大的不确定性。当然，某些食品本身也可能含有对健康产生危害的成分。所有的食品安全性问题，也就是上述三类危害都将对消费者健康产生不良后果，有的甚至是严重后果。对食品安全性进行严格要求是必然的，"绝对安全实际上是不存在的"。分析食源性危害，确定食品安全性保护水平，采取风险管理措施，使食品安全性风险处于可接受水平，是风险分析在食品安全性管理中的作用。

2. 食品添加剂的毒性及危险问题

毒性是指某种物质对机体造成损害的能力。毒性大表示用较小的剂量即可造成损害，毒性小则必须用较大的剂量才能造成损害。可以说食品添加剂大都具有产生危害的可能性，尽管食品添加剂在用于食品之前均已进行了毒理学安全性评价，但因添加剂不是食品原有成分，故食品添加剂的安全性问题仍然是人们关注的焦点。食品添加剂的滥用、超量使用或超范围使用，会对消费者的健康安全构成严重的威胁。由于检测技术的进步、食品毒理学及人类流行病学研究的深入，食品添加剂的慢性毒害和蓄积性毒害作用不断被发现，世界各国都加强了对食品添加剂的立法和管理，甚至对各种食品添加剂进行再评价。近年来，许多以前批准使用的食品添加剂被从名单中删除而被禁用。目前，食品添加剂的安全问题主要体现在以下四个方面。

（1）急性中毒和慢性中毒

任何经批准使用的食品添加剂如过量使用都是不安全的，过量使用或滥用食品添加剂可引起食用者的急性中毒和慢性中毒。

（2）引起变态反应

近年来，食品添加剂引起变态反应的报道也日益增多，有的变态反应已经查明与添加剂有关。糖精可引起皮肤瘙痒症，以脱屑性红斑及浮肿性丘疹为主的日光性过敏性皮炎，偶氮类染料及苯甲酸都可引起哮喘等一系列过敏症，香料中很多物质可引起呼吸道器官发炎、咳嗽、喉头水肿、支气管哮喘、皮肤瘙痒、皮肤划痕症、荨麻疹、血管性浮肿、口腔炎等，柠檬黄、二氧化硫等可引起荨麻疹、支气管哮喘等。

（3）体内蓄积

在蛋黄酱、奶粉、饮料等食品中加入维生素 A 作为营养强化剂，摄食 3 ~ 6 个月后，会出现食欲不振、便秘、体重停止增加、失眠、兴奋、肝脏肿大、脱毛、脂溢、脱屑、口唇龟裂、痉挛，甚至出现神经症状如头痛、复视、四肢疼痛、步行障碍等。动物试验表明大量食用会诱发畸形胎。偶氮类染料在体内蓄积可呈现致癌的毒性作用。还有些脂溶性添加剂，如二丁基羟基甲苯（BHT）过量也可在体内蓄积而产生毒害。

（4）食品添加剂转化产物问题

食品添加剂生产过程中会产生有毒有害杂质，食品添加剂也可能同食品中的某些成分发生反应，生成有害化合物。制造过程中产生的一些杂质，如邻苯甲酰磺酸亚胺（糖精）中产生的杂质邻甲苯磺酰胺就含有毒性。

二、食品添加剂的使用规定

在使用食品添加剂时，除应遵守《食品安全法》《食品安全法实施条例》等食品安全法规外，还应严格限制食品添加剂的品种、使用范围和用量；不得使用食品添加剂以外的化学物质和其他可能危害人体健康的物质；及时关注中华人民共和国国家卫生健康委员会公告发布的食品添加剂新增和取消品种。

三、食品添加剂的日常管理

1. 采购索证索票

在日常采购食品添加剂时，应及时查看供货者的许可证和营业执照，同时检查相关的食品合格证明文件，包括检验合格证、检验报告等。除此之外，还要及时索要发票、送货单或收据，做好相关的购买记录。

2. 做到"五专"

在食品添加剂的日常管理中应做到专人采购、专人保管、专人领用、专人登记、专柜保存。

3. 查验记录

酒店管理层和质量管理部门应定时查看有关食品添加剂的购买和使用记录，及时掌握食品添加剂的使用情况，以及客人是否有针对食品添加剂的使用进行投诉的情况。

项目六 / 餐饮从业人员及服务安全管理

【主要内容】

餐饮从业人员个人卫生要求；餐饮从业人员标准卫生操作；餐厅服务安全管理。

【学习目标】

1. 掌握酒店餐饮从业人员个人卫生要求及标准卫生操作；

2. 了解掌握备餐操作的食品安全控制方法；

3. 了解各种餐具设备使用中可能出现的食品安全问题及控制方法。

模块一　餐饮从业人员安全管理

【能力培养】

1. 掌握餐饮从业人员健康管理制度及日常健康管理要求；

2. 熟知餐饮从业人员个人卫生要求和工作管理要求；

3. 了解餐具设备的食品安全控制基本要求。

任务一　了解餐饮从业人员日常健康管理要求

餐饮从业人员涉及采购员、库管员、厨师、洗碗工、洗菜工、传菜人员、服务员及食品安全管理员等，他们直接接触食品，其健康和卫生是实现食品安全的重要保证。《食品安全法》第四十五条对餐饮服务提供者和从业人员做出了具体规定：食品生产经营者应当建立并执行从业人员健康管理制度，患有国务院卫生行政部门规定的有碍食品安全疾病的人员，不得从事接触直接入口食品的工作。从事接触直接入口食品工作的食品生产经营人员应当每年进行健康检查，取得健康证明后方可上岗工作。

一、从业人员污染食品的途径

食品污染是指危害人体健康的有害物质进入食物的过程。从业人员在加工、储藏、运输、烹调、销售直到食品被食用前的各个环节中，都可能使有害物质进入动植物体内或直接进入食物，造成食品污染。

餐饮从业人员污染食品的途径有以下五种。

1. 身体疾病污染

若从业人员本身患有开放性呼吸道疾病、传染性消化道疾病以及化脓和溃烂型接触性皮炎，他们在接触食物时会使自身携带的病菌进入食物，从而对食物造成污染。

2. 化妆品污染

从业人员在日常工作中可能涂抹有化妆品，如胭脂、口红、粉底和指甲油等。这些化妆品中可能含有丙酮、乙酸乙酯、邻苯二甲酸酯、甲醛等溶剂和色素，这些溶剂和色素对人体危害很大，不少是致癌物质。在接触食品的过程中，如不做好防护会将这些物质带入食品原材料中，对身体造成潜在的危害。

3. 首饰污染

食品原材料在加工过程中，如从业人员佩戴金属材质的首饰或手表，因长时间接触酸、碱、盐等化学成分发生化学反应，可能会产生锈斑。金属锈斑对人体健康是有害的。同时，由于饰品在与人体接触过程中容易藏纳污垢，且不易清洗干净，因此也会增加食品原材料被污染的可能性。

4. 伤口污染

在加工过程中，如手部皮肤受伤，形成开放性伤口，即使经过包扎，在接触食品原材料的过程中，也有可能使血液慢慢析出而污染食品。

5. 人为污染

在加工过程中，从业人员违反操作规范，造成人为污染。如盛放食品原材料容器直接置于地面而造成污染；盛有食品原材料、调料、配料的容器相互叠放而形成污染；盛放食品原材料时，生熟、荤素混放而形成污染；在冷库（冷柜、冰箱）中荤素、生熟未分开存放，且未使用专用食品盒存放；厨房专间操作区（凉菜、裱花蛋糕等）内有与厨房专间无关的物品且无紫外线消毒设施，或在厨房专间内加工非本厨房专间食品；动物性、植物性、水产品食品原料未分池清洗、分容器存放、分区操作；各切配区刀具、砧板生熟未分开；加工场所无防鼠、防蟑螂、防蝇、防蚊、防尘及防污染设施；加工人员在处理食品前未洗手、加工制作时未穿戴工作衣帽等。

二、建立并执行从业人员健康管理制度

1. 从业人员健康要求

食品生产经营者应当建立并执行从业人员健康管理制度。患有国务院卫生行政部门规定的有碍食品安全疾病的人员，如患有痢疾、伤寒、病毒性肝炎等消化道传染病（病原携带者）、活动性肺结核、化脓性或者渗出性皮肤病以及其他有碍食品卫生疾病（发热、腹泻、皮肤伤口或感染、咽部炎症等病症）的人员，必须立即脱离接触直接入口食品的工作，并按规定进行治疗。从事接触直接入口食品工作的食品生产经营人员应当每年进行健康检查，取得健康证明后方可上岗工作。

2. 从业人员健康检查项目

部分食物中毒和其他食源性疾病是餐饮从业人员携带病原微生物并污染食品引起的。因此，目前我国规定的餐饮服务从业人员体检项目包括：胸部X光透视、肝脾触诊、皮肤检查、粪便检查、肝功能检查、病毒性肝炎检查等。

3. 主要传染病的管理

病毒性肝炎、痢疾、伤寒、活动性肺结核、皮肤病及其他有碍餐饮服务提供者经营工作的疾病，如重症沙眼、急性出血性结膜炎、性病等，需经治愈后方可从事原工作。

4. 建立员工健康档案

相关部门负责保管员工健康证明，并建立员工健康档案，记录员工个人信息、从事的岗位、健康证明办理的年限、最近一次体检时间、到期日期等信息、每天上岗前从业人员健康状况检查记录。餐饮从业人员的健康档案至少应保存12个月。

任务二　了解从业人员个人卫生管理要求

餐饮服务从业人员每天都与饭菜、酒水、餐具、设备、工用具接触，是食品安全卫生的主要控制者，其个人卫生习惯直接关系着食品的卫生质量和消费者的健康。

一、个人卫生基本要求

食品从业人员应时刻保持手的清洁，要做到工作前和便后用肥皂洗手。有以下情形必须洗手：开始工作前，处理食物前，上厕所后，倒垃圾后，进行收钱等污染手部的活动后，接触鼻子、耳朵、头发、口腔或身体其他部位后，咳嗽、打喷嚏、擤鼻子后，接触直接入口食品前及其他可能污染手部的情况。此外，还应勤剪指甲、勤洗澡、勤理发、勤洗工作衣帽等。

二、工作期间卫生要求

从业人员应穿整洁的工作服，佩戴洁净的工作帽，工作服应保持清洁卫生，男员工不留长发，女员工应将长发和碎发束入帽内，不得在处理食物的地方梳理头发；进入备餐间前应二次更衣；接触直接入口食品的操作人员应佩戴口罩和手套；不得留长指甲、涂指甲油；不得戴戒指、手镯、手链、手表等饰物；应避免化浓妆，不使用浓烈的香水或须后水等。

三、手部清洗消毒要求

餐饮从业人员经常用手进行操作，甚至直接与食品接触，因此，对手部进行清洗消毒，是控制和消除病原体经手侵入食品和消费者体内的有效途径。保持手的清洁，对餐饮服务从业人员非常重要。手在一天生活工作中接触的东西最多，要做到工作前和如厕后用肥皂洗手。标准的洗手程序如下。

（1）在水龙头下先用流动水（最好是温水）把双手充分浸湿。

（2）双手涂上洗涤剂。

（3）双手掌心相对，手指并拢互相搓擦 20 s（必要时，用干净卫生的指甲刷清洁指甲缝）。

（4）用自来水彻底冲洗双手，工作服为短袖的应清洗到肘部。

（5）用清洁纸巾、卷轴式清洁抹手布或干手机弄干双手。

（6）关闭水龙头（配备非手触式水龙头）。

标准洗手方法为：掌心对掌心搓擦—手指交错掌心对手背搓擦—手指交错掌心对掌心搓擦—两手互握互搓指背—拇指在掌中转动搓擦—指尖在掌心中搓擦。清洗后的双手还应进行消毒，一般是在消毒剂水溶液中浸泡20～30 s。

四、厨房专间操作人员的特殊卫生要求

1. "五专"的规定

由于厨房专间制作的食品为直接入口食品,极易受到污染,因此加强厨房专间的卫生管理极为重要。食品厨房专间应做到"五专",即专用房间、专人制作、专用工具容器、专用洗手设施和专用冷藏设备,且其他人员不可随意进入。

2. 厨房专间操作人员个人卫生要求

厨房专间操作人员必须持有效健康证明上岗,必须严格注意个人卫生,不得在厨房专间内抽烟、喝酒、饮食、聊天,工作时不得戴戒指、手镯(链)等饰物,不得留长指甲、涂指甲油,不得有面对食品打喷嚏、咳嗽以及其他有碍食品卫生的行为。

厨房专间食品应当由专人加工制作,非厨房专间工作人员不得擅自进入厨房专间,厨房专间内禁止存放与厨房专间无关的一切物品。个人衣物及私人物品不得带入食品处理区。厨房专间操作人员应在预进间二次更衣,穿戴洁净的衣、帽、口罩,严格执行规范操作。触摸未经清洗消毒的食品外包装袋等用具后,必须严格洗手、消毒,或更换清洁手套,然后方能接触成品,避免交叉污染。

3. 厨房专间操作人员进行操作前的卫生要求

厨房专间操作人员进入厨房专间前应更换洁净的工作衣帽,工作时应戴口罩,头发应梳理整齐并置于帽内,严禁将工作衣帽穿出厨房专间。厨房专间工作人员操作前必须先用消毒水擦洗台面、砧板、刀具、容器等。

4. 厨房专间操作人员进行操作时的卫生要求

厨房专间操作人员在操作时应定时消毒双手,每次操作前应再次消毒双手。操作人员在操作过程中,应经常注意刀、砧板、抹布和手的清洗消毒。加工一段时间或做好一种食物后,应刮去砧板上的污物,并将抹布在消毒液中搓洗消毒后再继续加工切配。

5. 厨房专间操作人员操作结束后的卫生要求

厨房专间操作人员应在操作工作结束后,清洗干净刀、砧板,并把砧板竖起,两面通风,沥干水分,防止发霉。还应洗净烘干抹布,其他工具洗净揩干后放在食品橱柜内,并清理厨房专间,做到工作台无油渍、污渍、残渍,地面卫生清洁。

任务三　规范餐饮从业人员的标准卫生操作

餐饮服务从业人员应做好个人卫生，养成优秀的职业素养。要增强职业道德观念，培养为消费者提供优质服务的情怀，不允许在操作间吃东西、吸烟、随地吐痰，在操作间挖鼻孔、掏耳朵、剔牙；对着食品打喷嚏或大声说话；直接用手拿食物试味或将尝过味的饭菜再倒回锅里；将非工作人员带进操作间；将私人物品带入操作间；进出操作间不随手关门，垃圾不入桶；掉到地上的筷子不洗，即放到餐桌上；从业人员使用的餐具要专用或专间、专柜管理。

厨师，作为直接接触食品的餐饮从业人员，其日常烹饪操作规范更是直接关系到用餐者健康安全。在切配过程中，要求切配和烹调实行双盘制，配菜用的碗碟等容器要与烹调成熟后的菜肴盛装容器区别开来，避免生熟交叉污染。在烹调操作时，厨师尝试菜品味道应使用专用的小碗、汤匙或一次性用具，尝后余汁务必不可倒入锅中，如用手勺尝味，尝完应立即洗净。配料的水盆要定时换水，砧板、菜橱每日均需刷洗，砧板用后要竖立放置。炉台上盛调味品的盆、油盆、淀粉盆等在每日打烊后要端离炉台并加盖放置。淀粉盆要经常换水。油盆要新、老油分开，每日滤油一次。酱油、醋每日过箩筛一次，夏秋季每日两次。汤锅每日清刷一次。烹调过程中应重视抹布、刀、砧板的卫生。抹布要经常搓洗，不能一布多用，砧板应勤刮洗消毒。

模块二　餐厅服务食品安全维护

【能力培养】

1. 掌握餐饮环境卫生安全的控制方法；

2. 熟知餐饮服务备餐分餐的食品安全控制程序。

任务一　控制餐饮环境卫生安全

餐饮环境卫生包括餐厅环境卫生和厨房环境卫生两个方面，餐厅和厨房的环境卫生管理与餐饮食品卫生密切相关。我国餐饮业一些单位的卫生管理做法是重视消费者就餐场所的环境卫生，即餐厅环境卫生，而忽视厨房菜肴加工烹调环境卫生。然而，厨房的卫生管理非常重要，它不仅影响到餐厅的形象，也直接影响到菜肴的质量，只有做好厨房的清洁卫生工作，才能保障证宾客的健康。

一、餐厅环境卫生

1. 餐厅内部整体卫生要求

餐厅的装修装饰材料应是绿色、环保、无毒的，新装修的餐厅应尽快去除装修异味。餐厅空气的各项质量指标应符合《公共场所卫生管理规范》（GB 37487—2019）要求，包括室内空气状况、餐厅内微小气候、餐厅内的通风等。室内空气污染状况常用的评价指标有空气细菌总数、一氧化碳、二氧化碳、可吸入颗粒物、甲醛。通风是清除室内污染物、改善微小气候和保证空气卫生质量的重要措施，餐厅一般通过自然通风、机械通风和空调系统提供新鲜空气和足够的通风量。

2. 地面卫生

餐厅地面的卫生情况可以反映餐厅的卫生水平，保持地面卫生是餐厅最基本，也是最重要的工作之一。对于硬质地面，服务人员应每天在开门营业前或关门停业后进行彻底的清洁，首先扫去地面的残渣和垃圾，再用拖把将地面拖洗干净。如果铺有地毯，每餐营业后应先将地毯上的洒落的食物残渣清除，再用吸尘器吸干净，并且要定期使用清洁剂对地毯进行除渍处理。对于有油污或有客人呕吐物的地毯，要及时清洁或更换，以保持地毯的清洁卫生。

3. 餐桌餐椅卫生

餐桌餐椅是客人直接接触的物品，因此其清洁卫生度同样重要。餐桌餐椅应在餐厅每日营业前后彻底擦拭，尤其应注意餐桌边、桌腿、凳腿上的食物残留。每次客人用餐完毕后，应及时清理桌面食物残渣，并检查餐椅是否有污渍并及时清理。若桌面存有油污，要先用洗涤溶液或碱水进行清洗，然后再用清水擦干。使用沙发餐椅时，应在椅面上加布套，以利于经常洗涤和更换，保持干净。备有转盘的桌面，打扫卫生时，应先擦洗转盘，然后将转盘移除再进行桌面清洁。清洁完毕后，再将转盘放好备用。餐桌餐椅清洁完毕，铺上台布，并保持台面上的餐饮具清洁卫生。

4. 台布和餐巾卫生

台布和餐巾是客人用餐过程中重要的用品，尤其是餐巾会接触客人的嘴部，它们的卫生不仅影响餐厅环境，还直接关系到客人的用餐卫生。台布和餐巾的卫生状况直接影响着客人的消费选择和进餐情绪，需要高度重视。因此，在每次客人进餐完毕后，必须更换干净的台布和餐巾，台布和餐巾未经清洗消毒不得重复使用。服务员在进行餐巾折花时，应洗净双手，最好能戴干净的白色手套进行操作，以保证餐巾的卫生。每次更换下来的台布和餐巾，应及时进行清洗和消毒，同时注意保管卫生，避免二次污染。尤其是餐巾，每次用完后要用洗涤剂洗净，并经蒸汽消毒或煮沸消毒，以杀灭餐巾上的病菌，避免客人病从口入。

5. 工作台卫生

工作台是服务人员工作和存放饮料、酒水及其他所用物品的地方，需每天进行打扫，使工作台内外和存放的物品及用具保持整洁卫生。另外，还应做好日常防鼠、防蝇、防虫工作，避免细菌、霉菌等微生物滋生，污染餐具用品等。

二、厨房环境卫生

厨房环境卫生管理主要包括通风设施、照明设施、冷热水设施、地面、墙壁、天花板等的卫生管理。

1. 通风排烟设施

厨房要安装通风设施以排出炉灶烟气和仓库发出的气味。排风设施距离炉灶较近，容易沾染油污，容易导致食品污染。因此，通风设备应定期进行清洁处理。通风口应设有防尘装置，防止昆虫、尘土等侵入。

2. 照明设施

有效的照明设施可以缓解厨房员工的眼睛疲劳。自然光线的效果比人工照明设施更理想。同时，只有适度的照明，厨房员工才可能注意厨房中的各角落卫生。许多餐厅每周都会对厨房的照明设施进行清洁。

3. 冷热水设施

厨房和备餐间要有充足的冷热水设施，因为厨房和备餐间的清洗工作只有在安装冷热水设施的前提下才能完成。

4. 员工卫生间

餐厅常在厨房的附近建立员工洗手间，但应注意洗手间的门不可朝向餐厅或厨房，避免空气对流造成污染。洗手间的卫生应有专人负责，餐厅服务员和厨房员工不可兼管卫生间。

5. 厨房地面

地面清洁是厨房非常重要的消毒措施之一。厨房地面的构造要使用防水、耐磨、耐损且易于清洁的材料，同时还应具有适当的坡度和良好的排水渠道。地面应平坦，无裂缝，不渗水。地面用防滑砖比较适宜。清洁方法应采用湿式扫除，例如用湿拖布擦拭地面，可使表面大部分细菌除去。如果使用洗涤剂清洗，消洁效果更好。对于厨房生产人员流动频繁的地方，应经常性清洁地面，避免细菌繁殖增长。

6. 厨房墙壁

厨房墙壁应结实、光滑、不渗水、易冲洗、浅颜色为宜。墙壁之间、墙壁与地面之间的连接处应设计为弧形，便于清扫和蒸汽凝结成水分后排出。厨房的墙壁从地面开始至少要有 1 m 的高度，最好采用不透水性的材料如釉面砖等来构筑，便于日常清洁。应使用热水配以清洁剂来冲洗墙壁，保证墙壁清洁卫生。

7. 厨房天花板

厨房天花板应选用不剥落或不易断裂及可防止尘土储存的材料制成，通常厨房选用轻型金属材料做天花板，其优点是不易剥落和断裂，同时可以拆卸安装以利于清洁。

8. 厨房门窗

厨房的门窗应保证不留缝隙，避免蚊虫及灰尘进入以保证环境的清洁卫生。门窗玻璃应保持清洁，应当每天擦拭，超过1.8m的窗户和玻璃，可以每3～7天清洁一次。

9. 食梯

食梯通往各个楼层，是老鼠和害虫通往厨房的通道。因此，保持食梯卫生很重要，应及时清理食梯内的食物残渣，避免细菌繁殖。

10. 下水道及排污设施

厨房地面应有排水沟，以免地面积水，排水沟上应加漏网盖，一方面可避免食物残渣堵塞排水沟；另一方面也可以防止老鼠通过排水沟进入厨房。厨房下水道管径一般为 20～40 cm，应比住宅下水道管径粗，否则菜渣或米糠与油脂结成的纤维凝块会导致下水道狭窄或完全阻塞，难以疏通。

任务二　控制备餐分餐的食品安全

一、备餐食品安全维护

备餐是指对菜肴成品进行整理、分装、分发与暂时放置，集中备餐的食堂和快餐店应设备餐专间。我国《餐饮服务食品安全操作规范》对备餐的要求作了规定：学校（含托幼机构）食堂和养老机构食堂的备餐宜在专间内进行，操作前应清洗、消毒手部，在备餐专间内操作应符合以下要求。

（1）加工前应认真检查待加工食品，发现有腐败变质或者其他感官性状异常的，不得进行加工。

（2）专间内应当由专人加工制作，非操作人员不得擅自进入专间。专间操作人员进入专间时，应更换专用工作衣帽并佩戴口罩，操作前应严格进行双手清洗消毒，操作中应适时消毒。不得穿戴专间工作衣帽从事与专间内操作无关的工作。

（3）专间每餐（或每次）使用前应进行空气和操作台的消毒。使用紫外线灯消毒的，应在无人工作时开启 30 min 以上，并做好记录。

（4）专间内应使用专用的工具、容器，用前应消毒，用后应洗净并保持清洁。

（5）供应前应认真检查待供应食品，发现有腐败变质或者其他感官性状异常的，不得供应。

（6）操作时要避免食品受到污染。

（7）菜肴分派、造型整理的用具应经消毒。

（8）用于菜肴装饰的原料使用前应洗净消毒，不得反复使用。

（9）在烹饪后至食用前需要较长时间（超过 2 h）存放的食品应当在高于 60℃或低于 10℃的条件下存放。

二、分餐食品安全维护

2021 年底，国家发展改革委办公厅、商务部办公厅等印发《反食品浪费工作方案》，明确各级商务部门采取措施鼓励餐饮服务经营者提供分餐服务、向社会公开其反食品浪费情况。督促餐饮外卖平台、餐饮服务经营者以显著方式提醒消费者按需适量点餐。支持自助餐服务单位实施对消费者浪费行为适当加收费用的措施。建立健全餐饮行业反食品浪费的制度规范。加强对旅行社管理人员和导游人员培训，引导游客文明用餐，合理安排团队用餐。为实施分餐制，企业要为每位就餐者提供符合卫生要求的独立餐具，包括筷子、餐勺、餐碟、餐碗等。每个餐桌上都要配备公筷、公勺，公筷、公勺要区别于就餐者的餐具。实行就餐者自行分餐形式的要做到上桌的每道菜、点、汤都要配备分餐餐具。分餐能够有效预防传染病及食源性疾病，预防、延缓糖尿病等慢性病，养成合理、平衡膳食，忌暴饮暴食，培养健康生活行为。从小培养餐桌上文明卫生好习惯，减少交叉感染，减少传染性疾病和食源性疾病的发生。

任务三 控制餐具设备的食品安全

我国《食品安全法》对餐具安全做出明确规定：餐具、饮具和盛放直接入口食品的容器，使用前应当洗净、消毒，炊具、用具用后应当洗净，保持清洁；直接入口的食品应当使用无毒、清洁的包装材料、餐具、饮具和容器。餐饮服务提供者应当按照要求对餐具、饮具进行清洗消毒，不得使用未经清洗消毒的餐具、饮具；餐饮服务提供者委托清洗消毒餐具、饮具的，应当委托符合本法规定条件的餐具、饮具集中消毒服务单位。餐具、饮具集中消毒服务单位应当具备相应的作业场所、清洗消毒设备或者设施，用水和使用的洗涤剂、消毒剂应当符合相关食品安全国家标准和其他国家标准、卫生规范。餐具、饮具集中消毒服务单位应当对消毒餐具、饮具进行逐批检验，检验合格后方可出厂，并应当随附消毒合格证明。消毒后的餐具、饮具应当在独立包装上标注单位名称、地址、联系方式、消毒日期以及使用期限等内容。餐具饮具集中消毒服务单位应当建立餐具饮具出厂检验记录制度，如实记录出厂餐具饮具的数量、消毒日期和批号、使用期限、出厂日期以及委托方名称、地址、联系方式等内容。出厂检验记录保存期限不得少于消毒餐具饮具使用期限到期后 6 个月。

餐饮业倡导以热力方法对餐具进行消毒，由于热力消毒比其他的消毒方法更能有效地杀灭致病菌、病毒及寄生虫等，并且对人体无毒无害，只有在特定条件下才可用化学洗消剂进行洗涤和消毒。消毒前应及时清除食物残渣、残汁，因食物残渣中可能含有腐败微生物和引发食物中毒的致病菌，且会减弱消毒效果，故必须及时清除。无论采取何种消毒方法，最后都要用符合生活饮用水卫生标准的清水进行彻底洗涤。洗涤与消毒后的食（饮）具必须在洁净的条件下保存，否则会前功尽弃。企业一般会制定相应的制度来保障消毒食（饮）具的卫生安全。一般情况下，消毒食（饮）具应有专门的存放柜，避免与其他杂物混放，并对存放柜定期进行消毒处理，保持其干燥、洁净。食（饮）具消毒的目的是杀灭在食（饮）具上的致病菌、病毒及寄生虫等。因此，经过洗涤消毒后的食（饮）具必须做好保洁工作，以防二次污染。这是食（饮）具清洗消毒程序中的最后一个重要环节，也是保证食（饮）具洗涤消毒检查能否合格的重要因素。具体而言，餐饮具的保洁要做到以下几点：设立专用的保洁橱（柜），不得将洗消好的食（饮）具存放在保洁橱（柜）以外的地方。有些小型饮食店使用的食（饮）具不多，可利用消毒柜直接作保洁橱，消毒好的食（饮）具，可以不必取出，至使用时再取出。保洁橱（柜）的材质最好使用不锈钢，以利于清洁卫生和防止缝隙内隐藏蟑螂等害虫。保洁橱（柜）必须有足够的容量和承重能力，以保证洗消好的备用食（饮）具能全部放入。保洁橱（柜）的门应完好，橱（柜）内外应进行清洗消毒。保洁橱（柜）只能存放已消毒的食（饮）具，未经消毒的食（饮）具，食品容器和私人生活用品严禁存放在保洁橱内。保洁橱（柜）应放置在固定的地方。在拿取、使用食（饮）具时应该注意保持卫生，在使用前不要按习惯方式再用揩布擦食（饮）具，以免对食（饮）具造成污染。

针对食物切配用具，如是刀具材质应选用抗腐蚀、平滑的物料（如不锈钢），没有裂缝和罅隙。用作切开食物的砧板和切板表面容易弄花，如情况令清洁和消毒难以有效进行，便需刮削板面使之平整。如无法刮削，则应把砧板和切板弃掉。针对加热用具（锅、铲、勺），如是铁制用具一般没有毒性，但不能煮富含鞣质的食物与饮料，如果汁、红糖制品、茶、咖啡等，不能用于加热、烹煮酸性食物。因铁锈可引起呕吐、腹泻、食欲不振等现象，所以生锈的铁制餐具不宜使用。不锈钢餐具能增强胆固醇的分解和排泄，降低冠心病发生率，但使用时需注意如下事项：高热烹炒时，不可加料酒。不可长期盛放强酸强碱食品。不能用不锈钢器皿煎熬中药。切勿使用强碱或强氧化性的化学药剂如苏打、漂白粉、次氯酸钠等清洗。长期使用铝制厨具，会使铝在人体内积累过多，可引起智力下降、记忆力衰退和阿尔茨海默病等。因此，应尽量不要用铝制炊具。同时应注意：使用铝制餐具不要接触酸性和碱性物质，铝盆不宜用来久存饭菜和长期盛放含盐食物，不宜用铝铲刮锅壁。不要与铁制餐具搭配使用。

此外，餐饮行业还应留意食品原料、半成品、成品的盛装容器材质的食品安全要求。对于金属容器，材质应选用抗腐蚀、平滑、耐用无毒，不会把颜色、气味、味道或不安全物质传给食物的物料，如"食用级"不锈钢。对于非金属容器，如塑料盒、塑料筐、塑料袋等，必须采用"食品级原料"制造而成，绝不可含有非食品级的染料和回收料，否则将有可能释放出有毒物质。在购买此类用品时，要留意产品的标签。规范的塑料容器都会在产品底部或者标签上说明该产品的材料。

任务四　餐厅服务环节卫生管理

餐厅服务卫生主要指的是服务人员在为就餐者提供餐饮服务的过程中的卫生要求，主要包括餐前服务、上菜服务、餐间服务及餐后服务四个环节。

一、餐前服务卫生要求

开餐前，在客人还未到达餐厅之前，菜单和酒单应当整洁、无污渍、无破损并摆放整齐。餐具干净无缺口，台布与餐巾挺拔，无破损、无污渍。餐椅干净无尘、坐垫无污渍，桌椅对齐并且按照餐厅的标准摆放整齐。摆台符合餐厅规定的标准，花草鲜艳无枯叶。餐具柜内餐具、台布、托盘及一切开餐用具摆放整齐，餐具柜垫布整洁。服务人员应在客人到来之前进行摆台服务，摆台时需要注意手部清洁及整个操作过程的卫生。此外，也应保持地面无杂物、纸屑。

客人到达餐厅落座之后，服务人员要为每一位宾客递送餐巾。一般而言，餐厅的餐巾大多数是重复使用的，所以务必注意餐巾的清洁和消毒。客人可用餐巾清洁手、肢，以保持手、肢的卫生。需要注意的是，为保证餐巾的卫生，服务员不可直接用手递送餐巾，而是需要将消毒后的餐巾放在干净的容器中，用餐夹夹取放置在客人右侧的餐巾托中或递给客人。在就餐过程中如有手抓食品如虾蟹等，须在上菜前为客人递送干净的餐巾或洗手盅，待客人清洗双手后，再进行上菜服务。就餐结束后，需再次递送干净餐巾，以保持用餐卫生。整个服务过程中，禁止一条餐巾多次或多人使用，以防传染病传播。

二、上菜服务卫生要求

上菜是由餐厅服务人员将厨房烹制好的菜肴点心送上餐桌。上菜时服务人员要使用托盘取菜，在方便操作的同时，也能最大限度地预防污染。上菜过程中服务人员不允许对着饭菜说话、咳嗽或者打喷嚏，为客人介绍菜肴时应退后一步，避免飞沫污染菜肴。如果要进行分菜，服务人员应使用专业的分菜工具，将菜肴在旁桌或备餐间分好之后，依次递送给客人，同时也要注意操作过程中的卫生，避免手指触碰菜肴。上菜时应尽量避免新菜碟压在其他菜肴上造成污染。

三、餐间服务卫生要求

餐间服务是指服务人员在客人用餐过程中根据客人的要求提供的各项即时服务。

1. 更换骨碟

根据客人用餐情况，整个进餐期间，一般情况下骨碟应更换 1 次或以上。当骨碟内食物残渣满1/3时，就应及时更换。

2. 及时撤空盘

在客人用餐过程中，服务人员要随时留意撤走空盘，并及时整理餐台。当宾客用餐完毕，在征得顾客同意后，及时撤去空盘、空碟等，并送至餐具洗涤间进行清洗消毒处理，不要把脏盘、脏腕堆放在洁净区，造成二次污染。

四、餐后服务卫生要求

客人用餐结束后，服务人员应再次为客人提供餐巾。当客人餐毕结账离席时，服务人员应及时收拾餐桌，将用过的餐具、餐巾、服务用具等分开进行洗涤和消毒。最后，拉齐餐椅，整理好餐桌，重新铺上干净台布，摆台，摆上花瓶或花篮，准备迎接下一批顾客。

需要注意的是，餐厅服务人员严禁在客人用餐完毕之前就收拾碗筷、打扫卫生，这样会给客人留下不好的印象，感觉是在催促客人离开，引起客人反感，从而影响餐厅声誉。一定要在所有客人离席之后才可以打扫餐桌和地面卫生。

另外，由于服务员在为客人服务的过程中不可避免地要使用服务工具或用品，因此必须时时注意这些服务工具或用品的卫生管理。如餐具使用前必须清洗、消毒；客用餐巾要清洗并严格消毒后再提供给客人使用；上菜或撤碟时要使用托盘，且托盘要保持洁净；提供给客人自行使用的调味品、作料等，必须装在有保护的容器或分配器内；服务人员的手要尽量避免直接接触食品或餐具上客人的嘴会直接接触的部分。

项目七 / 食品安全管理体系

【主要内容】

现代食品安全管理先进技术，餐饮业食品安全管理工作计划的制定。

【学习目标】

1. 了解食品安全控制体系；
2. 掌握餐饮食品安全管理工作计划的制定方法；
3. 知晓 HACCP 的基本原理及建立步骤。

模块一　食品安全管理体系概述

【能力培养】

了解企业建立食品安全管理控制体系的意义。

任务一　了解食品安全管理体系的概念及意义

随着经济全球化的发展和社会文明程度的提高，人们越来越关注食品的安全问题。我国食品工业在改革开放后迅猛发展，取得了举世瞩目的成就，但同时也存在一些食品安全问题。近年来，苏丹红、瘦肉精、三聚氰胺、地沟油、福寿螺寄生虫等事件敲响了食品安全的警钟。目前，随着中国居民食品安全健康意识的提高，我国的食品安全工作面临着越来越严峻的考验。近年来，食品安全问题不仅危害着消费者的健康，而且制约着我国食品工业的发展，尤其是食品的出口。经济和贸易的全球化也使得食品的生产、运输、销售、消费范围早已超越了国界，地域跨度倍增，这意味着我们餐桌上的食品可能来自全球的任何角落。一个国家的食品出现安全问题，会马上波及其他国家，这使得食品安全问题变得更加复杂，安全风险也进一步变大。食品安全已成为世界各个国家十分关心的大事，已经引起了各国民众的高度重视。

一、食品安全管理体系概念

食品安全管理体系是国际标准化组织（ISO）在 2005 年发布并实施的《食品安全管理体系——食品链中各类组织的要求》（ISO 22000：2005）中正式提出的，英文简称 FSMS，即 Food Safety Management System，是食品生产企业为了达到食品安全的要求，在企业内部建立的一套科学、系统、高效的管理体系。该体系的建立和实施是企业实现"从农田到餐桌"全过程质量控制的重要保证。食品安全管理体系是指与食品链相关的组织（包括生产、加工、包装、运输、销售的企业和团体）以良好操作规范（good manu - facturing practices，GMP）和卫生标准操作程序（sanitation standard operation procedure，SSOP）为基础，以国际食品法典委员会（Codex Alimentarius Commission，CAC）的《HACCP 体系及其应用准则》（即食品安全控制体系）为核心，融入组织所需的管理要素，将消费者食用安全作为关注焦点的管理体制和行为。以 HACCP（hazard analysis and critical control point，危害分析与关键控制点）为核心的食品安全管理体系，是实现人类从"农田到餐桌"安全食用、安全饮用、放心消费的重要保证体系。

食品安全管理体系以确保消费者食用安全为目标，以 HACCP 原理及其应用体系为核心，融入所需的管理体系要素，重点强调对"从农田到餐桌"整个食品链中影响食品安全的危害进行过程、系统化和可追溯性控制。因此，通过实施这一结构严谨且成效显著的预防性食品安全控制体系，可以使食品危害得到预防或使其降低到可接受的程度，从而满足食品质量安全标准的规定和要求，保障消费者健康。

企业建立食品安全管理体系并推行食品安全管理体系认证制度，有利于推动各种技术法规和标准的贯彻，促使企业按照技术法规之标准实施管理或组织生产，规范自身行为，从根本上提高管理水平，保证产品质量，建立信誉并增强竞争力。

面对国际新形势与国内新要求，我国食品企业认识到质量管理体系和 HACCP 体系等与食品安全相关的管理体系的重要性，在 20 世纪 90 年代制定了一系列食品安全管理与控制标准及操作规范，并积极应用于食品生产、加工和流通等环节，这些标准和规范在保障我国食品安全方面发挥着重要的作用，也为构建食品安全管理体系并使其在行业广泛应用奠定了一定的基础。

尽管如此，目前我国仍缺乏相关的可用于认证认可的标准，无法充分满足食品安全认证认可监督管理工作的需要。因此，ISO 22000 作为食品安全标准体系中重要的管理标准之一，其制定有效满足了食品安全认证认可监督管理工作的迫切需要。

目前，以 HACCP 为核心的食品安全管理体系正日益成为国际贸易的通行证，同时也正成为发达国家国际贸易的技术壁垒。食品行业要跨越技术壁垒，就必须紧跟国际食品业的发展潮流。因此，积极采用国际先进的食品安全管理体系，率先实现与国际惯例接轨，将有效减少技术法规、标准和合格评定程序对国际贸易构成的不必要障碍，促进国际贸易自由化。

二、食品安全管理体系的特点

食品安全管理体系是涉及食品安全的所有方面（从原材料种植、收获和购买到终产品使用）的一种系统方法，使用食品安全管理体系可将一个公司食品安全控制方法从滞后型的终产品检验方法转变为预防性的方法，其中的 HACCP 提供了对食品引起的危害的控制方法。正确应用食品安全管理体系，能鉴别出几乎所有现今能想到的危害，包括那些实际预见到可发生的危害，使用食品安全管理体系这样的预防性方法可降低产品损耗，食品安全管理体系是对其他质量管理体系的补充。食品安全管理体系具有如下特点：

（1）食品安全管理体系是一个基于科学分析而建立的体系，需要强有力的技术支持，当然也可以寻找外援，吸收和利用他人的科学研究成果，但更为重要的是，企业应根据自身实际情况所做分析和判断。

（2）食品安全管理体系是一个需要进行实践—认识—再实践—再认识的过程。企业在制定食品安全管理体系后，要积极推行，认真实施，不断验证其有效性，并在实践中进行纠偏、完善和提高。

（3）食品安全管理体系是根据不同食品加工过程来确定的，要反映出某一种食品从原材料到成品、从加工厂到加工设施、从加工人员到消费者等各方面的特性，其原则是具体问题具体分析，实事求是。

（4）食品安全管理体系不是一个孤立的体系，而是建立在企业良好的食品卫生管理基础上的管理体系，GMP、SSOP、职工培训、设备维护保养、产品标识管理、批次管理等制度规范都是食品安全管理体系实施的前提和基础。如果企业卫生的基础条件很差，则不适合立即实施食品安全管理体系，首先需要建立良好的卫生管理规范。

（5）食品安全管理体系是预防性的食品安全控制体系，要对所有潜在的生物性、物理性、化学性危害进行分析，确定预防措施，防止危害发生。

（6）食品安全管理体系不是一种僵硬的、一成不变的、理论教条的、一劳永逸的模式，而是与实际工作密切相关的发展变化的体系。

（7）食品安全管理体系强调关键控制点的控制，对加工环节所有潜在的生物性、物理性、化学性危害进行分析，找出其中的显著性危害，确定关键控制点，在食品生产中将精力集中在解决关键问题上，而不是面面俱到。

（8）食品安全管理体系并非没有风险，只是能够减少或者降低食品安全风险。作为企业，光有食品安全管理体系是不够的，还要有相关的检验、卫生管理等手段加以配合，共同控制食品生产安全。

三、企业建立食品安全管理体系的意义

食品安全管理体系作为一种与传统食品安全质量管理体系截然不同的创新食品安全保障模式，其实施对保障食品安全具有广泛而深远的意义。研究证实，食品安全管理体系的具体作用如下：第一，作为一种结构严谨的控制体系，它能够及时识别出几乎所有可能发生的生物性、化学性和物理性危害，并在科学的基础上建立预防性措施；第二，它能通过预测潜在的危害，以及提出控制措施使新工艺和新设备的设计与制造更加容易和可靠，有利于食品企业的发展与改革；第三，它为食品生产企业和政府监督机构提供了一种最理想的食品安全监测和控制方法，使食品质量管理与监督体系更完善，管理过程更科学；第四，它已被政府监管机构、媒介和消费者公认为是目前最有效的食品安全控制体系，使用食品安全管理体系可以增加消费者对产品的信心，提高产品在消费者中的信任度，保障食品工业和商业的稳定；第五，食品外贸上重视食品安全管理体系，使用食品安全管理体系审核可尽量避免对成品实施烦琐的检验程序。

1. 食品安全管理体系对食品企业的意义

（1）提高企业食品安全管理水平和产品质量

食品安全危机对消费者的消费信心产生沉重的打击，也会动摇政府对企业食品安全保障的信任度，社会民众和政府对食品安全信心的弱化会导致食品消费的锐减和政府的频繁监管，而企业建立食品安全管理体系能够提高其食品安全管理水平和产品质量，最大程度地降低商业风险。

（2）增加市场机会

建立食品安全管理体系可营造良好的企业食品安全文化，提高产品质量，不断增强消费者信心，企业的产品也会受到消费者青睐，形成良好的市场机会，提高市场竞争力，并促进食品国际贸易。

（3）降低生产成本

食品安全问题引发产品的合格率下降，会致使企业频繁召回问题产品，提高企业的生产成本。如在美国的300家畜禽肉食品生产厂实施HACCP体系后，沙门菌在牛肉类产品上的检出率下降40%，猪肉产品降低25%，鸡肉产品降低50%，极大地降低了企业因食品安全问题带来的成本增加。因此，建立食品安全管理体系给企业带来的经济效益不言而喻。

（4）提高产品质量的一致性

食品安全管理体系的重要理念是全过程安全管理，其实施使得食品生产工艺及流程更加规范。因此，建立食品安全体系在提高产品安全性的同时，也大大提高了产品质量的均匀性。

（5）提高员工对食品安全的整体参与度

食品安全管理体系的实施涉及与产品安全性有关的各个层次的职工，从高层管理人员到一线基层员工，需要做到全员参与。因此，建立食品安全管理体系能够促进员工对提升公司食品安全质量的全面参与。

2. 食品安全管理体系对消费者的意义

消费者是食品安全质量提升的最终受益者，建立食品安全管理体系能够降低食源性疾病的发生率。良好的食品质量可显著提高食品安全的水平，更充分地保障公众健康。食品安全管理体系的实施和推广，可提高公众对食品安全体系的认识，并增强公众的食品卫生意识和自我保护意识，还可使公众更加了解食品企业所建立的食品安全体系，增强公众对社会食品供应和保障的信心，提高政府的公信力，从而促进社会稳定。此外，安全营养的食品能够保障公众健康，进而对提高大众生活质量，促进社会经济的良性发展产生重要意义。

3. 食品安全管理体系对政府的意义

（1）改善公众健康

食品安全管理体系的实施将使政府在提高和改善公众健康方面，能发挥更积极的影响。

（2）更有效、更有目的地进行食品监控

食品安全管理体系的实施将改变传统的食品监管方式，使政府从被动的市场抽检，变为主动地参与企业食品安全体系的建立，促进企业更积极地实施安全控制的手段。同时，可将政府对食品安全的监管，从市场转向企业。

（3）减少公众健康支出

公众健康整体水平的提升，将减少政府在公众健康上的支出，使资金能流向更需要的地方。

（4）确保贸易畅通

非关税壁垒已成为国际贸易中重要的手段。为保障贸易的畅通，对于国际上其他国家已强制性实施的管理规范，我们也需学习和掌握，并灵活地加以应用，避免其成为国际贸易的障碍。

（5）提高公众对食品供应的信心

政府的参与将更好地提升公众对食品供应的信心，增强国内企业竞争力。

我国食品业整体发展水平仍需提升，部分食品生产企业规模小、加工设备落后、卫生保证能力较差，从业人员整体素质较低，生产主体多元化，质量卫生安全问题多，食品原材料及成品污染问题突出。我国传统的食品安全控制流程一般建立在"集中"视察、最终产品的检验等方面，通过"望、闻、切"的方法去寻找其危害，而不是采取预防的方式。我国的基本国情及食品行业局限性的特点使得在我国推行食品安全管理体系具有特殊的意义。

任务二　了解餐饮食品安全管理体系

餐饮业是食品行业的重要组成部分，与老百姓的日常生活和健康息息相关，对国民经济的贡献日益显著。餐饮业是我国最早对外开放、市场化程度最高的行业之一，与其他食品行业不同，餐饮业不经流通渠道直接面对消费者。餐饮业的覆盖面极广，涵盖从街头排挡到星级酒店、从单位食堂到高级宾馆，不同种类、不同层次、不同消费水平、不同规模的餐饮经营者，他们为各层次的消费者提供了丰富的餐饮服务。近年来，随着社会的进步和经济的发展，人们生活水平的不断提高、工作节奏的不断加快使人们外出就餐的机会越来越多，带动了我国餐饮业的迅猛发展。2021年，我国餐饮总收入合计46895亿元，同比上涨18.6%，占到社会消费品零售总额的10.6%，而且增速再次高于社会消费品零售总额增幅。餐饮业继续发挥促进经济增长、带动消费回升的重要驱动作用。餐饮业稳定、持续、快速的增长对国民经济的贡献日益凸显。我国餐饮食品安全形势在总体稳定向好的同时，仍存在诚信环境相对缺失、企业主体责任意识滞后等问题。食品安全是餐饮企业社会责任的一项重要内容，保障消费者身体健康是餐饮企业不可推卸的责任。因此，建立和完善食品安全管理体系非常必要。

HACCP 作为一种系统的管理方法，是保障食品安全的基础。它对食品生产、储藏和运输过程中所潜在的生物性、物理性、化学性危害进行分析，制定一套全面有效的计划来防止或控制这些危害。ISO 22000 进一步确定了 HACCP 在食品安全管理体系中的地位，统一了全球对 HACCP 的解释，帮助企业更好地使用 HACCP 原则，所以 ISO 22000 在某种意义上就是一个国际 HACCP 体系标准。HACCP 体系目前还未在广大食品生产企业全面实施，要做好 HACCP 体系应用的推广普及。HACCP 体系不是一个独立存在的体系，必须在食品安全项目如 GMP、SSOP 的基础上形成一个比较完整的质量保证体系，才能良好地运行并发挥其卓越的效能。只有在 GMP、SSOP 有效实施，解决了基本问题，终产品基本合格的前提下，通过几个关键点的控制来消除安全隐患，提高食品的安全质量才可能成为现实，GMP、SSOP 为 HACCP 体系的有效实施奠定了基础。

模块二　酒店餐饮食品安全管理技术

【能力培养】

1. 了解 GMP、SSOP、HACCP 体系的基本原则及相互关系；
2. 知晓 HACCP 体系的建立步骤及原理；
3. 熟悉食品安全事故处理原则与方法。

任务一　了解餐饮 GMP 安全体系管理

一、良好操作规范概述

GMP，即良好操作规范，也称良好作业规范，是一种专业性的品质保证管理体系，是为保障食品安全、质量而制定的贯穿食品生产全过程的一系列措施、方法和技术要求。GMP 在食品中的应用，即食品 GMP。食品 GMP 以现代科学知识和技术为基础，应用先进的技术和管理方法，解决食品生产中的质量问题和安全卫生问题。GMP 是世界上普遍应用于食品生产过程的先进管理和严格的检测系统，确保终产品食品质量符合标准。

GMP 并不是仅仅针对食品生产企业而言的，应该贯穿于食品原料生产、运输、加工、储藏、销售、消费的全过程，也就是说从食品生产到消费的每一个环节都应有它的 GMP。GMP 一般是由政府制定颁布的主要用于食品生产加工企业的一种卫生管理法规或质量保证制度，对包括食品生产、加工、贮存、包装、运输等在内的食品生产加工企业的生产加工环境、厂房结构与设施、卫生设施、设备与工具、人员的卫生要求与培训、仓储与运输、生产管理制度等方面的卫生质量管理和控制都做了详细的规定，是食品生产加工企业应满足的基本标准。

因此食品 GMP 是实现食品工业现代化、科学化的必备条件，是保证食品优良品质和安全卫生的重要体系。食品 GMP 要求食品加工的原料、加工的环境和设施、加工贮存的工艺和技术、加工的人员等的管理都符合 GMP，防止食品污染，减少事故发生，确保最终产品的质量（包括食品安全卫生）符合法规要求。

二、食品 GMP 的意义

制定和实施 GMP 的目的与意义主要是防止食品在不卫生、不安全或可能引起污染及腐败变质的环境下进行加工生产，减少食品制造过程中人为的错误，控制食品污染及变质，建立完善的食品生产加工过程质量保证和食品安全管理制度，使食品生产企业对原料、辅料、包装材料的要求更为严格，激发食品生产经营人员对食品质量高度负责的精神，以确保食品卫生安全，使其满足相关标准要求，从而提高产品质量的稳定性。

三、食品 GMP 的主要内容

食品 GMP 的中心指导思想是：食品的最终质量是通过过程管理控制的，而不是后期检验出来的。因此，食品安全质量的控制必须强调以预防为主，要在生产过程中建立质量保证体系，实行全过程质量保证以保障最终产品质量。GMP 是食品生产质量全面管理控制的准则，它的内容可以概括为硬件和软件。所谓 GMP 的硬件是指人员、厂房与设施、设备等方面的规定；软件是指组织、规程、操作、卫生、记录、标准等管理规定。GMP 也是国际性食品生产质量控制和检查的依据，已成为国际公认和通行的从事食品生产所必须遵循的基本准则。

1. 人员健康及卫生要求

（1）食品生产服务人员健康要求

食品生产人员尤其是与食品直接接触的人员的健康与食品的卫生质量直接相关。为防止食品造成食物中毒、传染病等各种疾病，食品生产经营企业应对职工进行严格的健康检查，开展健康宣传，有问题早发现早处置。在不接触直接入口食品的人员中发现患传染病或带菌者，也应当进行管理，加强治疗。要建立一人一卡的健康检查档案，以便全面掌握食品从业人员的健康状况。食品厂的加工和检验人员每年至少要进行一次健康检查，必要时还要做临时健康检查，新入职员工必须经体检合格后方可上岗。生产、检验人员必须经过必要的培训，考核合格后方可上岗。

（2）食品生产服务人员卫生要求

生产、检验人员必须保持个人卫生，进车间不携带任何与生产无关的物品。进车间必须穿戴清洁的工作服、帽、靴、鞋等。头发不得外露于帽外，以防止头发或头屑落入食品，不在加工场所梳理头发。接触直接入口食品的人员还应戴口罩。工作服应每天清洗更换，不要穿工作服、鞋进入厕所和离开生产加工场所。凡患有有碍食品卫生疾病者，必须调离加工、检验岗位，痊愈后经体检合格方可重新上岗。有碍食品卫生的疾病主要有：病毒性肝炎、活动性肺结核、肠伤寒（包括肠伤寒带菌者）、细菌性痢疾（包括痢疾带菌者）、化脓性或渗出性皮肤病、手有开放性创伤尚未愈合等。为防止杂物混入产品中，工作服应该无明扣，并且前胸无口袋。工作服、帽不得由工人自行保管，要由工厂统一清洗消毒、统一发放。与工作无关的个人用品不得带入车间。从业人员不得化妆，不得戴首饰、手表，工作前要认真洗手、消毒。从业人员应该做到勤洗手、勤剪指甲、勤洗衣服和被褥、勤换工作服，经常保持个人卫生，努力克服不良习惯。从业人员还应养成一天工作结束后，及时冲洗、清扫、消毒工作场所的习惯，以保持清洁的环境，有利于提高产品的质量。

2. 硬件要求

硬件方面，厂区规划、厂房设计均要按 GMP 要求进行设计，严格按照洁净厂房施工规范进行施工的，一般都能达到 GMP 的要求；组织与人员方面则要有充分的思想准备，抛弃传统的观念，借鉴外资或合资企业的经验，建立精悍高效的组织机构和运行机制，因为组织与人员是 GMP 活动中最具活动的因素，也是 GMP 能否实现的根本保证。

（1）工厂设计与设施的要求

在选择厂址时，企业应综合考虑食品企业的经营与发展，食品安全与卫生以及国家有关法律、法规等诸多因素。一方面防止来自外界环境的有毒有害因素对食品造成污染；另一方面应最大限度地避免生产过程中产生的废气、废水、废渣、噪声等对周围居民及环境的不良影响。应选择在环境卫生状况比较好的区域建厂，注意远离粉尘、有害气体、放射性物质和其他扩散性污染源，不得建在有碍食品卫生的区域，不得兼营、生产、存放有碍食品卫生的其他产品。厂区的道路应该全部采用水泥和沥青铺制成硬质路面，路面要平坦，不积水，无尘土飞扬。厂区内要植树种草进行立体绿化。厂区建设与生产能力相适应。建厂的地方必须有充足的水源供应。工厂自行供水者，水源的水质必须符合国家规定的生活饮用水卫生标准。各个工厂应按照产品生产的工艺特点、场地条件等实际情况，本着既方便生产的顺利进行，又便于实施生产过程的卫生质量控制这一原则进行厂区的规划和布局。

生产区和生活区必须严格分开。生产区内的各管理区应通过设立标示牌和必要的隔离设施来加以界定，以控制不同区域的人员和物品相互间的交叉流动。生产废料和垃圾放置的位置、生产废水处理区、厂区卫生间以及肉类加工厂的畜禽宰前暂养区，要远离加工区，并且不得在加工区的上风向处，生产废料和垃圾应该用有盖的容器存放，并于当日清理出厂。厂区卫生间要有严密的防蝇防虫设施，内部用易清洗和消毒以及耐腐蚀、不渗水的材料建造，安装有冲水、洗手设施。

（2）生产卫生控制

①生产过程的卫生控制

原、辅料要求具有检验检疫合格证。加工用水（冰）必须符合国家生产饮用水卫生标准；原料、半成品、成品以及生、熟品应分别存放。废弃物设有专用容器。容器、运输工具应及时分别消毒。不合格产品及落地产品应设固定点分别收集处理，班前、班后必须进行卫生清洁工作及消毒工作。

食品生产必须符合安全、卫生的原则，对关键工序的监控必须有记录（监控记录、纠正记录）。包装食品的物料必须符合卫生标准。存放间应清洁卫生、干燥通风，不得污染。

冷库应符合工艺要求，配有自动温度记录装置，库内保持清洁，定期消毒，有防霉、防鼠、防虫设施。

②环境卫生控制

老鼠、苍蝇、蚊子、蟑螂和粉尘会携带和传播大量的致病菌，因此，它们是厂区环境中威胁食品安全卫生的主要危害因素。要保持工厂道路的清洁，消除厂区内的一切可能聚集、滋生蚊蝇的场所，并经常在这些地方喷洒杀虫药剂。工厂要针对灭鼠工作制订切实可行的工作程序和计划，保证相应的措施得到落实，做好记录。食品工厂内不宜采用药物灭鼠，可以采用捕鼠器、粘鼠胶等方法。

③生产用水（冰）的卫生控制

食品企业用水按其用途分为生活饮用水（一般生产用水）、特殊工艺用水、冷却用水等。食品企业生产用水的水质、生产用水（冰）必须符合国家规定的《生活饮用水卫生标准》（GB 5749—2022）的指标要求，水产品加工过程使用的海水必须符合《海水水质标准》（GB 3097—1997）。对达不到卫生质量要求的水源，工厂要采取消毒处理。有蓄水池的工厂，水池要有完善的防尘、防虫、防鼠设施，并定期对水池进行清洗和消毒。制冰用水的水质必须符合饮用水卫生要求，制冰设备和盛装冰块的器具必须保持良好的清洁卫生状况。对达不到卫生质量要求的水源，工厂要采取相应的消毒处理措施。冷却用水是指在食品生产中起热交换的大量冷水。因不与食品接触，故水的硬度适当即可。

④原、辅料的卫生控制

食品原、辅材料在采购、运输和储藏过程中均有卫生方面的要求，需要对原、辅料进行卫生控制，分析可能存在的危害，并制定控制方法。采购人员应熟悉原、辅料的品种及卫生标准和卫生管理方法，了解各种辅料可能存在的卫生问题，在订购、采购食品原料时，应尽量按国家卫生标准执行；无国家标准的，依次执行行业标准、地方标准；无标准的，可参照类似食品的标准及卫生要求。必须根据原、辅料的特点和卫生要求，使用合适、专用的车、船等运输工具。食品原辅料的储藏应设置与生产能力相适应的储藏设施，必须严格食品原、辅料的储藏卫生管理。

⑤食品加工过程中的要求

食品生产加工过程环节多，食品被污染的概率较大，这就要求整个生产过程中应按生产工艺的先后次序和产品特点，将原料处理，半成品处理加工，包装材料和容器的清洗、消毒，成品包装和检验，成品储藏等工序分开设置，防止前后工序相互交叉污染。生产设备、工具、容器、场地等在使用前后均应彻底清洗、消毒。维修、检查设备时，不得污染食品。各项工艺操作应在食品质量良好的情况下进行，防止变质和受到腐败微生物及有毒、有害物的污染。

⑥加工器具卫生控制

在加工区内划定清洁区和非清洁区，限制这些区域人员和物品的交叉流动，通过传递窗进行工序间的半成品传递等。加工器具及与产品接触的容器不得直接与地面接触，不同工序、不同用途的器具用不同的颜色加以区分，尤其应注意生熟分开，避免混用。

⑦食品包装卫生要求

使用食品包装材料和容器时，应该注意包装材料自身的安全与卫生及包装物中有害物质迁移或溶出带来的安全问题。食品包装的 GMP 主要包括：食品企业应设有专门的食品包装间，内设空调、紫外灭菌、二次更衣间和清洗消毒等设施。成品应有固定包装，且检验合格后方可包装。包装应在良好状态下进行，防止将异物带入食品。使用食品容器和包装材料时，应完好无损，符合国家卫生标准。包装上的标签应按《食品安全国家标准 预包装食品标签通则》（GB 7718—2011）的有关规定执行；成品包装完毕后，按批次进行入库、贮存管理。

3. 软件要求

软件方面，是 GMP 实施的重点和关键。企业要在精悍的组织机构下建立和完善管理体系，形成符合 GMP 要求的规范化人员、物料、设备、工艺技术、质量、验证等管理，然后强化培训工作。通过培训使企业员工明确实施 GMP 的目的和意义，提高他们对 GMP 的认识水平，让他们掌握 GMP 实施的具体要求，使各岗位、各工序规范运作。

任务二　了解餐饮 SSOP 卫生标准操作程序

一、SSOP 概述

SSOP，即卫生标准操作程序，是食品加工企业为了保证达到 GMP 所规定的要求，确保加工过程中消除不良因素，使其加工终产品符合卫生要求而制定的，主要用于指导食品生产加工过程中如何实施清洗、消毒和卫生保持的工作。SSOP 是将 GMP 中有关卫生管理方面的要求具体化，使其转化为具有可操作性的作业指导文件，SSOP 实际上是 GMP 中最关键的基本卫生条件之一，也是食品生产中实现 GMP 全面目标的卫生生产规范。

建立和维护一个良好的"卫生计划"是实施 HACCP 计划的基础和前提。如果没有对食品生产环境的卫生控制，食品的卫生质量安全得不到很好的保障。无论是从人类健康的角度来看，还是从食品国际贸易的要求来看，都需要食品生产者在良好的卫生条件下加工生产食品。通过实行 SSOP，企业可以对大多数食品卫生安全问题实施强有力的控制。SSOP 是控制食品污染的重要预防措施。

二、SSOP 的意义

SSOP 的正确制定和有效执行，对控制危害是非常重要。SSOP 的正确制定和有效实施，可以减少 HACCP 计划中的关键控制点数量，使 HACCP 体系将注意力集中在与食品或其生产过程中相关的危害控制上，而不是在生产卫生环节上。实际上危害是通过 SSOP 和 HACCP 关键控制点的组合来控制的。一般说来，涉及产品本身或某一加工工艺、步骤的危害是由 CCP 来控制的，而涉及加工环境或人员等有关的危害通常由 SSOP 来控制比较合适。在有些情况下，一个产品加工操作可以不需要一个特定的 HACCP 计划，这是因为危害分析显示没有显著危害，但是所有的单位都必须对卫生状况和操作进行监测。企业可以选择制定正式的或非正式的 SSOP 计划，非正式的 SSOP 可能仅仅是描述企业对某一个具体任务或卫生问题的控制、监测和纠正偏差所遵守的程序和频率；正式的 SSOP 计划是书面的，必须遵守一定的标准模式，因此每一个 SSOP 都可能包括以下部分或全部内容：SSOP 的目的、范围或针对性，责任，材料和设备，程序，频率，文件的修改和批准部分。对任何类型的 SSOP 而言，最重要的都是以下两点：一是对某人执行的任务提供足够详细的内容；二是所列出的程序准确反映正在执行的行动。制定 SSOP 的简便方法就是针对企业正在实施的各项卫生操作，记录其操作方式、场所、负责人等，另外还应考虑卫生控制程序和监测方式、记录方法、怎样纠正出现的偏差等。

三、SSOP 中卫生控制的主要内容

SSOP 强调食品生产车间、环境、人员及与食品有接触的器具、设备中可

能存在危害的预防以及清洗（洁）的措施。SSOP 应包括但不仅限于以下八个方面的卫生控制。

1. 与食品接触或与食品接触物表面接触的水（冰）的安全

生产用水（冰）的卫生质量是影响食品卫生的关键因素，食品加工应有充足供应的水源。水是重要的原料，并非单纯的清洁物料。对于任何食品的加工，首先的一点就是要保证水的安全。餐饮服务提供者一个完整的 SSOP，首先要考虑的是与食品接触或与食品接触物表面接触的水（冰）的来源与处理应符合有关规定，并要考虑非生产用水及污水处理的交叉污染问题。

2. 与食品接触的表面（包括设备、手套、工作服）的清洁度

美国 GMP 法规中对"食品接触面"定义为：接触人类食品的那些表面，以及在正常加工过程中会将水滴溅在食品或与食品接触的表面。据潜在的食品污染来源途径，通常把食品接触面分成直接与食品接触和间接与食品接触的表面两类。直接接触的表面有加工设备、工器具、操作台案、传送带、贮冰池、内包装物料、加工人员的手或手套、工作服（包括围裙）等，间接接触的表面有未经清洗消毒的冷库、车间和卫生间的门把手、操作设备的按钮、车间内电灯开关等。为保持食品接触面的清洁卫生，必须对食品接触面的设计、制作工艺和材料事先进行考虑，并有计划地进行清洁、消毒。保持食品接触表面的清洁是为了防止其污染食品。

3. 防止发生交叉污染

交叉污染是通过生的食品、食品加工者或食品加工环境把生物或化学的污染物转移、扩散到食品的过程。当致病性微生物被转移到食品上时，通常意味着将引发食源性疾病的交叉污染。防止交叉污染应从以下四个方面着手：

（1）防止因工厂选址、设计和布局不合理造成的污染；

（2）生的食品和即食食品的隔离；

（3）内、外包装材料存放的隔离以及外包装与内包装间的隔离；

（4）防止员工操作造成的产品污染。

为了有效地控制交叉污染，需要评估和监测各个加工环节和食品加工环境，加强对员工的培训，使操作人员养成良好的卫生习惯，从而确保熟的、即食的、需要进一步熟制加热的半成品或其加工接触表面不会被生的原料在整理、贮存或加工的过程中交叉污染。

4. 手清洗和消毒，厕所设施的维护与卫生保持

手清洗和消毒的目的是防止交叉污染。卫生间需要进入方便、卫生和保

持良好维护状态，具有可自动关闭且不能开向加工区的门。这直接关系到空气或环境中飘浮的病原体和寄生虫污染食品的概率。在食品加工过程中通常需要大量的手工操作，然而员工的手不只是用来加工食品，还可以用来问候他人（握手）、梳头、挠痒、进餐等，甚至涉及处理不卫生的物品和如厕等，在这些活动中，员工手部容易受到微生物和其他有害物质的污染。因此，在员工需要用手进行食品整理、加工之前，对手部进行清洗消毒处理是非常必要的。食品企业必须建立一套行之有效的手部清洗消毒程序，在所有需要洗手消毒的场所设置充足的洗手消毒设施，并确保其良好的使用状态。

5. 防止食品被外来污染物污染

餐饮服务提供者经常要使用一些化学物质，如清洁剂、润滑油、燃料、杀虫剂和灭鼠药，在生产过程中要对这些物质的使用加以控制，保证食品、食品包装材料和与食品接触的表面不被外来污染物所污染。食品加工企业经常要使用一些化学物质等，生产过程中还会产生一些污物和废弃物，常见外部污染物的来源如下。

（1）有毒化合物的污染，如由非食品级润滑油、清洗剂、消毒剂、杀虫剂、燃料等化学制品的残留造成的污染以及来自非食品区域或邻近加工区域的有毒烟雾和灰尘。

（2）不清洁水带来的污染，如由不洁净的冷凝水滴入或不洁净水的飞溅而带来的污染。

（3）其他物质带来的污染，如由无保护装置的照明设备损坏和不卫生包装材料带来的污染。

（4）物理性污染，如天花板、墙壁的脱落物（涂料）；工器具上脱落的漆片、铁锈，竹木器具上脱落的硬质纤维，无保护装置的照明设备的碎片，因头发外露而脱落的头发等。

6. 有毒化合物的处理、储藏和使用

食品加工企业不可避免地需要使用各类化学物质，如洗涤剂、消毒剂（如次氯酸钠）、杀虫剂、润滑剂、实验室用药品（如氰化钾）、食品添加剂等，使用时必须严格按照产品说明书小心谨慎地使用，做到正确标记、安全储藏，否则可能会增加加工食品被污染的风险。

（1）食品加工厂有毒化学物质的种类

大多数食品加工厂使用的有毒化学物质包括清洁剂、消毒剂、空气清新剂、杀虫剂、灭鼠药、机械润滑剂、食品添加剂和化学实验室试剂等。

（2）有毒化学物质的使用和贮存

食品企业应编写本厂使用的有毒有害化学物质一览表。所使用的有毒化学物质要有主管部门批准生产、销售的证明。原包装容器的标签应标明试剂名称、制造商、批准文号和使用说明。配制好的化学药品应正确加以标示，标示应注明主要成分、毒性、浓度、使用计量、正确使用方法和注意事项等，并标明有效期。有毒化学物质应设单独的区域进行储藏，最好储藏在带锁且设有警告标识的柜子里，有毒有害物质必须由经过安全管理培训的专门人员进行管理，员工领用时应登记使用记录。

7. 员工的健康与卫生控制

食品加工或服务人员均为直接接触食品的人，其身体健康及卫生状况直接影响食品的卫生质量。因此，食品加工企业必须严格对生产人员、服务人员，包括从事质量检验的工作人员进行卫生管理，尤其要管理好患病、有外伤或有其他身体不适症状的员工，这些人可能会成为食品污染的来源。从事食品加工人员的健康卫生有如下要求。

（1）食品加工人员在上岗前均须进行健康检查，经检查身体健康并获得健康证后方可上岗。后期需定期进行健康检查，每年至少进行一次体检。

（2）食品生产企业应制定体检计划，并设有员工健康档案，凡患有有碍食品卫生的疾病，如病毒性肝炎、活动性肺结核、肠伤寒及其带菌者、细菌性痢疾及其带菌者、化脓性或渗出性脱屑皮肤病患者、手外伤未愈合等，均不得参加直接接触食品的岗位工作，必须痊愈且体检合格后方可重新上岗。

（3）生产人员要养成良好的个人卫生习惯，按照卫生规定从事食品加工，进入加工车间应更换清洁的工作服、帽、口罩、鞋等，不得化妆及佩戴首饰、手表等。

（4）食品生产企业应制订卫生培训计划，定期对加工人员进行培训，并记录归档。

8. 虫害的防治

通过害虫、老鼠传播的食源性疾病数量巨大，因此虫害防治对餐饮及食品加工至关重要。在食品和食品加工区域内保持卫生是控制虫害的关键。

企业要制定详细的厂区环境清扫、消毒计划，定期对厂区环境卫生进行清扫，尤其要注意厂区边角区域的卫生，在厂区范围甚至包括生活区范围内制定灭鼠分布图进行鼠害防治。防治重点为厕所、下脚料出口、垃圾箱周围和食堂。

任务三　了解餐饮 HACCP 安全体系管理

一、HACCP 体系概述

1. HACCP 体系概念

HACCP，表示危害分析和关键控制点。HACCP 体系是国际上共同认可和接受的食品安全管理体系，主要是对食品中生物性、化学性和物理性危害进行安全控制。HACCP 是保证食品安全的预防性控制体系。它运用食品加工、微生物学、质量控制等有关原理和办法，对食品原料、加工以至最终食用等过程存在和可能存在的危害进行分析，确定其关键控制环节与控制措施，并实施监测与控制，从而达到保证食品安全卫生的目的。这一管理体系不仅广泛地应用于食品生产企业，而且，也非常适用于餐饮食品加工与服务。

我国《食品工业基本术语》（GB/T 15091—94）对 HACCP 的定义是：生产（加工）安全食品的一种控制手段，对原料、关键生产工序及影响产品安全的人为因素进行分析，确定加工过程中的关键环节，建立、完善监控程序和监控标准，采取规范的纠正措施。有别于传统的质量控制方法，HACCP 对原料、各生产工序中影响产品安全的各种因素进行分析，确定加工过程中的关键环节，建立并完善监控程序和监控标准，采取有效的纠正措施，将危害预防、消除或降低到消费者可接受水平，以确保食品加工者能为消费者提供更安全的食品。HACCP 是预防性的食品安全控制体系，重在预防危害发生，如不用不合格原料、避免半成品因二次污染而浪费、不合格成品不包装等。

2. HACCP 体系的创立与应用

（1）HACCP 体系的创立

HACCP 系统是 20 世纪 60 年代由美国 Pillsbury 公司 Bauman 博士等与宇航局和美国陆军 Natick 研究所共同开发的，最初主要用于航天食品中。1971 年在美国第一次国家食品保护会议上，HACCP 原理被提出，它立即被食品药物管理局（FDA）接受。FDA 于 1974 年公布了将 HACCP 原理引入低酸罐头食品的 GMP 的决定。1985 年，美国科学院（NAS）就食品法规中 HACCP 有效性发表了评价结果。随后由美国农业部食品安全检验署（FSIS）、美国陆军 Natick 研究所、食品药物管理局（FDA）、美国海洋渔业局（NMFS）四家政府机关及大学和民间机构的专家组成的美国食品微生物学基准咨询委员会

（NACMCF）于 1992 年采纳了食品生产的 HACCP 七原则。1993 年 FAO/WHO 食品法典委员会（CAC）批准了《HACCP 体系应用准则》，1997 年颁发了新版法典指南《HACCP 体系及其应用准则》，该指南已被广泛接受并得到了国际上普遍的采纳，HACCP 概念已被认可为世界范围内生产安全食品的准则。

（2）HACCP 体系的应用

近年来 HACCP 体系已在世界各国得到了广泛的应用和发展。FAO 和 WHO 在 20 世纪 80 年代后期就大力推荐，至今不懈。1993 年 6 月 CAC 考虑修改《食品卫生的一般性原则》，把 HACCP 纳入该原则内。1994 年，北美和西南太平洋食品法典协调委员会强调了加快 HACCP 发展的必要性，将其作为食品法典在 GATT/WTO SPS 和 TBT（贸易技术壁垒）应用协议框架下取得成功的关键。CAC 积极倡导各国食品工业界实施食品安全的 HACCP 体系。根据 WTO 协议，CAC 制定的法典规范或准则被视为衡量各国食品是否符合卫生、安全要求的尺度。在美国，FDA 在 1995 年 12 月颁布了强制性水产品 HACCP 法规，又宣布自 1997 年 12 月 18 日起所有对美出口的水产品企业都必须建立 HACCP 体系，否则其产品不得进入美国市场。FDA 鼓励并最终要求所有食品工厂都实行 HACCP 体系。另一方面，加拿大、澳大利亚、英国、日本等国也都在采纳和推广 HACCP 体系，并分别颁发了相应的法规，针对不同种类的食品分别提出了 HACCP 模式。

HACCP 推广应用较好的国家有加拿大、泰国、越南、印度、澳大利亚、新西兰、冰岛、丹麦、巴西等，这些国家大部分是强制性推行采用 HACCP 的。开展 HACCP 体系的领域包括饮用牛乳、奶油、发酵乳、乳酸菌饮料、奶酪、冰激凌、生面条类、豆腐、鱼肉、火腿、炸肉、蛋制品、沙拉类、脱水菜、调味品、蛋黄酱、盒饭、冻虾、罐头、牛肉食品、糕点类、清凉饮料、腊肠、机械分割肉、盐干肉、冻蔬菜、蜂蜜、高酸食品、肉禽类、水果汁、蔬菜汁、动物饲料等。

中国食品和水产界较早关注和引进 HACCP 质量保证方法。1991 年农业部渔业局派遣专家参加了美国 FDA、NOAA、NFI 组织的 HACCP 研讨会，1993 年国家水产品质检中心在国内成功举办了首次水产品 HACCP 培训班，介绍了 HACCP 原则、水产品质量保证技术、水产品危害及监控措施等。1996 年农业部结合水产品出口贸易形势颁布了冻虾等五项水产品行业标准，并进行了宣讲贯彻，开始了较大的规模的 HACCP 培训活动。目前国内约有 500 家水产品出口企业获得商检 HACCP 认证。2023 年修订的《中华人民共和国食品安全法》指出，国家鼓励食品生产经营企业符合良好生产规范要求 GMP，实施危害分析与关键控制点 HACCP 体系，提高食品安全管理水平。

三、HACCP 体系的意义

1. 食品企业建立 HACCP 体系的外部影响

（1）国际贸易的需要

HACCP 体系正日益成为与国际接轨，进入国际市场的通行证，同时也正成为发达国家进行国际贸易时的技术壁垒。出口食品企业要跨越这样的技术壁垒，就必须紧跟国际食品行业的发展潮流。

（2）有利于食品质量的认证

产品的质量安全（QS）认证必须由质量管理体系保证，HACCP 体系是目前国际上公认的最安全的食品卫生安全质量管理体系。

（3）降低投资风险

可以使因食品问题的投诉和索赔受到控制，避免发生重大危害事件造成的损失。

（4）提高企业形象

可以增强客户对产品的信心，提升消费者满意度，改善厂商与消费者之间的关系，有利于提高企业和产品的知名度。

2. 食品企业建立 HACCP 体系的内部作用

食品企业建立 HACCP 体系在摆脱传统检验方法的限制、促进全员参与、改进产品质量、节约管理成本等方面也具有重要的作用。

四、HACCP 体系的主要原理及内容

1. 进行危害分析

危害分析与预防控制措施是 HACCP 原理的基础，也是建立 HACCP 计划的第一步。企业应根据所掌握的食品中存在的危害以及控制方法，结合工艺特点，进行详细的分析，并找出潜在的危害。

"危害"是指食品中所含有的对健康有潜在不良影响的生物、化学或物理的因素或食品存在状况。危害分析一般由企业成立的食品安全小组来完成，一般分为三个阶段，即危害识别、危害评估和控制措施选择。

（1）危害识别

危害识别一方面鉴别可损害消费者的有害物质或引起产品腐败的致病菌

及任何其他病源；另一方面详细了解这些危害的产生原因。在进行危害分析时，首先应对照产品加工工艺流程图，对从原料到成品完成的每个环节进行危害识别，列出所有可能存在的潜在危害。在进行危害识别时，主要从生物性（重点是微生物）危害、化学性危害、物理性危害三个方面进行考虑。

（2）危害评估

在确定危害后，就可进入危害评估阶段。并不是所有识别的潜在危害都必须放在 HACCP 计划中来控制，但是一个危害如果同时具备有发生的可能性及一旦控制不当，可能给消费者带来不可接受的健康风险（严重性）这两个特征，那么该危害就应被确定为显著危害，显著危害必须被控制。在危害分析期间，要区分对食品安全的关注与对食品的品质、规格、数（重）量、包装和其他卫生方面有关的质量问题的关注，应根据各种危害发生的可能风险（可能性和严重性）来确定危害的显著性。通常根据工作经验、流行病学数据、客户投诉及技术资料等信息来评估危害发生的可能性，用政府部门、权威研究机构向社会公布的风险分析资料、信息来判断危害的严重程度。

加工过程的危害评估程序应在提出产品的加工说明，确定产品制备需要的原材料种类和成分，准备好产品生产过程工艺图之后进行。应该注意的是，进行危害分析时必须考虑加工企业无法控制的各种因素。同样的物体（或异物），由于消费群体及食用方式的差异，危害评估结果可能出现差异。例如 1 岁半儿童食用果冻窒息死亡事件、使用吸管饮用热饮烫伤事件等，这些伤害就属于会立即发生的伤害。如果可能性和严重性缺少一项，则不必列为显著危害。危害评估时不必试图控制所有环节，否则反而不能抓住重点和关键危害点，从而失去实施 HACCP 计划的真正目的。

（3）控制措施

控制措施也被称为预防措施，是用以防止或消除食品安全危害或使危害降到可接受水平所采取行动。在实际生产中，企业可以采取多种措施和方法来控制食品安全危害。有时一种显著危害需要同时几种方法来控制，有时一种控制方法可同时控制几种不同的危害。

2. 确定关键控制点

控制点指能控制生物、物理或化学因素的任何点，关键控制点是能有效控制危害的加工点、步骤或程序，通过有效的控制防止危害发生、消除危害，或使之降低到可接受水平。关键控制点可能是某个地点、程序或加工工序，在这里危害能被控制。关键控制点有两种类型，一是能保证完全控制某一危害的，二是能减少但不能保证完全控制某一危害的。在 HACCP 的范围内，某关键控制点上"控制"的含义是通过采取特别的预防措施减少或防止一个或多个危害发生的风险。对于每个被认作关键控制点的步骤、地点或程序，必须提供在该点所采取的预防措施的详尽描述。如在该点没有预防措施可采取，那么这点就不是关键控制点。

（1）确定关键控制点的基本原则

关键控制点的确定原则主要有三条：一是当危害能被预防时，这些点可以被认为是关键控制点；二是能将危害消除的点可以被确定为是关键控制点；三是能将危害水平降低到可接受水平的点可以被确定为关键控制点。

食品安全管理体系并不是"零风险体系"。因此，想要通过 HACCP 体系完全消除和预防食品在加工过程中的显著危害是不可能的，尽可能减少危害发生是食品安全管理体系唯一可行且合理的目标。尽管在某些情况下，将危害减小到最低程度是可接受的，但最重要的是明确所有的显著危害，同时要了解 HACCP 计划中控制这些危害的局限性。

（2）确定关键控制点时应注意的问题

在确定关键控制点的过程中需要区分关键控制点和控制点，只有某一点或某些点被用来控制显著的食品安全危害时，它才被认为是关键控制点。关键控制点应是能最有效地控制显著危害的点。一个关键控制点可用于一种以上危害的控制，几个关键控制点可能用来共同控制一种以上危害，相同产品在不同加工线上生产时确定的关键控制点也不同。因此，如何确定某一点是不是关键控制点，可以借助关键控制点判断树。

3. 建立关键限值

关键控制点确定后，必须为每一个关键点建立关键限值。关键限值是区分可接受与不可接受水平的指标，通过控制关键控制点上的物理、生物或化学参数，从而防止或消除显著性食品安全危害的发生，或将其降低到可接受水平。关键限值非常重要，关键限值的建立要合理、适宜、可操作性强，且符合食品生产实际。如果关键限值设定过严，未发生影响食品安全的危害就要求去采取纠偏措施，可能造成产品品质降低或生产成本增加；如果关键限值设定过松，又会造成产品的显著性危害无法有效消除或降低。确定关键限值应考虑有效、简捷和经济三项原则。有效是指在此限值内，显著危害能够被防止，消除或降低到可接受水平；简捷是指易于操作，可在生产线不停顿的情况下快速监控；经济是指较少的人力、财力的投入。

4. 关键控制点的监控

监控是对每个关键控制点对应的关键限值的定期测量或观察，以评估一个关键控制点是否受控，并且为将来验证时提供准确的记录。企业应制定并执行监控程序，以确定产品的性质或加工过程是否符合关键限值。为了评估关键控制点是否处于控制之中，对被控制参数所作的定期的、连续的观察或测量活动，称为监控。确立了关键控制点及其临界限制指标，随之而来的就是对其实施有效的监测，这是关键控制点成败的"关键"。跟踪加工过程，查明和注意可能偏离关键限值的趋势，并及时采取措施进行加工调整，使食品加工在偏离关键限值之前恢复到控制状态；当食品加工偏离关键限值时，查明何时失控，以便及时采取纠偏行动；提供监控记录，用于验证，用于追溯加工过程。

每个监控程序必须清楚监控对象、监控频率、监控人员及监控方法四要素。监控是需要管理部门重视的行动，其目的是收集数据并做出有关关键限值的决定。监控要在最接近控制目标的地方进行。监控员应进行观察或测量，并全面记录。信任负责监控的人是非常重要的。对监控员的培训以及定期检查他们的执行情况也非常必要。

5. 建立纠偏措施

纠偏措施是在关键控制点上，监控结果表明失控时所采取的任何措施。它由两部分组成：一是纠正和消除导致偏离发生的因素，使关键控制点恢复控制，防止偏离再发生。必要时，调整加工工艺，修改 HACCP。二是隔离、评估发生偏离期间生产的产品，并进行处置。

纠偏措施的目的是必须使关键控制点重新受控。纠偏措施既应考虑眼前需解决的问题，又要提供长期的解决办法。眼前方法主要用于恢复控制，并使加工在不再出现关键限值偏离或意外的情况下重新开始，但仍须确定偏离的原因，防止问题再次发生。

纠偏措施应包括：①确定并纠正引起偏离的原因；②确定偏离期所涉及产品的处理方法，例如进行隔离和保存，并做安全评估、退回原料、重新加工、销毁产品等；③记录纠偏行动，包括产品确认（如产品处理、留置产品的数量），偏离的描述，对受影响产品的最终处理，采取纠偏行动人员的姓名，必要的评估结果等。

6. 建立验证程序

验证的目的是保证 HACCP 计划的有效性，即计划是建立在严谨的、科学的原则基础之上的，它足以控制产品和工艺过程中出现的危害，而且这种控制正被贯彻执行着。验证的内容包括对关键控制点的验证和对 HACCP 的验证。通过验证、审查、检验（包括随机抽样化验），可确定 HACCP 是否正确运行。验证程序包括对关键控制点的验证和对 HACCP 体系的验证。验证程序的正确制定和执行是 HACCP 计划成功实施的重要基础。食品安全管理体系的宗旨是防止食品安全危害的发生，验证的目的是提供置信水平。一是证明 HACCP 计划建立在严谨、科学的基础上，它足以控制产品本身和工艺过程中出现的安全危害；二是证明 HACCP 计划所规定的控制措施能被有效地实施，整个食品安全管理体系能够按规定有效运转。

关键控制点的验证活动包括以下四个方面。

（1）校准

关键控制点验证活动包括监控设备的校准，以确保测量方法的准确度。

（2）校准记录的复查

复查设备的校准记录，设计检查日期和校准方法，以及实验结果。应该保存校准的记录并加以复查。

（3）有针对性的采样检测。

（4）关键控制点记录的复查

验证的频率应足以确认 HACCP 体系在有效运行，每年至少进行一次，或在系统发生故障时、产品原材料或加工过程发生显著改变时或发现了新的危害时进行。体系的验证活动包括检查产品说明和生产流程图的准确性；检查关键控制点是否按 HACCP 的要求被监控；监控活动是否在 HACCP 计划中规定的场所执行；监控活动是否按照 HACCP 计划中规定的频率执行；当监控表明发生了偏离关键限值的情况时，是否执行了纠偏行动；设备是否按照 HACCP 计划中规定的频率进行了校准；工艺过程是否在既定的关键限值内操作；检查记录是否准确和是否按照要求的时间来完成等。

7. 建立文件和记录档案

文件和记录档案是 HACCP 计划成功的重要部分。记录包含 HACCP 体系文件、有关食品安全管理体系的记录（HACCP 计划和用于制定计划的支持性文件、纠偏行动记录、关键控制点的监控记录、验证活动记录），食品安全小组的活动记录、前提方案和操作性前提方案的执行，监控、检查和纠偏记录等。记录提供了关键限值得到满足或当关键限值发生偏离时所采取的适用的纠偏措施。同样地，记录也为加工过程调整、防止关键控制点失控提供了监控手段。记录应明确显示监控程序已被遵循，并应包括监控中获得的真实数值。HACCP 的七个原理不是孤立的，而是一个有机整体。HACCP 计划的有效实施，与七个原理的共同作用是分不开的。

五、HACCP 体系的建立步骤

1. 制定 HACCP 体系的预备步骤

（1）组建 HACCP 小组

组建 HACCP 小组能减少风险，避免关键控制点被错过或某些操作过程被误解，是建立 HACCP 计划的重要步骤。HACCP 小组承担着制定 GMP、SSOP 等前提条件，制定 HACCP 计划，验证和实施 HACCP 体系的职责。

组建 HACCP 小组首先应指定小组组长。组长应有食品加工生产的实际工作经验，具有微生物学及食源性疾病的基本知识，对良好的环境卫生、良好操作规范以及工业化生产有科学的理解，了解与本企业产品有关的各类危害以及控制措施，了解食品加工设备基本知识，有较强的表达和组织能力，确保小组成员能够完全理解 HACCP 计划，确保食品安全小组有效地开展工作。大多数小组组长来自品控部门。

小组成员应具备专业的产品加工知识，并熟悉生产现场。因此，小组成员应由企业各个主要部门代表担任，涉及维护、生产、卫生、质量控制及一线操作人员等。为了确保食品安全小组成员完全理解食品安全管理体系及其 HACCP 原理，需定期对小组成员开展形式多样的培训，核对、评估技术数据，制定、修改和验证 HACCP 计划，并监督 HACCP 计划实施情况，确保计划的每个环节都能顺利执行。

HACCP 小组中还应有对行业熟悉的专家来作为危害分析的技术后盾，专家可以来自企业内部，也可进行外聘。专家不仅要完成危害分析的技术工作，还要帮助企业验证危害分析和 HACCP 计划的完整性。专家应当能客观真实地进行危害分析，能识别潜在的显著危害，推荐控制方法、关键限值、监控、验证程序、纠偏行动，并指导企业开展与 HACCP 计划相关的研究工作。

HACCP 小组应积极配合专家开展工作，因为每家食品企业都有自身的实际条件、工艺和环境，而外聘专家熟悉的是行业层次上所呈现的专业技术问题，因此也不能完全依赖专家来制定 HACCP 体系。

（2）产品描述

食品安全小组的最终目标是为生产中的每个产品及其生产线制定一个

HACCP 计划，因此小组首先要对产品（包括原料与半成品）特性、规格与安全性等进行全面的描述，尤其对原、辅料（商品名称、学名和特点），食品的成分（如蛋白质、氨基酸、可溶性固形物等），食品的理化性质（包括水分活度、pH、硬度、流变性等），加工方式（如产品加热、冷冻、干燥、盐渍、杀菌到什么程度等），包装系统（密封、真空、气调、标签说明等），储运（冻藏、冷藏、常温储藏等）和销售条件（如相对湿度与温度要求等），所要求的贮存期限（保质期、保存期、货架期）等内容做出具体描述和说明。

（3）确定预期用途和消费者

食品的最终用户或消费者对产品的使用期望即用途。产品的预期消费者是什么样的群体以及消费者将如何使用该产品，将直接影响到下一步的危害分析结果。首先，实施 HACCP 计划应确定最终消费者，特别要关注儿童、孕妇、老人、体弱者等特殊消费人群。对于预期用于公共机构、婴儿和特殊病人的食品，应比用于一般公众市场的食品给予更大的关注。其次，要确定食品的预期用途，要了解消费者在食用产品后会给自身健康带来的后果，所以食品的使用说明书要明示目标人群、食用目的和食用方法（如生食、即食、加热食用等），有时还应包括易受伤害的消费人群应注意的事项。

（4）绘制流程图

编制食品生产工艺流程是实施食品安全管理的一项基础性工作。流程图应覆盖食品加工的所有步骤和环节，对食品生产过程的每一道工序，从原料选择、加工到销售和消费，及有关配料等辅助加工步骤，都要在流程图中标示并加以说明。流程图由食品安全小组绘制，食品安全小组可以利用它来完成 HACCP 体系制定的其余步骤。

（5）验证流程图

流程图的精确性对危害分析的准确性和完整性非常关键。流程图中列出的所有步骤必须在加工现场被验证，某一步骤被疏忽有可能导致显著安全危害的遗漏。流程图中所列的每一步操作，应与实际操作过程进行比较确认，如果有误，食品安全小组应进行修改和调整。食品安全小组还应考虑所有的加工工序及流程，如早班与晚班的生产操作是否一致，如改变操作控制条件、调整配方、改进设备等，应将原流程图偏离的地方加以纠正，以确保流程图的准确性、适用性和完整性。

2. 建立 HACCP 体系

（1）进行危害分析

危害分析是 HACCP 体系最重要的一环。按食品生产的流程图，HACCP 小组要根据加工过程所有工艺步骤进行逐一分析，确定其可能发生的危害，并确定其显著性及控制措施。危害包括生物性危害（微生物、寄生虫及昆虫），化学性危害（农药、毒素、化学污染物、药物残留、食品添加剂等）和物理性危害（杂质、放射性）。危害分析强调要对危害出现的可能、分类、程度进行定性与定量评估。对食品生产过程中的每一个危害都要有对应的有效预防措施，这些措施可以消除或减少危害的发生，使其达到可接受水平。

（2）确定关键控制点

显著危害确定之后，接下来就要找到需要通过 HACCP 计划实施监控的关键控制点。HACCP 计划中关键控制点的确定有一定的要求，并非所有危害都设为关键控制点。关键控制点是对显著危害具体实施监控的生产环节，它可能包括一个或几个工序，这里要注意的是，不要将关键控制点与生产过程的其他质量控制点相混淆，尽管它们有时会有重叠，但它们所监控的对象是不同的。另外，关键控制点的选择应注意体现"关键"两个字，应避免设点太多，否则就会失去控制的重点。HACCP 计划执行人员常采用判断树来确定关键控制点，即对工艺流程图中确定的各控制点（加工工序）用判断树按先后顺序回答每一问题，按次序进行审定。

（3）确定各关键控制点的关键限值和操作限值

在确定产品生产经营过程中涉及的所有关键控制点后，HACCP 小组还应在各关键控制点控制措施的要求下确定关键限值，即要预先规定关键控制点的标准值。这种关键控制点的关键限值参数（温度、时间、水分含量、pH、化学物质、产品感官和管理要求等）最好易于快速测量，从而做出快速处理，并采取必要的纠偏措施。有的关键控制点可能存在一种以上控制预测方法，则都应一一建立控制界限或关键限值。当操作偏离了关键限值，就必须立即采取纠偏措施以保障食品安全。企业往往参考有关法规、标准、文献、专家建议和实验结果来确定关键限值。如果暂时还无法找到适合的关键限值，食品企业应选用一个保守的关键限值。由于每一个关键控制点一般都存在多种控制方案或不同的限值内容，因此确定限值的原则是可控、直观、快速且可连续监测。在生产实践中，一般不用微生物指标作为关键限值，可多考虑用温度、时间、流速、水分含量、AW、pH、盐度、密度、重量等物理量和可快速测定的化学参数。

操作限值比关键限值要求更加严格，是由操作人员使用，用以降低偏离风险的标准。设置操作限值可最大限度地避免关键限值偏离而导致产品产生安全隐患。如果操作限值设置过严，对产品品质、风味等有负面影响，因此操作限值选择应接近关键限值。

为确保 HACCP 计划得以顺利实施，可以制定并采用 HACCP 计划表。计划表中含有关键控制点、显著危害内容、预防措施及限值、监控方法内容、纠偏措施、记录与验证方法。在实际工作中，可以根据食品生产的特点，自行确定便于操作的 HACCP 计划表。

（4）关键控制点的监控

制定某食品的 HACCP 计划，还应包括拟定和采取正确的监控制度，以对关键控制点是否符合规定的限值与容差进行有计划的测量和观察，发现关键控制点是否失控，从而确保所有关键控制点都在规定的条件下运行。同时，监控过程应做精确的运行记录，可为将来分析食品安全原因提供直接的数据。实施监控时必须明确以下三个方面。

①监控的内容

监控是指通过观察、测量、评估来判断关键控制点是否符合限值的要求。监控的内容可以是生产线上的，如时间与温度的测量，也可以是非生产线上的，如盐、pH、总固形物、化学成分、微生物总数的测定。如果是原辅料，则要查验供货商的产品质量证书。生产线外的监控所花时间一般较长，容易造成纠偏动作之前较长时间的失控状态，要引起特别注意。因此，监控应尽可能在生产线上的操作过程中解决，这样有利于及时采取纠偏措施，防止食品安全负面效应的产生。

②监控人员选择及其任务

监控人员的选择与 HACCP 计划是否能得到贯彻实施关系重大。监控人员可以是流水线上的工作人员、设备操作员、工序监督员、维修人员、品控人员等。监控人员应充分理解关键控制点监控的重要性，能及时进行监控活动，及时报告异常事件或关键控制点偏离情况，知道如何对未达到规定限值范围的关键控制点采取纠偏措施。

③监控方法

对每一个关键控制点的监控，其方法细节都与监控类型有关。监控方法有目测、品评、物性测量、化学分析、微生物检测等。监控人员必须做到认真、细致，使监控快速、及时方便地进行而且保证结果准确，这就需要使用温度计、湿度计、自动温度控制仪、钟表、pH 计、台秤及其他生化分析设备，而且需及时校正仪器仪表。监控过程所得数据应由专人进行评价。

④监控频率

对 HACCP 计划的每一进程，都要按规定及时进行监控。监控可以是连续性的（如温度、压力），也可以是非连续性的（如固形物、重金属）。如有可能，应采取连续监控。非连续监控是点控制，样品及测定点要有代表性。非连续性监控要规定合理的监控频率，要能客观地反映关键控制点的危害特征。如果监控数据欠稳定，产品生产量大，则应加大监控的频率。

（5）建立纠偏措施

食品生产过程中，HACCP 计划的每一个关键控制点在发生偏离其规定的限值时就需要采取纠偏措施，并以文件形式表达。纠偏措施应包含偏离期所涉及产品的处理方法，还包含对纠偏行动的记录，包括产品确认、偏离的描述、对受影响产品的最终处理、采取纠偏行动人员的姓名、必要的评估结果等。

（6）确定验证程序

验证是指除监控外，用以确定是否符合 HACCP 计划所采用的方法、程序、测试和其他评价方法的应用。验证活动是用来确定企业建立的 HACCP 体系是否有效和是否被正确实行的方法、程序和试验，它有助于证明整个体系对保证食品的安全性真正起到作用。

验证活动可以有下列形式。

①审核

企业应定期进行内部审校。

②巡视

这种检查是非正式的，只是通过 HACCP 小组成员观察员工操作过程、与生产线的工人交谈等活动得到有关反馈信息。

③记录审查与管理

所有的记录都必须由专人检查。HACCP 小组应定期检查记录，查看它们是否与计划规定保持一致。记录应在需要的时候及时提供。

④模拟回收

验证产品回收计划的有效性。假定有投诉说企业的某一产品可导致产生疾病或伤害，企业应执行产品回收计划，确定产品的去向，召回并采取相应措施。

⑤抽样及检测

从理论上来说没必要对最终产品进行抽样检测，但应将抽样测试作为验证过程的一部分，验证产品是否满足要求。

⑥供应商检查

HACCP小组定期核查供应商非常重要，特别是供应商负责提供的原料，应定期检测以保证其承诺的全部项目指标符合要求。

（7）建立记录保存程序

在记录保存系统中建立适宜的记录方法非常重要。所设计的记录方法应简单易操作，并伴有清晰的监测措施。所有记录应包含五个方面，即谁来操作、做什么、地点、时间和如何操作。当然，并不是每一个活动都需进行记录。一个企业不应产生过多的记录，如果记录过多，会增加员工负担，增加贮存记录的空间，影响加工工艺的控制。建立简明的HACCP记录保存系统，精确简明的记录可确保所有的重点步骤都得到及时监控，减少管理层审核的时间和文件错误。

在记录管理过程中，应给每一个HACCP计划分配一个特定的索引号，与之相关的所有文件可交叉参照，这样在HACCP计划实施过程中比较容易记录。对于能反映产品制造或销售国的法律要求和产品货架期的必需记录，应保留足够长的时间。作为一般规则，生产记录应该在终产品货架期满后至少保存一年，质量认证管理体系可能要求将时间延长至三年。需要保存的生产记录包括：HACCP计划，至少包括加工流程图和HACCP控制图表，以及支撑信息（如危害分析、HACCP工作组详细情况、产品描述等）；HACCP计划的修订历史，将对所做的任何改动出具证明；关键控制点监控记录；处理生产偏差时进行的封存、追踪和召回记录；培训记录，提供涉及HACCP体系实施的工作人员的培训情况；审核记录；校准记录。

六、HACCP认证

HACCP体系认证是指企业委托有资格的认证机构对本企业所建立和实施的HACCP管理体系进行认证的活动。获得HACCP体系认证，就意味着该企业的食品生产过程中对有关食品危害的预防和控制体系，已经通过了国家认可的权威机构的认证，获得该机构颁发的认证证书，其产品的生产过程也将获得认证机构持续的监控和评估。也就是说，在该企业生产的食品中，能够构成对消费者产生危害的因素已经得到持续有效的控制，该类产品应属安全食品。

HACCP 体系的认证程序如下：企业向认证机构提出申请，认证机构接受企业的申请，并与企业签订认证合同，对企业进行第一阶段的审核并提出意见，企业整改后进行第二阶段的审核，审核通过后进行评定、作出认证决定并批准注册，颁发证书及标志，年度监督审核及复评。

对通过 HACCP 体系认证的食品生产经营企业，认证机构应当依法实施跟踪调查；对不再符合认证要求的企业，应当依法撤销认证，及时向有关质量监督、工商行政管理、食品药品监督管理部门通报，并向社会公布。认证机构实施跟踪调查不收取任何费用。

任务四　了解 GMP、SSOP 和 HACCP 之间的关系

一、GMP、SSOP 是 HACCP 体系建立的基础

GMP 对食品生产、加工、包装、储运、人员的卫生健康、建筑和设施、设备、生产和加工控制管理等硬件和软件两方面做出了详细的要求和规定，是政府的一种法规性文件，是国家规定食品企业必须执行的国家标准，也是卫生行政部门、食品卫生监督部门监督检查的依据，为企业 HACCP 体系的建立提供了理论基础。

GMP 还规定了食品生产的卫生要求，食品企业制定并执行 SSOP 计划、人员培训计划、维护培养计划、产品回收计划、产品的识别代码计划必须以 GMP 为依据，这些计划又是 HACCP 体系建立的基础。

二、GMP、SSOP 是 HACCP 体系有效实施的基础

GMP 特别注重在生产过程实施对食品卫生安全的管理，要求食品生产企业具备良好的生产设备、管理的过程，完善的质量管理和严格的检测系统，确保最终产品的质量（包括食品安全卫生）符合法规要求。SSOP 具体列出了卫生控制的各项指标，包括食品加工过程、环境卫生和为达到 GMP 要求应采取的行动。

只有 GMP、SSOP 有效实施了，解决了基本问题，在终产品基本合格的前提下，通过几个关键点的控制来消除安全隐患、提高食品的安全质量才可能

成为现实，GMP、SSOP 为 HACCP 体系的有效实施奠定了基础。

三、GMP、SSOP 对 HACCP 体系的指导作用

1. GMP 对 HACCP 体系的指导作用

GMP 所规定的内容是食品生产企业必须达到的最基本条件，是覆盖全行业的全局性规范。各工厂和生产线的情况都各不相同，涉及许多具体的独特的问题，这时，国家为了更好地执行 GMP 规范，允许食品生产企业结合本企业的加工品种和工艺特点，在 GMP 基础上制定自己的良好加工的指导文件，HACCP 就是食品生产企业在 GMP 的指导下采用的自主的过程管理体系，是针对每一种食品从原料到成品，从加工场所到加工设备，从加工人员到消费方式等各方面的个性问题而建立的食品安全体系。企业生产中任何因素发生变化，HACCP 体系就会相应调整更改，真正做到具体问题具体分析。GMP 与 HACCP 构成了一般与个别的关系，GMP 为 HACCP 明确了总的规范和要求，具有良好的指导作用。

2. SSOP 在 HACCP 体系运行中的作用

SSOP 是以 GMP 为基础，具体控制食品加工过程中的卫生、工厂环境的卫生为达到 GMP 的要求所采取的行动，如果 SSOP 对加工过程卫生、工厂环境进行了有效的控制，某些危害可由加工者的卫生监控计划来控制，那么这些危害就可以从 HACCP 计划中划去，从而减少 HACCP 计划中所须控制的显著危害的数量。把 HACCP 计划中的部分显著危害归类到 SSOP 的控制中，就可减轻 HACCP 计划的复杂性和难受控性。SSOP 另一个方面又为食品生产企业为达到 GMP 要求应采取具体的行动提供了指导。SSOP 起到了金字塔腰的作用。

3. GMP、SSOP、HACCP 计划三者之间体系的关系

GMP 在 HACCP 体系中起着基石作用，是 HACCP 体系的基础，它在 HACCP 中是以法规性的条款出现的，它涉及 HACCP 体系中的对硬件和软件的要求，从而对 SSOP、HACCP 计划的建立和实施起着指导和把关的作用。食品生产企业只有在很好地执行好 GMP 后，才能更好地实施后续的 SSOP 和 HACCP 计划。GMP 的法规具体在卫生方面的控制又是由 SSOP 来实施和完成，而 SSOP 的实施前提就是食品生产企业必须达到 GMP 所规定的要求。而 SSOP 实施主要是八个卫生方面的控制。SSOP 控制及实施管理的好坏，可直接影响 HACCP 计划中显著危害的数量，降低 HACCP 计划的实施难度，因此有的学

者将 SSOP 作为 HACCP 计划的一部分。食品生产企业较好地实施 SSOP，HACCP 计划就能更为有效，这样就能使 HACCP 计划集中到与食品或其生产过程中相关的危害控制上，而不是在生产卫生环境上，使 HACCP 计划更加体现特定食品危害控制属性，所以 GMP 和 SSOP 是实施 HACCP 计划的基础和前提。没有 GMP 和 SSOP，实施 HACCP 计划将成为一句空话，但 GMP、SSOP 控制的是一般的食品卫生方面的危害，不能代替 HACCP 计划控制食品安全方面显著性危害的作用，控制和监控显著性危害最终还只能由 HACCP 计划来实现。

任务五　熟悉食品安全事故的处理原则与方法

一、食品安全事故的分类和分级

食品安全事故是指食源性疾病、食品污染等源于食品，对人体健康有危害或者可能有危害的事故。餐饮服务提供者是食品安全的第一责任人，有防范食品安全事故发生的义务，加强对食品安全的监控已成为政府和社会关注的重大问题。

1. 食品安全事故分类

（1）按性质分类

食品安全事故按性质可分为食品污染、食源性疾病、食物中毒三种类型。

①食品污染

食品从种植、养殖到生产、加工、贮存、运输、销售直至端上餐桌的整个环节，都有可能受到某些有毒有害物质的侵入，从而导致食品安全质量下降或对人体造成不同程度的危害。食品污染造成的人体健康危害，可以表现为急性（如食物中毒）、慢性危害（如致畸、致癌、致突变等）和其他特殊的毒性作用。

②食源性疾病

食源性疾病是指通过摄食而进入人体的有毒有害物质（包括生物性病原体）等致病因子所造成的疾病。一般可分为感染性和中毒性，包括常见的肠道传染病、人畜共患传染病、寄生虫病以及化学性有毒有害物质所引起的疾病。食源性疾病的发病率居各类疾病总发病率的前列，是当前世界上最突出的卫生问题之一。

③食物中毒

指食用了被有毒有害物质污染的或含有毒有害物质的食品后出现的急性、亚急性食源性疾病。中毒的原因可以是食品被病原生物或化学品污染、食用有毒动植物以及把有毒有害的物质当作食品误食等。

2. **按致病因子分类**

食品安全事故按致病因子可以分为 7 类：细菌性、病毒性、寄生虫性、真菌性、有毒动植物性、化学性、非食用物质性。

（1）细菌导致的食品安全事故

多数是因为摄入被致病性细菌或其毒素污染的食品。2018 年 8 月，桂林某酒店参加学术会议的 500 余人在酒店吃过晚宴后陆续出现腹泻、呕吐、发烧等症状，100 多人分别被送往多家医院治疗。经调查判断该事件的发生原因是食品沙门菌污染。

（2）病毒导致的食品安全事故

多数是因为摄入被病毒污染的食品和水引起的。如 1988 年，上海暴发了一场震惊全国公共卫生领域的重大事件，甲肝累计发病数为 30 万例，经当地卫生部门流行病学调查和采样检验，证实是因为患者食用了携带甲型肝炎病毒毛蚶。

（3）寄生虫导致的食品安全事故

主要包括旋毛虫、猪（牛）肉绦虫等。猪带绦虫病分布广泛，除因为宗教原因而禁食猪肉的国家和民族没有或少有本病感染外，世界各地均有发生。在我国，猪带绦虫病分布也较广泛，多为散发病例，但在东北、华北和中原一带以及一些少数民族地区，猪带绦虫病的流行较为严重。

（4）真菌导致的食品安全事故

主要指真菌在谷物或其他食品中生长繁殖产生有毒的代谢产物，人和动物摄入这种毒性物质发生的中毒症状。如 2004 年 2 月河北省邢台市发生因食用霉变甘蔗而导致 5 人中毒、1 人死亡的事件。食用霉变甘蔗会引起恶心、呕吐、腹痛、腹泻，继而出现神经系统症状，如头疼、头晕、视物模糊、幻视或复视、下肢无力、不能站立等。

（5）有毒动植物导致的食品安全事故

主要包括有毒鱼类（如河豚、含大量组胺的不新鲜或腐败的青皮红肉鱼），有毒贝类（如麻痹性贝类），毒蕈，苦杏仁及木薯等。如 1998 年，某地某工厂 44 名员工于饭堂进食咸鱼干后出现头晕、头痛、全身皮肤潮红、心动过速等症状，经调查判定中毒食品为含组胺 99.0 mg/kg 的经低盐晾晒工艺制作的鲣鱼干。

（6）化学性致病因子导致的食品安全事故

主要包括农药残留或污染，兽药残留，环境污染（二噁英、多氯联苯、重金属）等。如 2006 年，呼伦贝尔市某区一家庭发生一起中毒事故，4 人发病，中毒原因是该家庭男主人买回了陈年油菜籽，挑出其中部分榨油，而该批油菜籽被有机磷污染，导致这一家人食用这批油菜籽榨出的油后中毒。

（7）非食用物质导致的食品安全事故

如"吊白块"、三聚氰胺、工业酒精等。2005 年 4 月 18 日，莱州市某中学餐厅就餐的 60 名学生在用餐过程中先后出现恶心、呕吐、头晕症状，经调查判定，确认他们为食用经甲醛处理的鱼而引起的食物中毒。

2. 食品安全事故分级

食品安全事故评估核定可分为 4 级。

（1）特别重大食品安全事故（Ⅰ级）

符合下列情形之一的，为特别重大食品安全事故：①事故危害特别严重，对两个以上省级行政区造成严重威胁，并有进一步扩散趋势的。②超出事发地省级政府处置能力的。③发生跨国（境）食品安全事故，造成特别严重社会影响的。④国务院认为需要由国务院或国务院授权有关部门负责处置的。

（2）重大食品安全事故（Ⅱ级）

符合下列情形之一的，为重大食品安全事故：①事故危害严重，影响范围涉及省内两个以上市级行政区域的。②造成伤害人数 100 人以上，并出现死亡病例的。③出现 10 例以上死亡病例的。④省级政府认定的其他重大食品安全事故。

（3）较大食品安全事故（Ⅲ级）

符合下列情形之一的，为较大食品安全事故：①事故影响范围涉及市级行政区域内两个以上县级行政区域，给人民群众饮食安全造成严重危害的。②造成伤害人数 100 人以上，或出现死亡病例的。③市级政府认定的其他较大食品安全事故。

（4）一般食品安全事故（Ⅳ级）

符合下列情形之一的，为一般食品安全事故：①事故影响范围涉及县级行政区域内两个以上乡镇，给人民群众饮食安全造成严重危害的。②造成伤害人数 30~99 人，未出现死亡病例的。③县级政府认定的其他一般食品安事故。

二、处置原则

以人为本，积极救助。保障就餐者的生命安全和身体健康是食品安全事故应急处置的出发点和落脚点。因此，餐饮服务提供者在发生食品安全事故后，首先考虑的是对人员的救助，以生命救助为主。如拨打120，紧急情况下可采取催吐等救助方式。

及时报告，减少危害。根据食品安全事故的具体情况，及时启动企业的应急处置方案。为防止事故的蔓延，餐饮服务提供者应及时向有关部门报告情况，以便采取控制措施，最大限度地减少事故产生的危害。

保护现场，积极配合。为便于快速查找事故原因，防止事态蔓延，有针对性地救治伤病人员，餐饮服务提供者应保护好事发现场，积极配合有关部门进行事故调查。如保护操作场所的原貌、保留可疑食品、保留患病人员的呕吐物等，为调查提供线索。

三、处置程序

（1）对病人采取紧急救助。

（2）信息报告。

责任报告单位：餐饮企业；县级以上人民政府食品药品监督管理部门；县级以上政府；各级各类医疗机构、疾病预防控制机构、食品检验机构、卫生监督机构；街道办事处、乡镇政府、居民委员会、村民委员会。

责任报告人：发生食品安全事故餐饮企业的负责人；餐饮企业的工作人员；各级政府及有关部门的工作人员；各级各类医疗机构的医护人员、疾病预防控制人员、食品检验机构检验人员、卫生监督人员。

报告方式、时限与程序：发生食品安全事故的餐饮企业、食品安全监测机构和医疗卫生机构，应当在食品安全事故发生后 2 h 内以电话、传真等方式向所在地县级食品药品监督管理部门报告。特殊情况下不能及时书面报告的，可先电话报告，再书面报告。接到报告的食品药品监督管理部门应立即组织专家进行现场调查，如确认为食品安全事故，应根据不同的级别，果断采取相应措施，并立即向本级食品安全委员会办公室报告，同时向上级食品药品监督管理部门报告。

首报内容：报告的主要内容为事故发生的时间、地点、单位，食物中毒人数，死亡人数，事故发生原因的初步判断，已采取的措施，事故报告单位，报告时间，联系人员及联系方式等，如有可能要报告事故发生的简要经过。

续报内容：既要报告新发生的情况，也要对初次报告的情况进行补充和修正，包括事故的发展与变化、处置进程、事故的诊断和原因或可能因素、势态评估、控制措施、控制情况、请求事项和工作建议等内容。

（3）停止食品生产经营活动。

（4）保护现场。

（5）主动配合。

四、餐饮服务食品安全事故应急处置方案

为规范食品安全突发事件应急处置工作，及时高效、合理有序地处理食品安全突发事件，把损失减少到最小，各餐饮服务提供者应根据《突发事件应对法》《食品安全法》《国家食品安全事故应急预案》等法律法规和规章要求，结合自身实际情况，制定食品安全事故应急处置方案。食品安全事故应急处置方案的主要内容有以下三个方面。

1. 成立食品安全事故应急处置领导小组

餐饮企业应成立食品安全突发事件应急处置领导小组，负责食品安全突发事件应急处置工作。领导小组的主要职责有：启动企业食品安全突发事件应急响应：领导、组织、协调事故应急处置工作；负责事故应急处置事项的决策；负责搜集整理与事故相关的重要信息；向当地食品药品监督管理局和卫生部门报告。

2. 执行食品安全事故应急处置程序

（1）及时报告

发生食品安全突发事件后，有关人员应立即向食品安全突发事件应急处置领导小组报告；立即停止生产经营活动，封存导致或者可能导致食品安全突发事件的食品及其原料、工具、用具、设备设施和现场。

自事故发生之时起 2 h 内向所在地食品药品监督管理部门（电话）报告，报告内容有：单位名称、地址、时间、中毒人数及死亡人数、主要临床表现、可能引起中毒的食物等，并按照食品药品监督管理部门的要求采取控制措施。

（2）立即抢救

发生食品安全突发事件后，立即向就近医疗机构和卫生部门发出医疗求援，并拨打"120"医疗急救电话，及时果断地将发病人员送到医院抢救。主

动向医疗人员报告发病情况，做好秩序维护等工作。

（3）保护现场

发生食品安全突发事件后，在向有关部门报告的同时要保护好现场和可疑食物：病人吃剩的食物要保留，不得销毁；食品用工具、容器、餐具等要保持原样，不得冲洗；病人的排泄物（呕吐物、大便）要保留，不得倒掉，并提供留样食物。

（4）配合调查

积极配合食品药品监督管理部门和卫生部门进行食品安全突发事件调查处理，如实反映食品安全突发事件情况，将病人所吃的食物、进餐总人数、同时进餐而未发病者所吃的食物、病人中毒的主要特点、可疑食物的来源、食物的存放条件、加工烹调的方法、加热的温度及时间等情况如实向有关部门反映。

（5）无条件执行

发生食品安全突发事件，应无条件执行食品药品监督管理部门为控制食品安全事故扩散及查明食品安全事故原因所采取的措施。

3. 明确食品安全事故的责任主体和追责

发生食品安全突发事件需要追究企业人员行政责任的，按以下原则，分别追究企业主要领导、主管领导和直接责任人的行政责任：发生一般食品安全事故，中毒人数少于29人的，追究直接管理人的责任；发生食品安全事故，中毒人数在30人及以上的，追究直接管理责任人的责任，但直接管理责任人在事故发生前已将未履行食品安全职责情况书面报告给企业主管领导，而主管领导未采取措施的，由主管领导承担责任；发生较大食品安全事故，追究直接管理责任人和主管领导的责任；发生重大食品安全事故，追究直接管理责任人、主管领导和主要领导的责任。发生特别重大食品安全事故，对直接负责的主管人员和其他直接责任人员给予记大过处分，情节较重的，给予降级或者撤职处分，情节严重的，给予开除处分，造成严重后果的，其主要负责人还应当引咎辞职。

参考文献

［1］孙长颢，凌文华，黄国伟，等. 营养与食品卫生学［M］. 8 版. 北京：人民卫生出版社，2017.

［2］吴朝霞，张建友. 食品营养学［M］. 北京：中国轻工业出版社，2020.

［3］中国营养学会. 中国居民膳食指南 2016［M］. 北京：人民卫生出版社，2017.

［4］中国营养学会. 中国老年人膳食指南 2016［M］. 北京：人民卫生出版社，2018.

［5］胡敏. 新编营养师手册（第三版）［M］. 北京：化学工业出版社，2016.

［6］中国就业培训技术指导中心. 公共营养师（国家职业资格二级）［M］. 2 版. 北京：中国劳动社会保障出版社，2014.

［7］弗朗西斯·显凯维奇·赛泽. 营养学——概念与争论［M］. 13 版. 北京：清华大学出版社，2017.

［8］餐饮服务食品安全操作规范［M］. 北京：法律出版社，2019.

［9］中华人民共和国食品安全法［M］. 北京：中国法制出版社，2020.

［10］姜忠丽. 食品营养与安全卫生学［M］. 北京：化学工业出版社，2010.

［11］张娜，车会莲. 食品卫生与安全［M］. 北京：科学出版社，2021.

［12］刘苹. 婴幼儿和儿童少年膳食指南［M］. 北京：中国医药科技出版社，2019.

［13］孙平. 食品添加剂［M］. 2 版. 北京：中国轻工业出版社，2020.

［14］中国营养学会. 中国居民膳食营养素参考摄入量（2013 版）［M］. 北京：科学出版社，2014.

［15］湖北省团餐快餐生产供应协会. 餐饮服务食品安全操作指南［M］. 北京：中国医药科技出版社，2016.

［16］汪志军. 餐饮食品安全［M］. 北京：高等教育出版社，2010.

［17］杜红英. 绿色食品与有机食品［M］. 武汉：武汉大学出版社，2019.

［18］杨方芳，游富相. 食品营养与健康及餐饮卫生管理［M］. 武汉：武汉大学出版社，2015.

［19］王丽琼. 食品营养与卫生［M］. 北京：化学工业出版社，2019.

［20］赵丽云、何宇纳. 中国居民营养与健康状况监测报告之一：2010—2013 年膳食与营养素摄入状况［M］. 北京：人民卫生出版社，2018.

［21］卫晓怡，白晨. 食品感官评价［M］. 北京：中国轻工业出版社，2018.